決定版 自宅でかんたん!

水野健二
KENJI MIZUNO

体が硬い人のための

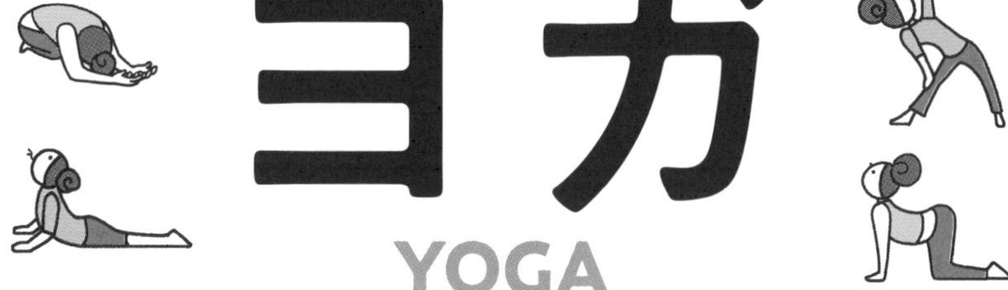

YOGA

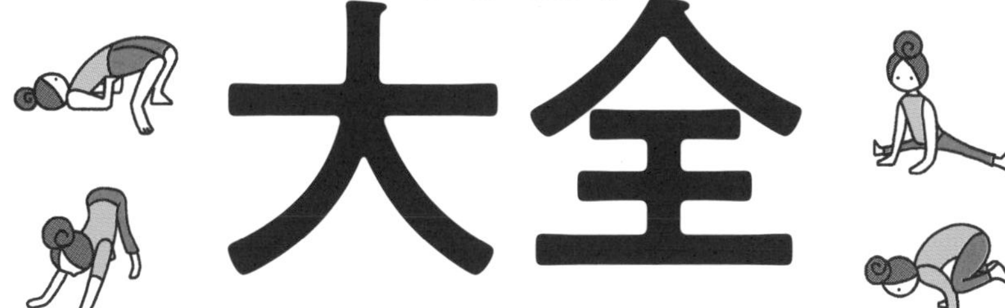

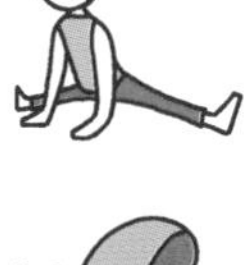

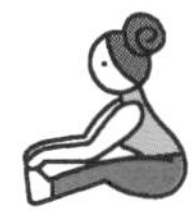

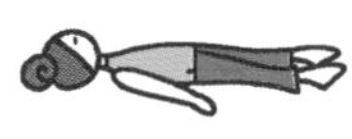

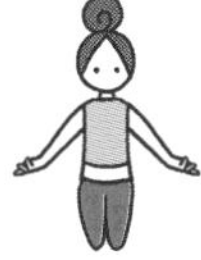

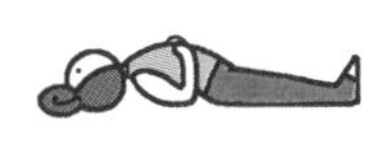

はじめに

ヨガで体が柔らかくなる人はたくさんいますが、その一方で、何年ヨガを続けてもほとんど変わらず硬いままの人もいます。私のヨガ指導歴は40年以上になりますが、そんな私の体も、ほとんど変わらず硬いままです。最近では老化による硬さも加わって、若い人たちが得意とする反(そ)り系のポーズがしんどくなってきました。

「ヨガをしている人は体が柔らかくて当たり前。ましてや、ヨガの先生ならどんなポーズでもできるはず」と世の中の人は思っていることでしょう。しかし、私の場合はヨガを始める前から体が硬かったですし、ヨガ指導を始めて少しは柔らかくなったものの、決してグニャグニャという感じにはなりませんでした。

それでも毎日続けてきたおかげでしょうか。ここ何年かで、生まれて初めてできるようになったポーズがいくつかありました。今までできなかったことができるようになる瞬間というのは、何歳になってもとても嬉(うれ)しくて、また興奮するものです。

体の硬い人にとっては、「柔らかくなりたい」という思いは目標であり希望です。少しでも進歩が見られると楽しくなりますし、ほんのちょっとした変化からも喜びが生まれます。

それに対して、もともと体が柔らかい人は簡単にポーズを作れてしまうので、淡々と練習メニューをこなしています。「どうしてこんな簡単なことができないの？」とか「時間の無駄！」とさえ言い放(はな)って、ヨガの本当の面白さである、心と体のつながりに触れる前にヨガから離れてしまう人がいます。もったいないことだと思います。

実際、体の柔らかさを生かしてヨガ指導を始める人は多くいますが、そういう人は、私のまわりではいつの間にかヨガの世界から去っていきました。柔らかい人はポーズを見せることは得意であっても、硬い体を柔らかくする指導ができない場合が多いのです。それはおそらく、硬い人の心や体のことが実感としてよくわからないし、またそれほど興味がないからなのでしょう。

さて、もともと体の硬い私はというと「自分は硬い体でよかった」と考えています。なぜなら、この硬さを通して、さまざまな体の動かし方や考え方を試すことができたからです。またその中で、硬い人でも気持ちよくヨガのポーズを作る方法を研究することもできました。ですから負け惜しみではなく、硬い体はヨガ的に恵まれた体だと考えています。

私にとってヨガのポーズを作る時間は、探しものをする時間です。たとえばポーズを作りながら「柔らかいって、どういうことなんだろう」と自分に問いかけることがあります。また「体と心の調和とは何だろう」と考えてみたり、「人間の動きと動物の動きとでは、何が違うんだろう」「赤ちゃんの動きからヒントが得られないか」「今この瞬間、呼吸はどうなっているかな」「骨や筋肉は無理していないか」「もっともっと楽な動き方があるかもしれない」と、いろいろな視点からポーズを考えて試して、作っていきます。そうやって自分の体を通して得た感覚や経験が、現在の私のヨガ指導の財産になっています。

ポーズを作りながら探しものをする楽しいひとときを、まだまだこれからも続けていくつもりです。

ところで、私の主宰する水野ヨガ学院にも、何十年も通ってくれているのに一向に柔らかくならない人たちがいます。その中には「できなくなるポーズが年々増えてきて淋しい」と言いながら通ってくる80代の受講生もいます。

あるとき、そのうちの一人に「どうしてヨガを続けているのですか」と聞いたことがありました。その答えは「ヨガをすると気持ちがいいし、次の日は体が楽になって仕事がはかどるから」とのことでした。

私としては、通い続けてくれる受講生にはぜひ柔らかくなってほしいので、指導者としての自分に不満は残りますが、それでも「柔らかさを追求することだけがヨガの目的ではないのだ」と改めて教えられた気がしました。体が楽になるということは、それだけでも、生活していく上で大きなメリットになります。

また別の若い受講生は、弟さんから「お兄ちゃんはヨガの日は怒らないよね」と言われたのだそうです。その受講生はおそらく、常に緊張していてイライラしがちだったのが、ヨガをすることでリラックスの仕方がわかって心に余裕が生まれたのでしょう。自らリラックス状態を作り出せる能力は、対人関係や仕事においても役に立ちます。

さて、これからヨガを始めようと考えている人や、以前やっていたけれどしばらく休んでいた、でもこれを機に再開しようと思っている人には、まずはポーズ作りを毎日の習慣にすることをおすすめします。

体の硬い人はそもそも、体を動かすこと自体がおっくうです。そして硬い人の多くが、肩や腰の不調を訴えています。体が硬い（＝筋肉が緊張している）人は、全身のつながりが悪くて疲れやすいので、気持ちが消極的になりがちです。そしてますます体が硬くこわばり、心もつられて萎縮（いしゅく）してしまうのですが、そんな悪循環（あくじゅんかん）を断ち切るために、まずは毎日、ほんの少しの時間でもよいのでヨガポーズを作ってほしいのです。

初めは１日５分にしましょう。毎日５分だけ、自分の体と向き合います。この本は、私が基本中の基本と考えている12のヨガポーズに加えて、水野ヨガ学院でも人気の高いプログラムを網羅し、大全としてまとめたものです。その中には必ず自分の心と体が喜ぶポーズが一つか二つはあるはずです。その一つか二つだけでもよいので、試しにやってみませんか。

実際にやってみると「そんなにすぐには上達しないんだなあ」とわかってガッカリしたり、予想していたほど面白くなくて、やはりおっくうに思うかもしれません。けれど、そこであきらめてしまわずに、気を取り直して「1日５分」を積み重ねていきましょう。

ポーズが終わった後は必ず心身がリフレッシュします。その実感を毎日味わって積み重ねていけば、少しずつですが確実に進歩します。体が軽くなって、マッサージを受けたような感じがつかめてくるとポーズ作りがどんどん楽しくなりますが、そのころになれば日々の生活にも変化が現れてくるでしょう。今までの心身のおっくうさから解放されて、毎日元気に過ごせるようになっていきます。私は、そんな変化を経て本当の自分らしさを発揮（はっき）できるようになった人をたくさん知っています。

ところで私の学んだ沖ヨガは、故・沖正弘（おきまさひろ）先生が創設されたものです。先生が独自に考案された生活ヨガ（生活の中にヨガを取り入れ、生かす考え方）や、先生ご自身の力強いカリスマ性、説得力が反響を呼んで、国内ひいては海外にまでヨガを浸透（しんとう）させました。

沖ヨガには「無理するな、無駄するな、続けろ」という標語がありますが、これは「あせって無理をしても、望んだ結果は得られない」ということ、そして「だらだらと遊び半分にではなく真剣に続ければ、その分だけ確実に目標に近づける」ことを表しています。毎日ちょっとしたことを積み重ねることで、大きくてすばらしい変化が生まれるのです。

また、これは長年ヨガを続けてきた私の感想ですが、「ヨガは裏切らない」と感じています。もし裏切られたように感じることがあれば、厳しい言い方になりますが、それは自分の中に、目標を達成する速度や成果への過剰な執着や、あせりやあきらめ、そしてせっかく得たささやかな成果に気づけない、もしくは素直に喜べない思い込みの強さがあるからかもしれません。

心と体の調和を高めて、自分が持っている一番よいものを発揮しながら生きる――すなわち自分らしく生きるためのヒントを、この本でみなさんにご紹介します。ヨガを通して自分の心や体に向き合い、力を養っていく中で「もともと体が硬くてよかった」「すべてが最初から思い通りにいかなくてよかった」と思えるときが必ず来ます。すべてのプロセスが宝物になります。ヨガという道しるべを手に宝物を探し、見つけて、喜びを感じて、糧（かて）にしていく――そんな内なる旅へと出かけましょう。

水野　健二

本書は、弊社より刊行された『体が硬い人のためのヨガ Basic Lesson』『体が硬い人のためのヨガ Extra Lesson』の２冊を合本し、再編集したものです。エクストラレッスンの動画は、発刊当時のものです。

CONTENTS

第2章 ヨガポーズをやってみよう！

第3章 ヨガの動きを日常に取り入れよう

CONTENTS

第II部 エクストラレッスン Extra Lesson

第1章 体が硬い人のためのヨガ・プログラム

第2章 体の硬さと向き合うポーズ研究

第3章 「コアヨガ」で原始的感覚を磨く

第4章 瞑想もやってみよう

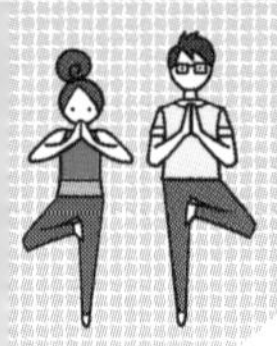

本書のヨガ・プログラムの特徴と注意点

何事も最初が肝心であり、基本的な知識を押さえてから始めることが大切です。

これから、この本のヨガを実践していただくにあたって、私から皆さんにまずお伝えしたい注意点があります。【ヨガを行う前の注意点】と、【ヨガポーズを行うにあたっての注意点】に分けて以下の表にまとめました。

これらの注意点は、皆さんの大切な体を守り、ポーズの効果を最大限に引き出すために非常に大切です。また、ヨガを行う者として守るべきことだと私は考えます。自分の体を大切に扱うことは、ヨガ上達の大前提です。内容は基本的なものばかりですが、長年ヨガを経験している方でも、これらの注意点をないがしろにしていることがあります。ぜひ一度目を通してください。そして、どうかこれらを守るよう心がけてください。

ヨガを行う前の注意点

❶ ご飯を食べた直後には行わないこと	食後１時間を目安にする。お腹(なか)が気持ち悪くない状態であればOK
❷ 飲酒した日には行わないこと	自分ではすっかり酔いが醒(さ)めたと思っても、体内にアルコールが残っている間は危険であることには変わりがない。絶対にやめること
❸ 入浴直後はヨガを控えること	行う場合は、入浴後30分を目安にする。呼吸や体温が通常時に戻ればOK
❹ 体調不良時や体が痛いときには控えること	自分のできる範囲で取り組むことが大切
❺ 体が冷えない温度と、足元がすべらない場所で行うこと	裸足で行い、ヨガマットを使うとよい。足元が安定し、ポーズを作りやすくなる

ヨガポーズを行うにあたっての注意点

❶ 完璧なポーズを作ろうとして無理をしないこと	途中で疲れた場合は、いったん休むか中止する。また、難しいと感じたポーズは、初めから完璧に行おうとせず、最初はその形を何となく真似するだけで十分。無理のない練習を根気強くくり返すことが、上達への最短の近道
❷ 痛すぎることはしないこと	目安としては、痛さの中に気持ちよさが感じられる範囲内で行う。激しい痛みを感じると、筋肉が緊張してこわばり、感覚が麻痺して、ますます硬くなるため
❸ 顔の表情をおだやかに保つこと。舌先は、なるべく前歯の裏側につける	舌先の位置を決めるのは、歯を食いしばらないようにするため。また、表情を整えると脳の緊張が緩（ゆる）み、全身の筋肉がリラックスする
❹ 「くつろぎのポーズ」以外のポーズは、できるだけ目を開けて行うこと	目を閉じて行うと、バランス感覚が乱れて、ポーズが作りにくくなるため

以上が私からお伝えしたい注意点です。

「感じる力」をしっかり働かせながら、自分の体と向き合っていきましょう！

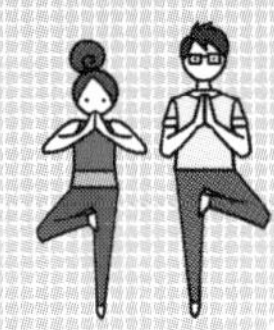

本書の使い方

第Ｉ部では、ヨガの基本となる 12 のポーズや、日常生活に取り入れられるヨガの動きなどを紹介します。すべてに取り組もうとせず、1 日 5 分でいいので、まずは基本のポーズに挑戦してみてください。

ポーズの完成形

紹介するポーズの名前とポーズの完成形です。

ポーズの意味

このポーズはどんな効果があるか、あるいはポーズを行うにあたって意識すべきコツやイメージを解説しています。

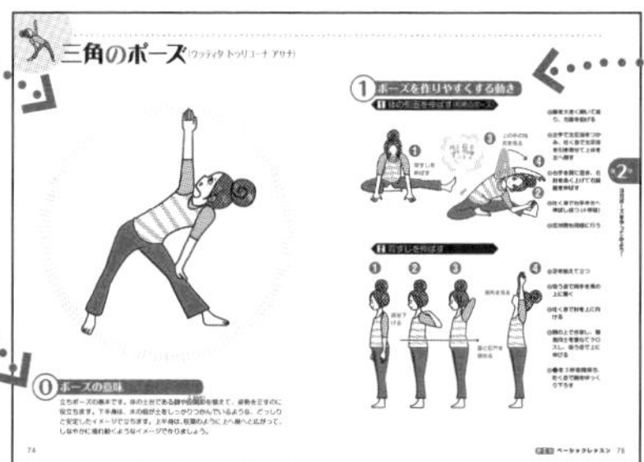

ポーズを作りやすくする動き

ポーズの完成形に取り組む前の、準備運動的なプロセスです。まずはここから取り組んでみてください。

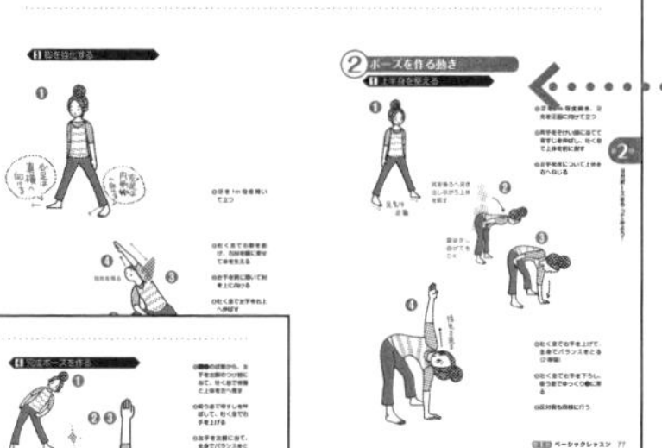

ポーズを作る動き

実際にポーズをとる際の作り方を解説します。力ずくで無理矢理行ってしまうと苦しくなります。そうならないよう、各動作の解説にもしっかり目を通してください。

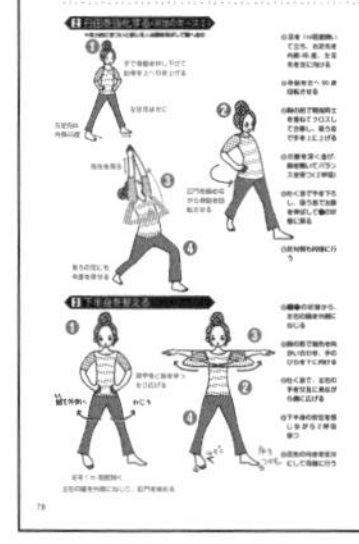

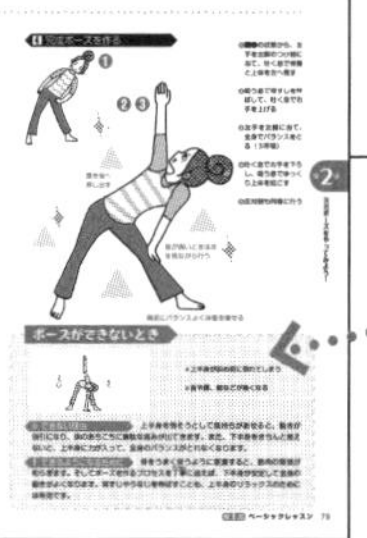

ポーズができないとき

ポーズをとるのが難しい場合、あるいはポーズはできたけどちょっと苦しい、といった場合に見直すべきところを解説しています。

目的別の使い方

日々の健康のため気軽に毎日続けたい

1日５分程度でかまいませんので、第Ｉ部のベーシックレッスンの基本ポーズから、どれかひとつ（できるだけ違うポーズ）に取り組んでみてください。

本格プログラムを体験してみたい

休日などにまとまった時間を作って、第Ⅱ部のエクストラレッスンにトライしてみてください。第Ⅱ部第３章では、「体を締める」本格的なヨガに挑戦できます。

とにかく体を柔らかくしたい！

第Ｉ部の基本ポーズに加えて、第Ⅱ部第２章の「ポーズ研究」にトライしてみてください。プロセスを意識することで「自分の体がなぜ硬いのか？」がわかってきます。

第Ⅱ部では、プログラムの概要と、各プログラムの補足説明、ヒントを掲載しています。動画とあわせて確認することで、上達のコツがつかみやすくなります。

第1章

動画で確認

第Ⅱ部エクストラレッスンでは、動画による解説が見られます。QRコードを読み込んでください。

プログラムの目的

プログラムの構成や動きのイメージ、到達目標をまとめています。

プログラムの流れ

動きの流れと要点を説明しています。

動きのポイント

心地よくヨガを行うために大切なことをまとめています。

教えて！ 先生！

動画の中で説明しきれなかった部分の補足や、難易度の高いポーズを成功させるためのアドバイスを載せています。

第2章

ポーズのNGポイントと改善方法

失敗しやすい部分とその改善方法について紹介しています。

ポーズの意味・効用

ポーズ研究の要点と、ポーズ中に観察すべき部位を解説しています。

呼吸のポイント

各ポーズに適した呼吸の仕方や目安を解説しています。

ポーズの作り方

楽に、気持ちよくポーズを作る方法を紹介しています。

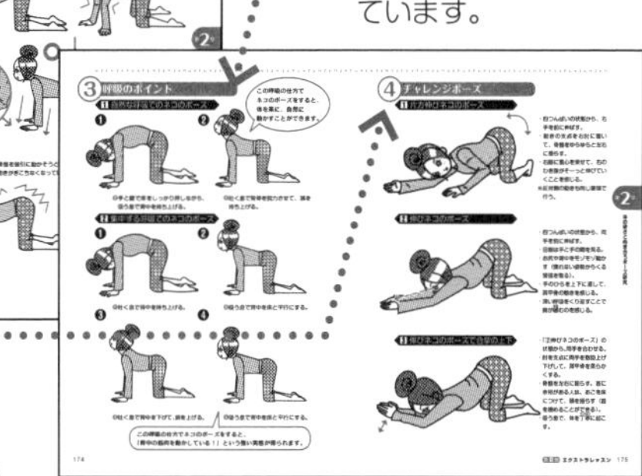

チャレンジポーズ

ポーズ研究の発展バージョンを紹介しています（2-1のみに掲載）。

第3章

解説：動きの意味と効果

動きのイメージや行う意味、効能を解説しています。

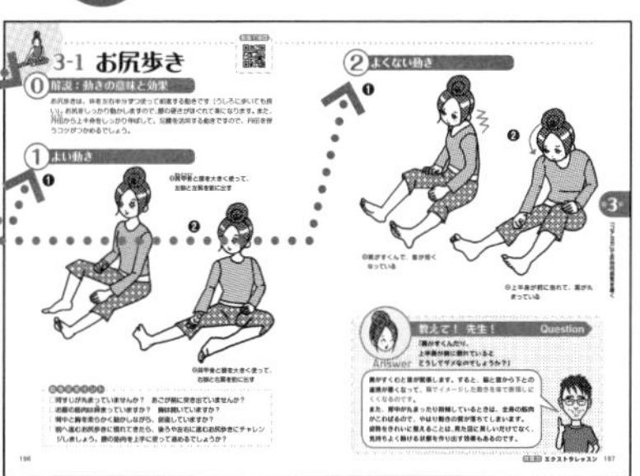

「よい動き」と「よくない動き」

「よい動き」と「よくない動き」を並べて比較でき、ポイントを一目瞭然でつかめるようにしています。

第1部

ベーシックレッスン

Basic Lesson

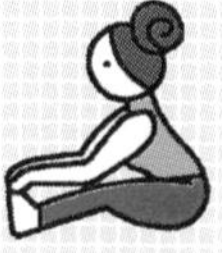

押さえておきたい、ヨガポーズのポイント

第1章

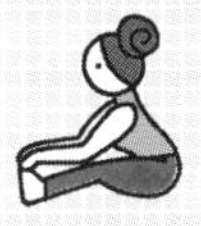
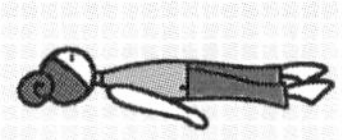
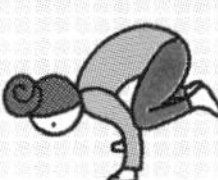
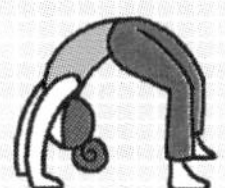
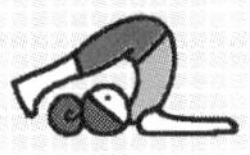
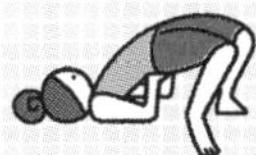
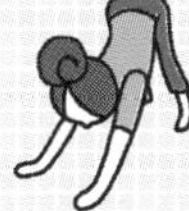
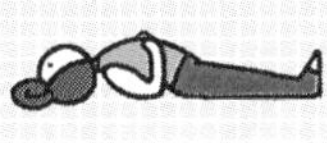
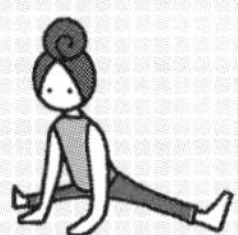
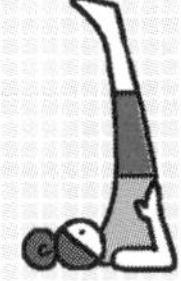
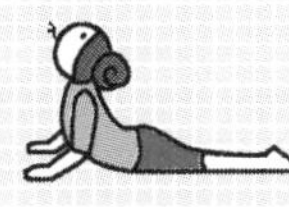
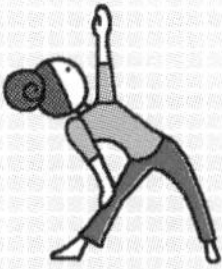

第1節 感覚を磨く

pose（姿勢）のときは pause（休息、中断）のように

ヨガでポーズを作るとき、体が思い通りに動かないと、ほとんどの人は動揺してパニックになります。そして動かないところを動かそうとして、顔を真っ赤にして奮闘します。

一回やってうまくいかなければ、別のやり方を試してもよさそうなのですが、当人は必死なのでやり方を変える余裕はありません。渾身の力を込めて体を折り曲げるものの、その体は緊張とあせりでガチガチになっているので、なかなかポーズの完成形に至りません（**図 1-1**）。

無理やり完成形を作れたとしても、体は痛いし疲れ果てていて、心地よさや満足感はほとんどありません。それで「ヨガは苦痛だ、もうこりごり」と挫折感を味わいながらあきらめる人が多いのです。

私たちが自分の体を通して得るさまざまな感覚は、「快」と「不快」の２種類に分けることができます。

「快」とは、気持ちのよいことや楽しいこと、リラックスしていることです。お風呂や心地よいマッサージ、楽しいおしゃべりの後は身も心も快感に浸ってほぐれていますが、そんなとき私たちの中には豊かな創造性や可能性が芽生えています。

心身が穏やかにリラックスしていれば、何か問題に直面したときでも画期的なアイディアをいくつも思いついたり、それをすぐにで

図1-1　強引な動きで筋肉は硬くなる

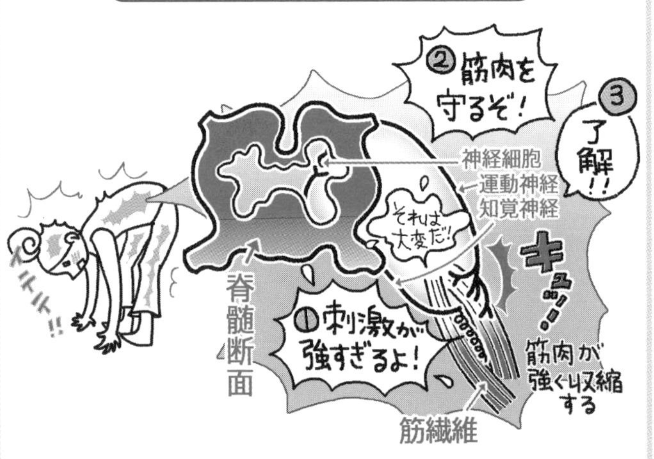

筋繊維が強引に引っ張られると、神経は筋肉を守るために筋繊維を硬く縮めます。強烈なストレッチをくり返すと筋肉は硬くなります。

も実行したいという意欲や好奇心が湧(わ)くものです。あるいは、今までとは違う視点でものごとを見つめ直すことができて、精神的に楽になる場合もあるでしょう。

一方、「不快」とは言うまでもなく、痛いことや苦しいこと、つらいことを指します。これらの感覚は、脳に対してあまりよい影響を与えません。不快な感覚の記憶は、人間が生きていく上で大切な自信を損(そこ)なったり奪ったりします。また不快感が強烈であれば、その人の成長や発展の可能性を狭(せば)めてしまう場合もあります。

私のレッスンでは、ヨガのポーズは苦行(くぎょう)のように不快を感じながら行うのではなく、「快」という宝物を探しながら行いたいと考えています。そしてレッスン中は受講生たちに、今何をどう感じていますかと、しつこいぐらい問いかけます。ポーズを作る行為の中から、意識的に「快」の感覚を拾い出して浸ってほしいし、最終的には自由自在にリラックスできるようになってほしいのです。そのためにはまず、強引にポーズを作るのをやめて、優しく丁寧(ていねい)に自分の体を扱うことが大切です。

これは『北風と太陽』の話にも通じていると思います。つらさは人の心身を硬くして萎縮(いしゅく)させますが、心地よさは人の心身をほぐして、解放するのです。

図1-2　ポーズの理想的なあり方

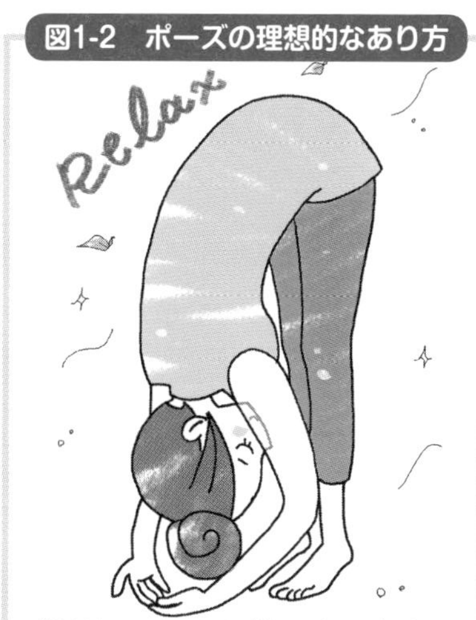

体はリラックスしながら一定の形を保って「休息」し、心の中では、浮かんでは消えるさまざまな考えを「中断」します。

ところで、ヨガで作るさまざまな形のことを、日本では一般にポーズと呼んでいますが、そのポーズは英語で書くとposeで「姿勢」という意味があります。一方、音響・映像機器にもポーズというボタンがありますが、こちらのポーズはpauseと書いて「休息、中断」を意味します。

私は、ヨガのポーズは「姿勢」というより「休息、中断」のイメージで行っています(**図1-2**)。心身が穏やかに集中しているとき、私たちは最高のリラクセーションを得ることができるのです。

体を変えるのは、感覚と言葉

少女ヘレン・ケラーは「見えない、聞こえない、話せない」の三重苦を背負っていました。彼女はサリバン先生と出会った当初、わずか数個の単語しか知らなかったそうです。

サリバン先生は、ヘレンの手にいろいろなものを触れさせてから、彼女の手のひらに字を書くという方法で言葉を教えました。「これが人形で、そして人形という字。これが水で、そして水という字……」。

ヘレンは先生から教わった言葉を頼りに能力を磨いて、会話ができるようになりました。その後は大学を卒業して文学士となり、政治家としても世界的に活躍しました。

彼女たちのエピソードは、人間のもつ可能性の大きさや、成長し続けることのすばらしさをもの語っています。それと同時に、ものごとを学ぶときには感覚と言葉が重要であることも教えてくれます。

ところで、大好物のごちそうをできたての状態で食べたときや、熱いものや冷たいものに触ったときなど、強くてはっきりした感覚は、それが快か不快かを簡単に判断することができます。しかし弱くて微妙な感覚は、快／不快を判断するのが難しいのです（**図1-3**）。

そもそも「弱くて微妙な感覚」は、快とも不快とも言い切れないことがほとんどで、体のどこかにフッと現れてはいつの間にか消えてしまう、はかないものです。自分で意識してつかもうとしなければ、特にこれといったインパクトもなく体を通り過ぎていくだけでしょう。

図1-3 感覚のグラフ

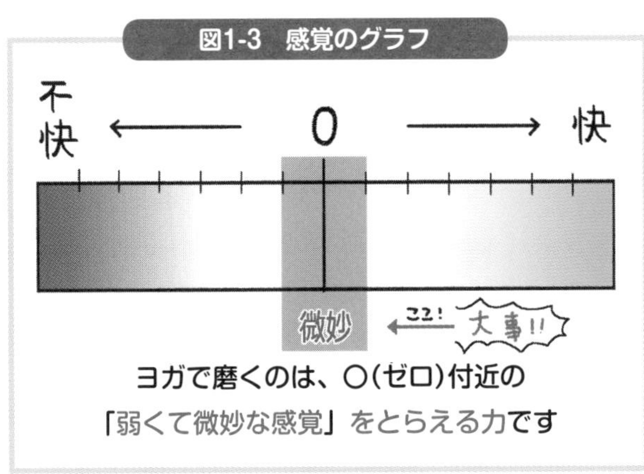

ヨガで磨くのは、0（ゼロ）付近の「弱くて微妙な感覚」をとらえる力です

しかし、その「弱くて微妙な感覚」をとらえて生かすことが、ものすごく重要であると私は考えています。さまざまな分野の第一線で活躍する人たちは、その感覚を磨くために日々訓練していると言っても過言ではありません。

また体の使い方においても「弱くて微妙な感覚」を生かして動きや姿勢を調整すれば、楽に気持ちよく、楽しく動けるようになると思います。

図1-4 感じる力を言葉で磨く

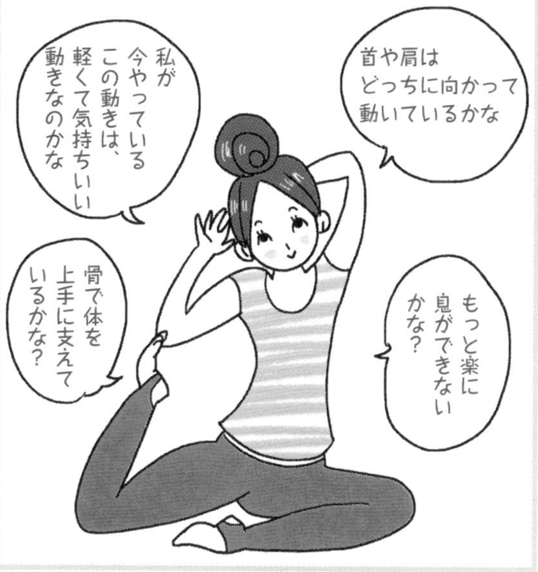

ところで、「弱くて微妙な感覚」をとらえようとするときに、とても役に立つ道具が一つあります。それは「言葉」です。

「弱くて微妙な感覚」は、私たちが「どちらかというと快」「ちょっと不快」などと名前を付けたり、「痛いけど気持ちいい」「こわばった感じがする」といった感想を与えることで、初めて明確なものになります。それによってほかの感覚と比べて、どちらがよりよいかを検討したり、また能力を磨くきっかけとして活用できるようになるのです（**図1-4**）。

そうは言っても、このせわしない現代生活の中では「弱くて微妙な感覚」を四六時中探し続けることは難しいでしょう。そこで1日5分でもヨガのポーズを練習する中で、感じる力を磨いてほしいのです。

ポーズ中に、自分の体に現れる感覚をできるだけ細かくとらえて、その正体を言葉によって明らかにしてみましょう。1日5分程度の練習でも、積み重ねれば確実な力になります。感覚と言葉を磨いていけば、体（姿勢や動き）が確実に改善されていきます。

子どもが同じ遊びを何度も楽しむことができるのは、その中に毎回、新鮮な「快」の感覚を見出せるからなのだと思います。大人である私たちも、遊びに夢中になる子どものような気持ちでポーズを作って、その中に快を見出してみましょう。

失敗経験から感じる力を磨く

失敗して気がつくことがあります。昔から「失敗は成功のもと」とも言われています。

私のヨガの師である沖正弘（おきまさひろ）先生は、弟子たちがケガをしたとか、病気になったと相談すると「それはよかったな」と必ず言いました。自分から進んでケガすることはできないし病気にもなれない、工夫するチャンスができたじゃないかということでした。そして「チャレンジして失敗して、たくさん勉強するために人生はあるんだ。いろんな学びの中で試行錯誤（しこうさくご）して、問題解決に結びつけなさい」と励ましていました。

そんな沖先生から教わったことの一つに「機度間（きどま）の法則」というものがあります。「ちょうどいいときに、ちょうどいい量だけ、ちょうどいいことをしたときに最高のバランスがとれる」という意味です。機度間の法則を意識して動きの練習をしていると、それまでは自分には不可能だろうと思っていた難しい動きがフッとできることがあります。

私たちの体の動きは、神経回路によって作り出されています。初めての動きにチャレンジすると、最初はおっかなびっくりでぎこちないものですが、練習をくり返すうちに神経回路が発達してスムーズにできるようになります。慣れてくると、そこからさらに発展した動きが生まれることもあります。

「慣れ」という神経回路の発達のすばらしさは、自転車の運転を考えるとわかりやすいかもしれません。最初は転んでばかりでまったく乗れなかった人でも、練習を重ねれば楽に乗れるようになるのはご承知の通りです。

さらに上手になると片手や両手離しもできるようになりますが、そんなときは誰も「重心の安定がどうのこうの……」とは考えていません。ただ「できるような気がするからやってみよう」と思ってやって、その結果、自然にできてしまうのです。

ヨガでアクロバティックなポーズを作るときにも同じことが言えます（**図 1-5**）。「何だかできるような気がする」タイミングでやってみることが大切です。

好奇心を維持しながら「もっと気持ちいい」「もっと楽な」動きを探しましょう。快の感覚を意識して動いていると、全体的な動きのバランスが整ってきます。動きのバランスがとれているということは、本人にとっては楽で気持ちのよいことであり、はたから見ても美しいと感じるものです。

動きを練習する上でもう一つ大事なことは、失敗した経験を次につなげようとする意志の力です。その力はどんな人にも備(そな)わっていますが、何をやっても失敗せず、簡単にこなせる秀才型の人は、ある程度のレベルで成長を止めてしまうことがあります。もっと上達する能力があるのに、練習する余地もあるのに、そこそこのレベルでやめてしまう。もったいないですね。

ところで、凡才型の人は必ず失敗します。しかし、そこから再チャレンジして試行錯誤することは、凡才だろうと何だろうと、本人の意志の力さえあれば可能なのです。試行錯誤の積み重ねで、凡才が秀才を超えてしまうこともあります。がんばれ、未来の天才、今の凡才。

図1-5 アクロバティックなポーズに挑戦する(例：片手アーチのポーズ)

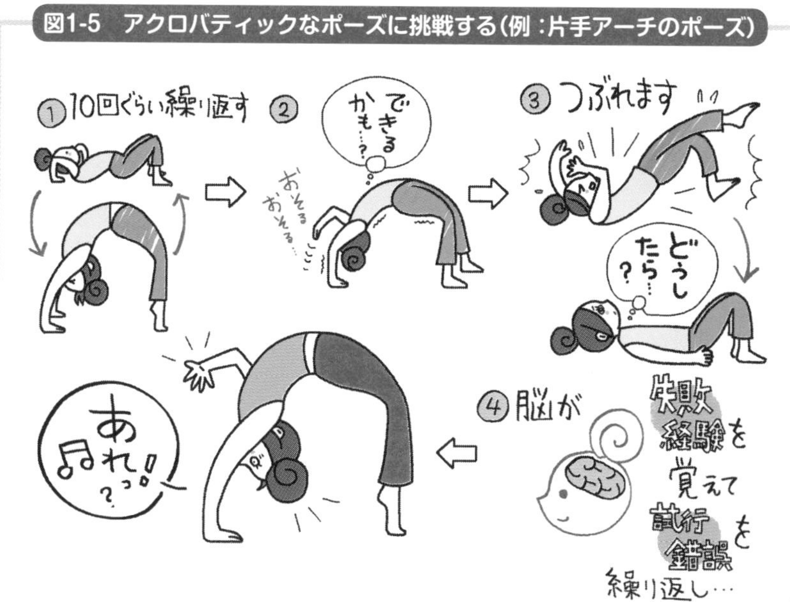

①ふつうのアーチのポーズを10回ぐらい連続で作ります。「軽く、楽に作ること」を目標にどんどん上達を目指しましょう。
②片手アーチができるような気がしてきたら、片手を離します。
③失敗してつぶれると、その経験から脳は次なるチャレンジに備えます。
④脳はイメージを修正して神経に指令を出し、動きを微調整します。
⑤２回目の片手アーチは、１回目よりも少し上手に作れます。試行錯誤をくり返していると、いつの間にか片手アーチが楽にできるようになります。

体の硬さは上達のアドバンテージ

数年前、水野ヨガ学院が主宰している研究会でのできごとでした。ヨガポーズの中でも難しいとされるハトのポーズ（**図 1-6-Ⓒ**）を、たった数週間の練習でマスターした人がいました。

研究会のメンバーであったHさんは、研究発表の２～３週間前からハトのポーズを練習していました。彼女はひたすら片手で足を持つ練習（**図 1-6-Ⓐ**）を行っていましたが、その様子は完成形からはほど遠いように見えました。

それでもHさんは練習を続けて、小さな動きをくり返していました。その小さな動きの積み重ねが大きな山を崩したのでしょう。研究発表の２～３日前には、Hさんはスムーズにハトのポーズの完成形を作れるようになっていました。

ここで、**図 1-6** をもとにHさんの練習の流れを解説します。特に注目してほしいのはⒶからⒷへの流れです。

たいていの人は、肘がロックして動かなくなるのでⒷへ移行できず、あきらめてしまいますが、Hさんは投げ出さずに練習を続けました。

彼女は肘を小さく動かしながら、体の中で少しでも動きそうな部分（腰やあごなど）を感覚で探り当て、そこが緩んだ感じになるまでしばらく意識を向けていたそうです。緩んで動かしやすくなったかなと感じたら、そこで初めて揺らすなどして小さく動かし、やがてスムーズに動くようになったら、また別の動き

図1-6　ハトのポーズとダンスのポーズのプロセス

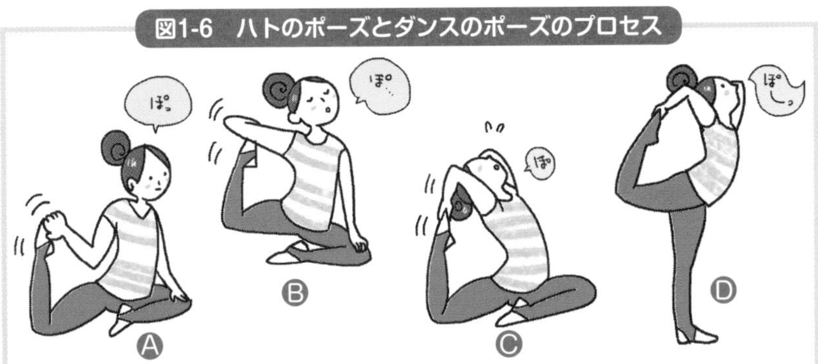

ⒶとⒷでは、足を持つ手を逆手（手の小指側が上）にしています。手の親指と人差し指で、足の小指をつかんでいます。

表1-1　体の硬さをポーズに生かすための三つのポイント

❶ 力まかせに動くのをやめ、優しく丁寧（ていねい）に動くこと
❷ 体を小さく動かすことで、固まった部分を緩めること
❸「緩んだ」と感じられる範囲を少しずつ広げること

そうな部分を感覚で探り当てて意識を向ける……というプロセスを積み重ねていきました。

その積み重ねの延長線上にあるのが、Ⓒのハトのポーズと、Ⓓのダンスのポーズです。Hさんいわく、ⒸとⒹでは「喉（のど）のあたりがしっかり伸びる感じがした」そうです。

難しいポーズを練習するとき、気持ちのあせりからつい力まかせに動いてしまう人がいますが、私はそのような動き方を決しておすすめしません。なぜなら力まかせに動いてしまうと、その反動が数日間動けないほどのダメージとなって跳（は）ね返ってくる場合があるからです。

Hさんの練習方法は「無理せず、無駄せず、続ける」というヨガの名言そのものです。

ところでヨガでポーズを作るとなると、たいていの人は自分や他人の体の柔らかさを非常に気にしますが、私は「柔らかければそれでよい」とは言い切れないと考えています。ヨガにおいては「柔らかさ」と同じくらい、「強さ」や「感じる力」が大切だからです。

たとえばもともと体が柔らかくて、どんなポーズでも器用にこなせる人がいますが、そういう人は筋肉本来の役割である「締（し）める力」が生まれつき弱いのかもしれないのです。そのせいで、どんな動きにおいても筋肉が締まりにくく、簡単にポーズを作れている場合があるのです。

もともと柔らかい体質の人というと、よいことばかりのようですが、そういう人は体質的に筋肉の強化が苦手です。また、Hさんのように「感じることで体を柔らかくする」プロセスを体験したり、その喜びを実感することも難しいでしょう。

私は長年のヨガ指導から、体の硬い人はヨガ的に見て恵まれた人だと考えています。なぜならHさんのように、「硬さ」をきっかけに感じる力を磨いたり、これから体を柔らかくする喜びや楽しみがあるからです。ですから私は体が硬い人にこそ、自信と希望を持ってヨガにチャレンジしてほしいのです。

第2節 イメージを使う

イメージの力が体に現れる

学院では、初めてヨガのレッスンを受ける人には「ラジオ体操のような動きをしないでください」とお願いしています。つまり「とにかく動けばいいのだろう」という感じで無造作に動いたり、勢いをつけて強引に動いたりせずに、自分の体の重さや感覚を味わいながら、ポーズに取り組んでもらいたいのです。気持ちを込めて、優しく丁寧に動きを作ると、体はその思いに即座にこたえてくれます。

そのことを実感するために、**図1-7**、**1-8** の実験を行ってみましょう。心に描いたイメージが体に現れる面白さや確かさを感じられます。

心と体は常につながり合い、影響し合って働いています。その心と体をつなぐ架け橋になるのが「イメージ」だと私は考えています。

イメージの力は、集中して心に描けているときははっきりと体に現れますが、執着や思い込みにとらわれているときはうまく現れません。「あんなふうになりたい！　こんなふうにやりたい！」という強烈な自意識があると、それがかえって動きの妨げになるということはスポーツの世界でもよく言われています。

図1-7　イメージの力が体に現れる

①手首の筋を基点に両手をぴったり合わせて、中指の長さを比べてみましょう。
②短かかった方の指に、「長くなーれ」と願いながら息を吹きかけます。
③もう一度、長さを比べます。「おおーっ」と歓声が出るようであれば、心と体がスムーズにつながっている証拠です。

❶
短いほうの
中指を…
❷
長〜く
なあれ
フーッ
❸
どうなったかな…？

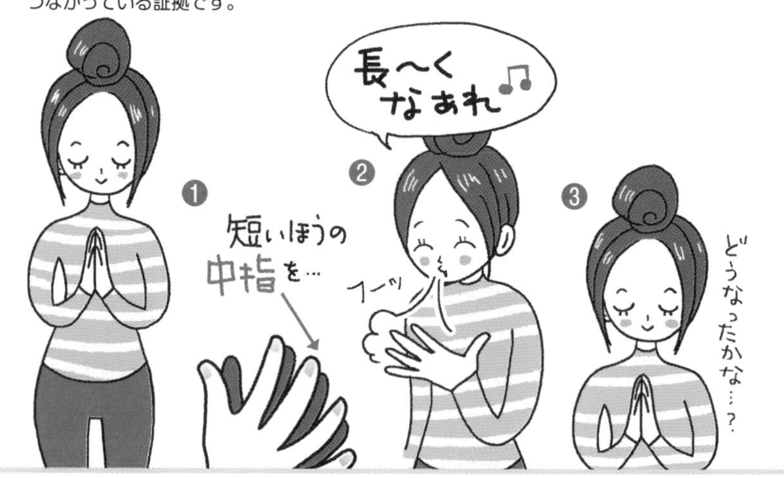

イメージの力といえば、真っ先に思い出すものとしてイメージ・トレーニングが挙げられるでしょう。イメージ・トレーニングでは、体をほとんど動かさずに、頭の中で体の動きを思い描きます。そうすることで筋肉の緊張や疲労を伴わずに、筋肉をスムーズに動かせる神経回路を作るのです。

効果的にイメージ・トレーニングを行うためには、あたかもその場にいるような感覚を作り出すことが大切です。視覚や触覚（動き）だけでなく、聴覚や嗅覚、ときには味覚（口の中の状態）まで具体的に再現できるぐらい集中します。イメージがリアルであればあるほど、優れた効果が得られます。

レベルの高い目標に到達するためには、そこへ向かってひたすら突き進むやり方ももちろんありますが、その一方で、自分が今ここで直面している現実を受け入れて、それが変化するのを「待つ」やり方もあるのです。

ヨガでポーズを作るときも、いきなり体を動かすのではなく、まずは心で願うようにしてイメージを描いてみてはどうでしょうか。頭の中に描いたポーズのイメージが、自分の体に現れるときを待つのです。

ポーズを作っている最中は、この「イメージして待つ」というプロセスをひたすらくり返します。そして変化していく自分の体をできるだけ細かく、冷静に観察し続けます。現実を受け入れ、心にイメージを描いて待っていれば、心と体はなめらかにつながり、やがてふとした瞬間にイメージが体に現れます。

いろいろなヨガのポーズを通して、イメージが体に現れるプロセスを楽しんでください。

図1-8　イメージの力を腹筋運動に活用する

一般的にきついとされる腹筋運動も、イメージを活用すると楽にできます。

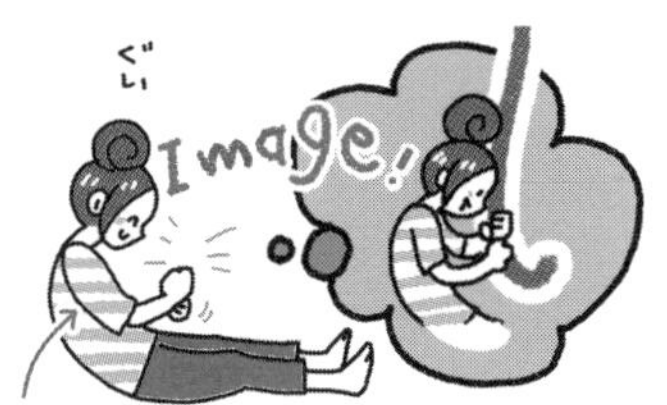

①ぶら下がっているひもを引き寄せるイメージ。

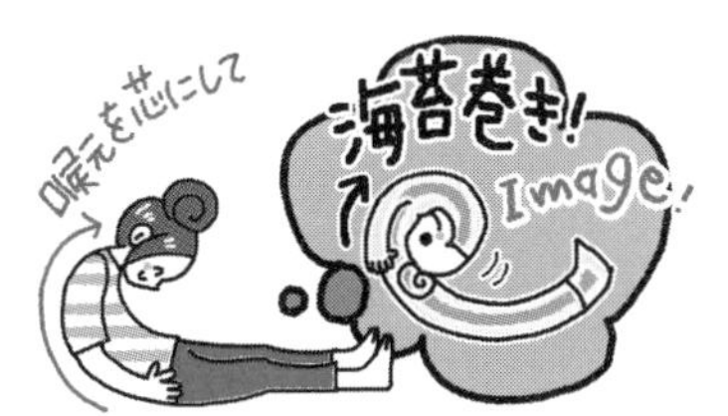

②喉元を芯にして、海苔巻きを巻くイメージ。

ちぎれそうに痛いときはいっそのこと、ちぎってみる

ヨガで慣れないポーズに挑戦すると、体が思うように動かなかったり、ビリッとした嫌な痛みを感じることがあります。

そのようなとき、首や肩をガチガチに緊張させて痛みに耐えている人がいます。あるいは、まだポーズを作る前の段階からすでに体をこわばらせていて、これから感じるであろう痛みに対して構えている人もいます。

図1-9　アイアンガー先生のヨガ指導

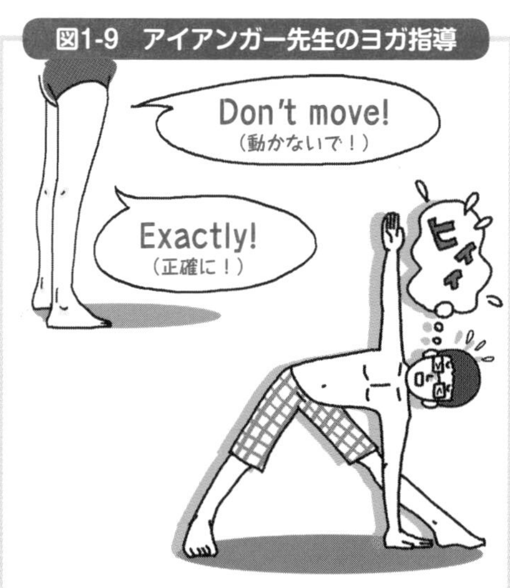

ハタヨガの世界的な指導者・アイアンガー先生のレッスンを受講した際、各ポーズの時間は30分前後と長く、大変しんどいものでした。しかしつらさを受け入れて、その中でできるだけ楽になろうと試行錯誤した経験が、結果的にたくさんの気づきをもたらしてくれました。

体は素直で正直なので、嫌なことを無理やり行っていると、緊張して硬くなります。「用心して構える」ことは、自分の身を守るために出る本能的な反応であり、ある意味で生命力の現れとも言えますが、用心のしすぎや構えすぎは体にとって大きな負担になります。

たとえば寒いときに体を丸めて縮まっていれば、寒さはいくぶんしのげますが、暖かいときでも同じように体を固めていたら、自分の身を守るどころか慢性的な肩こりや腰痛を引き起こすでしょう。

ですから、ふだんからつい体に力が入ってしまう人や構えてしまう人は、自分が身構えていることに気づいたらその場その場で対処するとよいと思います。痛いときは緊張してもよいのですが、痛みがおさまればそのつど緩めてみるのです。この対処法を意識的に行うだけでも、体の不快感はかなり改善されます。

上の方法に慣れてきたら、次の段階では痛いときでもあえて緩めてみましょう。「苦中有楽（くちゅうらくあり）」という昔の言葉があります

が、要するにつらいことをあえて喜んでやるのです。これは人生の極意（ごくい）とも言えますし、ヨガのポーズはそのための練習でもあるのです（**図 1-9**）。

ちなみに「苦中有楽」のような考え方は、人間独特のものでしょう。ヨガにはイヌのポーズやネコのポーズがありますが、当のイヌやネコはヨガのポーズを作りません。理由は簡単で、痛いことをするのが嫌だからです。私たち人間と彼ら動物とでは、「つらさ」に対する考え方に大きな違いがあります。人間は、つらさを成長のきっかけとして積極的に活用することができるのです。

図1-10　ちぎれるイメージ

ぷつーん
あ…!! 今切れたかも
神経
※ ちぎれるイメージです

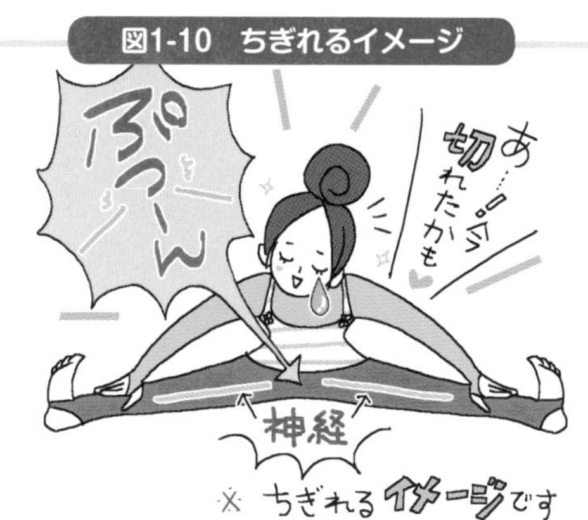

ちぎれないようにがんばるよりも、フッと力を抜いてちぎれるイメージで動いた方が、楽になることがあります。緊張することをやめてみましょう。

ところで、お風呂上がりには体がほぐれて柔らかくなりますが、それはお風呂では身構える必要がないから気持ちが緩んで、体もつられて緩むのでしょう。楽しく酔っ払っているときも人間の体は緩んでいるので、転んでもあまり大ケガをしないと言われています。

ヨガのポーズも、そんな緩んだ気持ちでやってみてはどうでしょうか。そして、痛くてスジがちぎれそうだと感じたときは構えるのをやめて、イメージの中でそのスジをプツーンとちぎってみましょう（**図 1-10**）。学院のレッスンでも、受講生がポーズ中に「痛くてちぎれそう……」と訴（うった）えてくることがありますが、そんなときは冗談半分に「ちぎってしまえば？」とアドバイスします。

「ちぎりたくない」と構えてしまうから痛いのです。ポーズを作るときに体をガチガチに緊張させて、冷えて固まった団子のようになるのはもったいないことです。自分の体が温かくて柔らかくて、必要なときはいつでもちぎれたりバラバラになれる、というイメージで動く方が楽しいですし、緊張や疲労もありません。何より、体の感覚がスムーズに磨かれていくでしょう。

大地とつながるイメージで体が伸びる

体の感覚を磨いたり、感受性を高めたいと思ったとき、私はよくおもちゃのパチンコのゴムひもを引っ張って眺めています。

ギリギリまでゴムひもを伸ばしたパチンコを眺めていると、しっかり固定された結び目に最も力がかかっていることがわかります。そこでつかんだイメージを、ヨガのポーズを作るときに思い浮かべたり、体を動かすときのヒントとして活用することがあります。

ヨガのポーズで単純に形だけをまねて動いているうちは、体の感受性はなかなか磨かれません。

形はこの際、二の次だと考えてください。初めてポーズを作ったときは、とんでもない形であっても構わないのです。そこから体を少しずつ、粘土細工でもするように丁寧にあっち、こっちと動かしたり戻しているうちに、いつの間にかそれらしい形になってくるので大丈夫です。形はポーズを作る目安としてはもちろん大切ですが、形という「体の外側」よりも、呼吸や骨の状態など「体の内側」に意識を向ける方が、結果的によいポーズを作れます。

体の内側を意識しながら、いろんなところの力を入れたり抜いたりしていると、体において締めるべき場所と緩めるべき場所がだんだんわかってきます。結論から言えば、体の中で締めてもよい場所は、肛門と腹（下腹部）と喉だけです。それ以外の場所は、柔らかく緩んでいる状態が理想です。

ちなみに、肛門・腹・喉の３カ所を締めた状態を、ヨガの世界ではバンダトラヤと呼んでいます。私の経験では、バンダトラヤを行うときは「大地とつながっている」イメージで行うとやりやすくなります。

またポーズを作るときには、足の裏や坐骨など床（大地）と接している部位にしっかり意識をおきましょう。すると、肛門と腹と喉が締まってくるのがわかります。それと同時に、緩むべき場所の力が抜けて、動かしやすくなるのです。

つまり、大地とつながるイメージで動きの起点が定まって、手足や首などの動かせる部分がより自由に動くようになるのです。

また、楽に体を動かしたいときは、肛門か腹、喉のいずれか１カ所を起点として意識し、パチンコのゴムひもを引っ張るイメージで体を動かしてみましょう（**図 1-11**）。何も考えずに動いたときと比べて、よりなめらかに気持ちよく動けます。

ところで、ポーズを作っている最中に首や肩、腰が痛くなったら、それは体の中で締めるべき場所と緩めるべき場所があべこべになっているせいかもしれません。

そんなときは大地とのつながりを改めて感じて、バンダトラヤに挑戦してみてください。

最初はなかなかできている実感が得られないかもしれませんが、とりあえずイメージだけでも描くなどして、根気強く取り組んでみましょう。イメージを豊かに、細(こま)やかに、正確に描けるようになればなるほど、心と体のつながりがよくなって楽に動けます。

ちょっとしたことの積み重ねを大切にしましょう。

図1-11　パチンコのイメージを動きに活用する

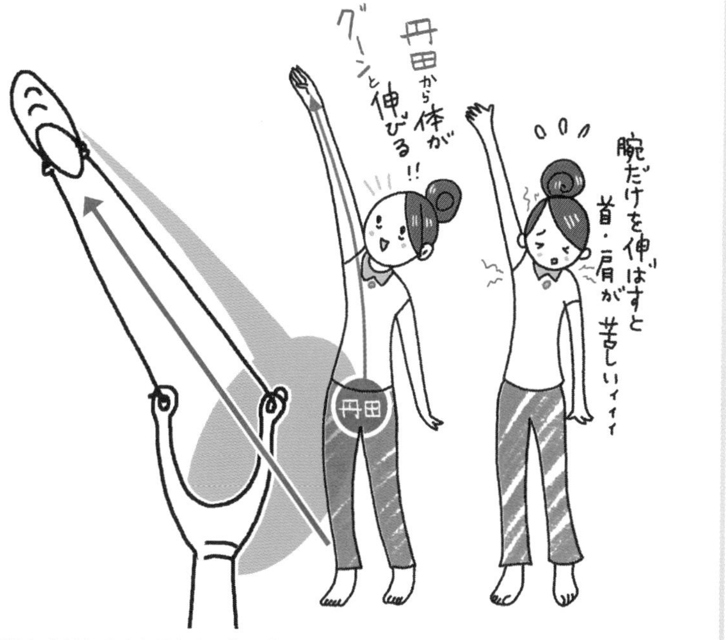

高いところにあるものをとるとき、何も考えずに腕だけを伸ばすと、首や肩が詰まって苦しくなります。そこでパチンコのイメージを活用します。丹田を結び目に、腹から上をゴムひもに見立てます。腹から背中〜腕〜指先までを、ゴムひもを引っ張るように伸ばせば、より楽に高いところのものがとれます。

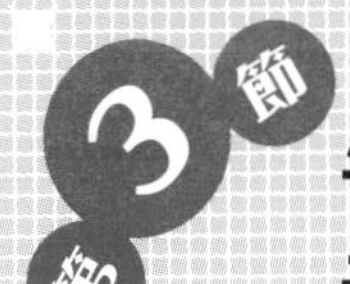

重さを利用する

負けて参って おまかせで

上の言葉は、野口三千三氏の著書『野口体操　おもさに貞く』の章タイトル「負けて、参って、任せて、待つ」から拝借しました。ちなみに野口氏の本の内容は私にとって「そうだ、そうだ！」と共感することしきりで、今でもヨガのポーズ研究で参考にしています。

「負けて参っておまかせで」。何度見ても、いい言葉です。そんな気分で作る動きは、気負う必要がなくて楽しいのです。完璧を目指してがんばらなくても、痛みから逃げても不恰好でも、それはそれでＯＫなのだというリラックスした気分でいられるのです。

ところで私たちは、負けることが嫌いです。「参った」とも言えません。そのように育てられてきたからです。「おまかせします」と言うことがあっても、その多くは表面だけの場合が多いでしょう。

けれども宇宙という大きな大きな力の中では、人間一人がいくらガムシャラに抵抗したところで、たかが知れているのです。大波に向かってあらがい続けることはできますが、どうしようもなくて流されるしかないときもあります。

「重さ」という地球重力も、人間がうち負かすことのできない大きな力の一つですが、ところで重さとは何なのでしょうか。私たちの生活にどのような影響を与えているのでしょうか。

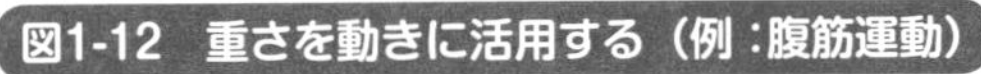
図1-12　重さを動きに活用する（例：腹筋運動）

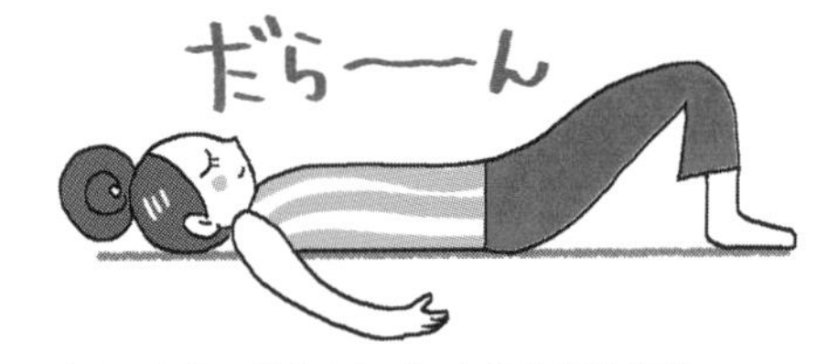

①あお向けになり、体を床にべったりと預けます。

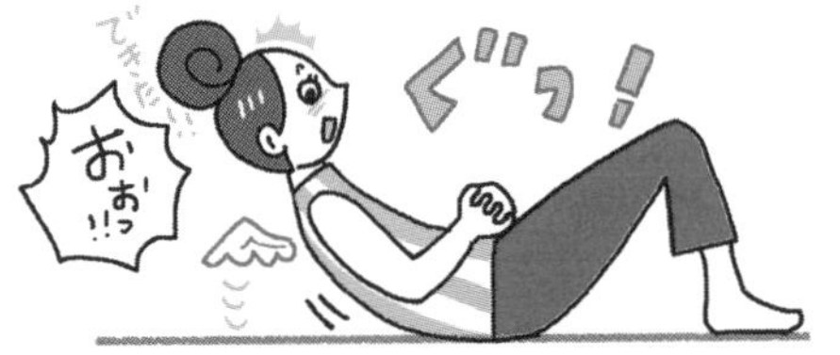

②ウエストのラインを床にグッと押しつけると、床から押し返される力によって背骨が伸びて、上半身が浮いてきます。

たとえば寝返りについて考えてみましょう。寝返りは、片方の肩を床に押しつけることでもう片方の肩が浮いて、体がぐるっと回ることで完成しますが、それは重さがあるからこそほとんど力を使わずにできるのです。

宇宙空間など、重力

のない場所で寝返りを打とうとしたら、かなり難しいはずです。結局、私たちは重さのおかげで楽に動くことができるのです。

重さを上手に利用すれば、動きの質を高めていくことができます。たとえば、あお向けから起き上がる腹筋運動で重さを活用すると、体の感覚がこれまでとはまったく違ってきます。(**図 1-12**)。「楽にできて気持ちがいい」、それこそが本当の腹筋運動です。

立ち前屈のポーズでも、重さの助けを借りてみましょう。多くの人は「床に手がつかないから／つけたいから」「痛いから」無理をして、悲鳴を上げています。これでは「負けて参っておまかせで」の逆の状態です。いっそのこと、棒のように真っすぐに伸ばしている膝(ひざ)を、思い切って楽な角度まで曲げてみませんか。一見不恰好かもしれませんが、いつもよりリラックスできて、上体は重さにまかせて垂れ下がるはずです。そして、いつもよりもいい気持ちで立ち前屈ができているのです。

ヨガの中で難易度が高いとされているポーズのほとんどは「自分がどれくらい重さを活用しているか」で出来(でき)・不出来(ふでき)が決まります。具体例を**図 1-13**、**1-14** で解説します。

図1-13 頭立ちのポーズ

両肘と頭で床を押してバランスをとります。床と接する部分で、体の重さを実感しましょう。しっかり床を押せば、お腹や脚を上へ伸ばせます。

①頭と肘で床を押すと
②はね返ってくる力でお腹や脚が伸びる

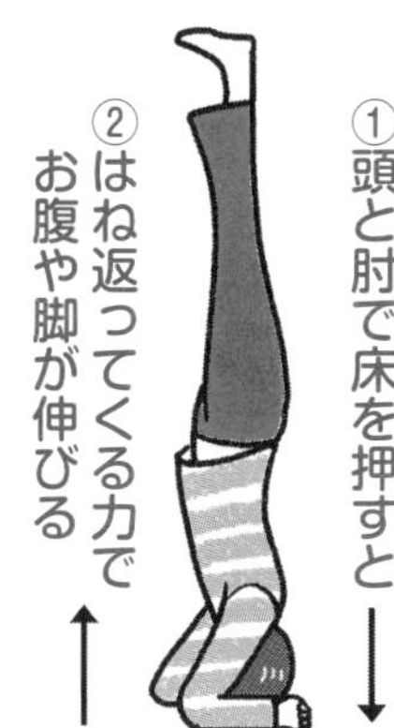

図1-14 アーチのポーズ

手足で床を「押させてもらう」気持ちで行いましょう。ありがたく、丁寧に。首の力が自然に抜けて、肘も伸びます。

①手足で床を押すから
②お腹が持ち上がる
そっ

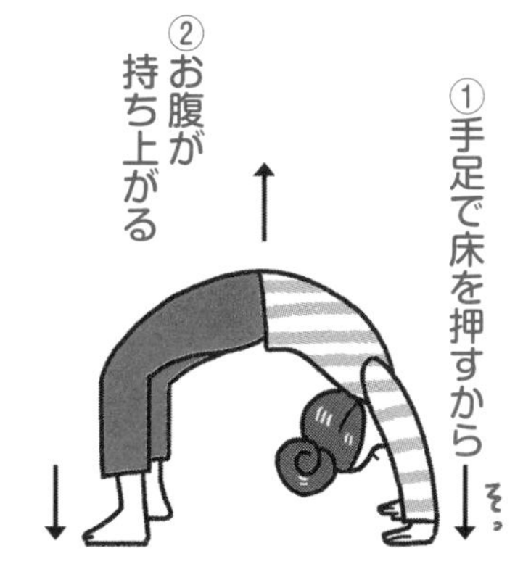

「自然の力」でポーズを進化させる

私たちの体には、あらゆるところに重力が働いています。

まぶただってあごだって、眠くて力が抜ければ自然と下がるようになっています。また、皮膚(ひふ)は年齢とともにたるみますし、ほっぺたも胸もお尻も、必然的に垂れてきます。

では、重力は私たちにとって「悪」なのでしょうか。そんなことはないはずです。『野口体操 おもさに貞(き)く』では、重さは「神」とも言える、と書かれています。

重さは、私たちが楽に動けるように助けてくれる力であると同時に、動きの中で私たちにいろいろなことを教えてくれます。

感覚を無視して強引に動いていると、私たちの体には大きな負担がかかります。痛みや故障の原因にもなる体の負担をできるだけ減らし、楽に気持ちよく動くためには、重さ、呼吸、イメージという三つの力がとても役に立ちます。

「重さ」という地球重力、「呼吸」という体が膨(ふく)らむ／しぼむ力、そして「イメージ」という心と体をつなぐ力。私はこの三つを「自然の力」と呼んでいます。ヨガのポーズが強引に行うストレッチと違う点は、それらの自然の力を動きの中で活用するところです。

動きの中で自然の力をうまく生かしているとき、体の感覚としては丹田(たんでん)が動きの中心になっていて、そこからさまざまな枝葉（体の各部分）が自由に揺(ゆ)れ動く感じになります。

ではここで、自然の力を少し体感してみましょう。まずは右ページの**図 1-15** ①のように座り、②〜④を行ってください。

ちなみに、脇腹(わきばら)が縮んでいる人が行う場合、この行為は確実に痛みを伴います。ですから「これからちょっと痛くなるぞ」と覚悟した上で、痛い部分（＝縮んでいる部分）をゆっくり緩(ゆる)めていきましょう。

しばらくこの状態を保っていると、体の中の規則的な動き、すなわち呼吸によって生じる膨らみ／しぼみの動きに気がつきます。もし何にも気づかなければ、それは体が緊張しすぎている証拠(しょうこ)ですので、呼吸を意識できる余裕が持てるぐらいまで、体の傾き加減を調整してください。

呼吸は、できれば一回一回を新鮮な気持ちで味わい、楽しんでみましょう。呼吸に限らず、変化を感じたり観察したりすることはとても楽しいことなのです。

次は、肘に意識を向けてみましょう。肘におもりがついていて、それが下へ落ちていくイメージを描きます。

このときの右脇は、おもりをつなぎとめているひもの役目を果たします。右脇というひもは、動きの中心である丹田にしっかりと結ばれています。ひもは、必要な分だけ長くなって伸びていくようにイメージしましょう。この状態で呼吸の膨らみ／しぼみを味わっていると、体が無限に変わっていくような感覚がだんだん濃くなり、行為と自分が一体化したように感じられます。

このように、ポーズをある程度の形まで作って、そこで呼吸を感じ、重さやイメージを利用して感覚を深めるというやり方は、どんなヨガのポーズにも応用できます。ぜひ試してみてください。

図1-15　自然の力で脇腹を伸ばす

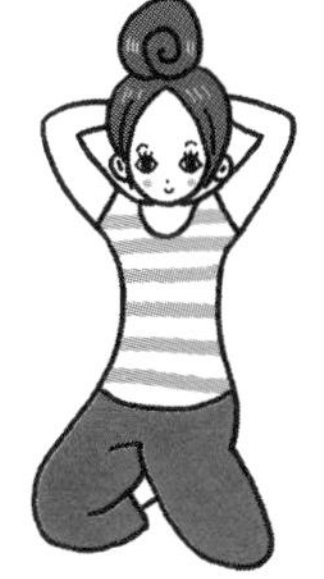

①正座をして、お尻を右側へ落として横座りします。

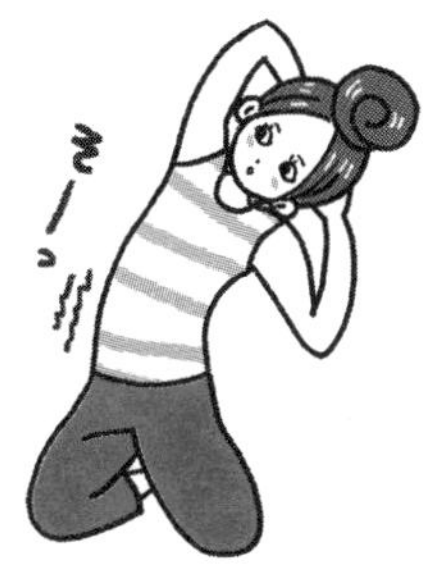

②両手を頭の後ろで組んで肘を張り、左へ少し倒し、右の脇腹をストレッチします。

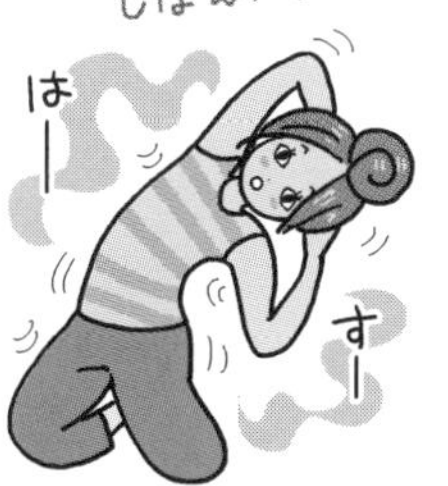

③吸う息で、体が膨らんで持ち上がります。吐く息で体はしぼみ、沈みます。このくり返しを楽しみます。

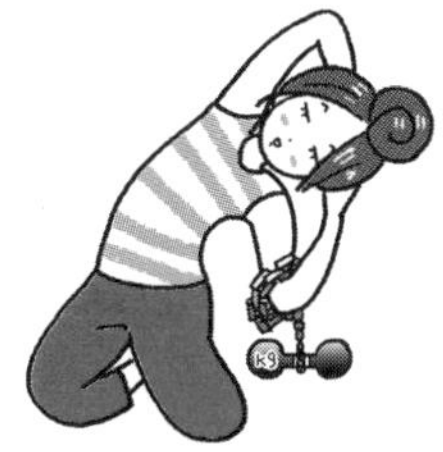

④肘におもりがついているイメージを描きます。おもりを意識すると、肘は自然と地面へ引き寄せられます。

第4節　待つ／逃げる

待てばプレゼントがやってくる

肩こりや腰痛といった「痛み」について考えたとき、病院に行かなければどうにもならないタイプの痛みと、自分で工夫すればどうにかおさまるタイプの２種類の痛みがあると思います。ここでは、後者の痛みについて考えてみます。

結論から言えば、姿勢を変えることが痛みをなくす一番の対処法だと私は考えています。簡単に言い切りましたが、本当に、姿勢一つで痛みは楽になるのです。

「痛い」と思ったら、まずは痛みが消える姿勢を探してみましょう。ちなみに、猫背など悪い姿勢のときは全身の筋肉が緊張しているので、痛みはなかなか消えません。

寝ていて痛みを感じるのであればいったん起き上がって、腰から頭のてっぺんまでをできるだけ長く伸ばして姿勢を整えましょう。これはぜんそくのときの対処法と同じ理屈で、背中や肩を緊張から解放するのがポイントです。筋肉の中にある神経が興奮している限り、痛みが消え

図1-16　ネコのポーズ

反りネコ：四つんばいの状態から、頭を持ち上げて背骨を反らせる（緩めていくプロセス）
反りネコ♫
丸ネコ：頭を下げて背骨を丸くする（締めていくプロセス）
丸ネコ♫

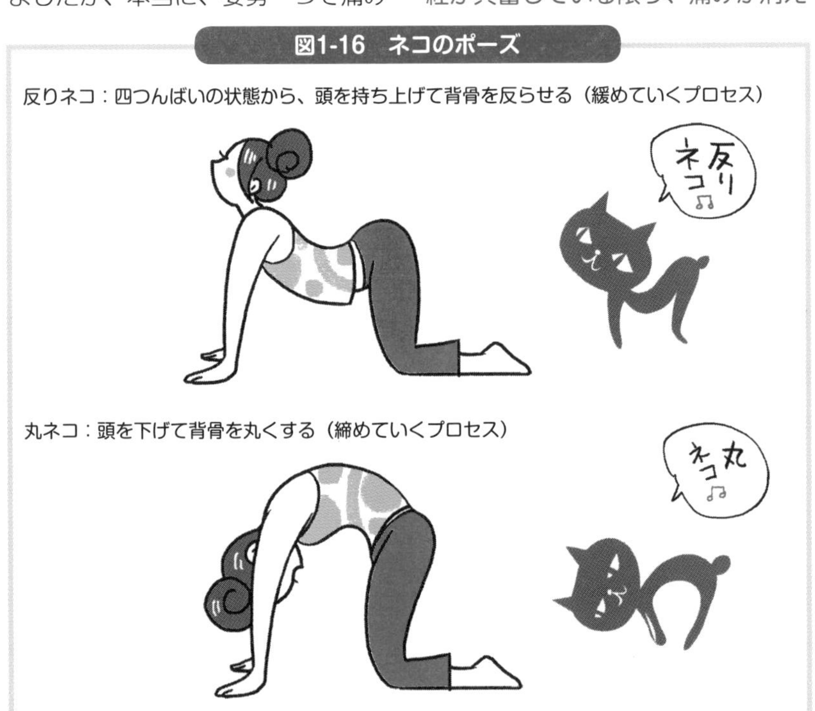

ることはありません。姿勢を整えれば筋肉が緩み、その中にある神経の興奮もしずまるので、体の状態は少しずつですが確実に変わります。その変化を待ちましょう。

変化を待つヨガのポーズと言えば、私が真っ先に思い浮かべるのはネコのポーズです。**図 1-16** の反りネコと丸ネコをつなげて１セットとして、動きと呼吸を連動させてくり返し行います（ネコのポーズは第Ⅱ部第２章でも紹介します）。

体の中に意識を向けていると、背骨や肩甲骨、腰骨のなめらかな動きが感じられます。さらに感覚を研ぎ澄ますと、鎖骨が動くのもわかるでしょう。

さらにネコのポーズを丁寧にくり返していると、このポーズのポイントは、体を締める／緩める感覚であることに気がつきます。

丸ネコのポーズは、体を締めていくポーズです。骨盤を立てて恥骨を頭の方へ押し出します。

一方、反りネコのポーズは体を緩めるポーズです。お尻をやや出っ尻気味にして、坐骨を天へ向けるようにします。そして腰骨の上部をおもりのように垂らし、股関節を軸としながら骨盤を動かしていきます。それは一見すると、背骨がキュッと反っていて硬い人には難しそうなポーズですが、実際に行うと決して無理な感じはしません。むしろ自然の力によって腰が緩んで垂れるので、穏やかで気持ちいいのです。

これら二つのポーズを比べると、締める丸ネコよりも、緩める反りネコの方がより重要であり、難しいと言えるでしょう。筋肉を締めることは、意志の力で何とかできますが、緩めることは意志の力だけでは難しいのです。体が緩むようなイメージを頭の中に描いたり、緊張と弛緩を何度もくり返すなどして条件を整えながら、緩む瞬間を待つしかないのです。そのプロセスは、ある意味でリラクセーションの極意とも言えるでしょう。

どんなヨガのポーズを作るときも、力を入れないように、悲鳴を上げないようにして保っていると、やがて体の力が抜けて楽になるものです。自然のものは、人間の体でも何でも、待てば何かしら変わります。

そして待っていれば、リラクセーションという最高のプレゼントがやってきます。ヨガをする人にとってポーズを作る時間とは、最高のプレゼントを待ち、そのすばらしさを味わう時間なのです。

逃げてだまして丸く収める

P.36の冒頭で、姿勢の話を少ししました。たとえば肩が痛いときには「首を縮めて背中を丸めた姿勢」で耐えるよりも、「首や背すじを長く伸ばした姿勢」でいる方が、症状が大幅に軽減されるのです。

この原理をヨガのポーズ作りにも応用しましょう。つまり、もしも不快感でどうにもならなくなったら、快の感覚を探して楽になれるところまで逃げるのです。一見かっこ悪いようですが、私はそれも上達のための有効な方法だと思っています。

それでは「不快から快へ逃げる」をテーマに、長座（＝両脚を伸ばして座った状態）でねじりのポーズ（**図1-17**）を行ってみましょう。

長座になった時点で上半身にぎこちなさや硬さを感じるようであれば、膝を立てるか、足を広げるなどして楽な姿勢になってください。膝の硬さが抜ければ、腰が楽になって背すじが伸びるので、上半身の緊張がほぐれます。それによって肩も楽になるので、気持ちよくねじりのポーズを作れます。

そもそも、体のある部分（前述の例では肩）が縮んで硬くなるのは、そこに関連する部分（前述の例では膝）が緊張しているからです。その場合、縮んで硬くなった部分（肩）だけを緩めようとしても、痛みを取ることは不可能です。なぜなら全身はつながっているからです。

背中や肩が苦しくなるくらい全身が緊張しているのに、膝を伸ばしたまま上体をねじると、そのねじりは硬くてつらくてせつなくて、呼吸も詰まってしまいます。自分の体が快を感じたやり方が、現時点での自分にとっての正しいやり方なの

図1-17　ねじりのポーズを工夫する

気持ちよく
体をねじる
ために
どんな工夫を
すれば…？

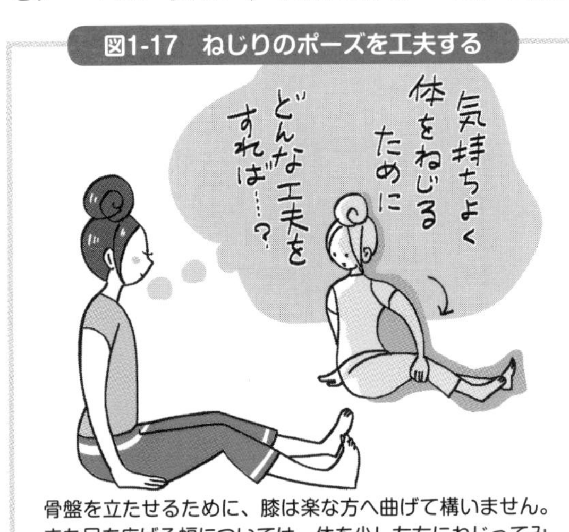

骨盤を立たせるために、膝は楽な方へ曲げて構いません。また足を広げる幅については、体を少し左右にねじってみて、楽にねじれそうな開き加減を探して調整します。

です。ですから、ポーズで苦しいときに膝を曲げたり足を広げることは、ズルでも何でもありません。つらいときは堂々と姿勢を変えてください。

どんなポーズにも言えることですが「気持ちいい」という感覚を最優先して行ってください。かっこいいヨガの本や雑誌のグラビアに載っているような、いわゆる正しい形にこだわっていると、気持ちよさを見失います。がまんできないくらい痛いことはしないでください。ヨガは苦行ではないのです。

必死な形相でがんばるのをやめるかわりに、アハハハと笑ってみたり、体をそっと動かして無駄な力を抜きましょう。本当のヨガには、心身の気持ちよさや命の喜びがあるということを忘れないでください。

もう一つ、おすすめしたい練習法があります。それは「完成形と似たポーズを作る」、つまりポーズを簡単なレベルにアレンジして行う方法です。

たとえば木のポーズです。**図1-18**のような完成形ができないのであれば、**図1-19**の「なんとなく木のポーズ」に挑戦して、どんな感じがするのか試してみるのです。一見、簡単すぎるような練習法ですが、何もしないよりは、行った方がずっとバランス感覚が養われます。

ほとんどの人はポーズの完成形ができないとわかると、「自分にはヨガは向いていないんだ、ダメなんだ」とあきらめてしまいますが、とりあえずは似た形でだましだましやってみればよいのです。一回でも経験すれば、そこから何かしら学ぶことがあるはずです。そして学びの蓄積から、レベルアップのヒントやコツが必ず見つかります。自分の心と体で確かめてみましょう。

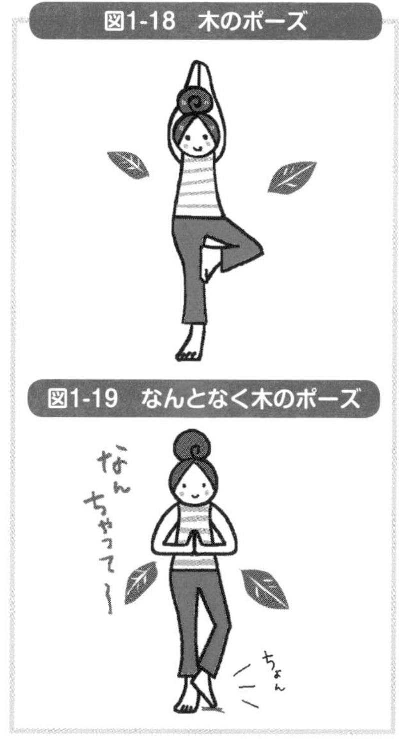

図1-18 木のポーズ

図1-19 なんとなく木のポーズ

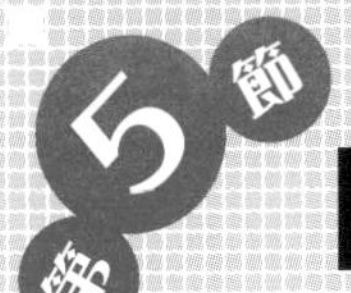

呼吸を動きに活用する

よい呼吸／悪い呼吸を知る

よい呼吸とは、ひと言でいえば「深くてゆったりとして強い呼吸」です。よい呼吸をしていると、肩は重力にまかせて自然とぶら下がりますし、腹には力が満ちて、気持ちも安定しています。

一方、悪い呼吸とは「浅くて速くて弱い呼吸」です。悪い呼吸を長時間行っていると、肩が上がり、腹の力は抜けて背中が丸くなり、心も不安定になります。実際に自分で呼吸して確かめてみると、呼吸と心身の深い関わりが実感できると思います。

さらに、呼吸と姿勢も密接に関係しています。よい姿勢とは「安定していて疲れにくい姿勢」のことですが（P.122)、ヨガにおいても、楽に呼吸しながら作っているポーズがよい姿勢といえます。ちなみに、よい姿勢でのヨガポーズは見た目にもとてもきれいです。

私はレッスンのときによく、受講生がやりがちな悪い姿勢でのポーズをまねして見せることがあります（**図1-20**）。これを見せると受講生たちは大笑いしますが、笑っている人の中にも無自覚にこんなポーズを作っている人が多いのです。

悪い姿勢でのヨガポーズは疲れやすく、呼吸の質も低下します。肩に力が入っているなど、全身のバランスが崩(くず)れているからです。

図1-20　悪い姿勢で作るポーズ（例：ネコのポーズ）

楽に力を抜いてお腹を垂らすことができず、「お腹を床に近づけたい」という気持ちが先走って、基本姿勢（四つんばい）を変えて肘を曲げてまで床に近づこうとします。体を緩めないといけないのに、力んで無理やり形を作ろうとしてしまうのです。

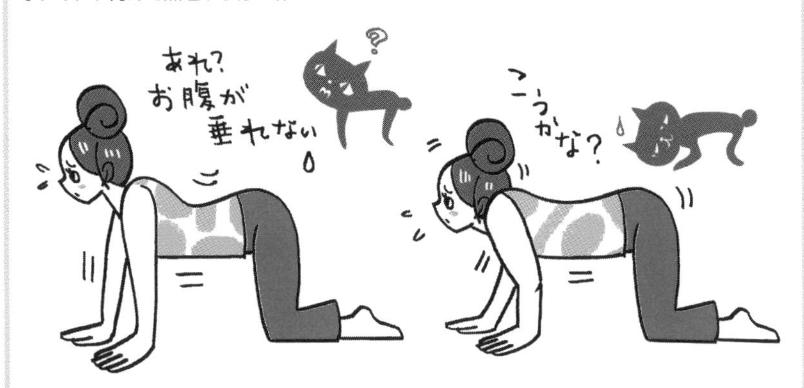

ところで、昔から日本で「よい姿勢」の理想とされてきたのは「上虚下実（じょうきょかじつ）」です。それは、首や肩など上半身の力が抜けている一方、下半身がどっしり安定した姿勢のことで、剣道や柔道など武道の世界で重視されてきました。上虚下実の姿勢では、体のバランスは安定していて疲れにくく、必ずよい呼吸をしています。

ヨガのポーズで上虚下実の練習になるポーズといえば、何といっても立位（りつい）（＝立って行う）のポーズでしょう。立位のポーズでは首や肩の力を抜き、逆に足の指や肛門には力がこもるように姿勢を整えます。たとえば、英雄のポーズⅢなど難しい立位のポーズを作るときは、肛門を締（し）めることで一気にポーズが安定しますし、呼吸も深く穏やかになります（**図1-21**）。

呼吸の様子から、心身の状態を読み取ることもできます。たとえば気持ちが萎縮（いしゅく）している人は、声の力が弱くて呼吸も浅くなりがちですし、気持ちが安定している人は声がしっかり出ていて、呼吸も強くて深いのです。

よい呼吸が身についている人は、ただそこにいるだけでまわりの人を安心させたり、勇気づけることもあるでしょう。そしていつもまわりから浮いてしまう人は、まわりの人よりも極端に浅いか速い呼吸をしていて、文字通り「息を合わせていない」ことが多いのです。

このような、呼吸に関する独特の感覚を昔の人は「間（ま）」と言い表していました。各分野の達人たちは、「間」に含まれるさまざまな情報を鋭（するど）く読み解いたり、自由自在に操（あやつ）っていたようですが、私たちはそこまでの達人技を習得する必要はありません。それでも、緊張しているときに吸う息と吐く息の間で「間」をたっぷり溜（た）めたり、呼吸のスピードを緩（ゆる）めれば、簡単に自分の心身やその場の空気をリセットできます。呼吸の性質を知り、リラックスする技術を身につければ、誰でも自分らしさをもっと楽に、上手に表現できるのではないでしょうか。

図1-21　上虚下実をポーズに活かす

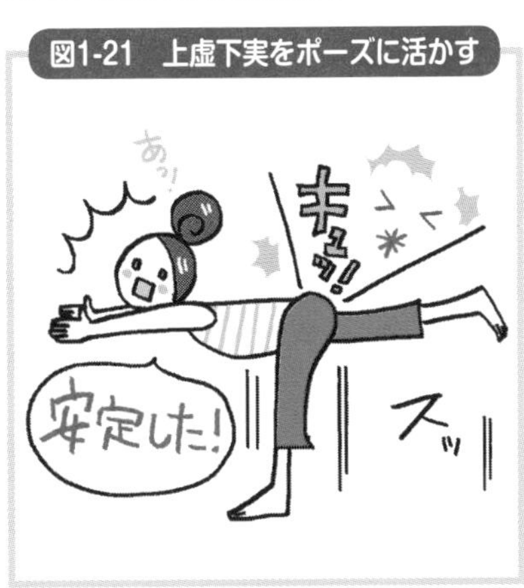

目的に合わせて呼吸を選ぶ

ヨガでポーズを作るときに「ここで吸って、ここで吐いて……」とただ機械的に息をしているだけでは、動きと呼吸の一体感はなかなか得にくいと思います。

私は、ヨガの呼吸の仕方は大きく分けて二つあると考えています（**図1-22**）。目的に応じて呼吸を使い分ければ、動きと呼吸の一体感がしっかりと感じられる上に、呼吸の力や面白さを実感できます。

ところで息を吐くと筋肉が柔かくなりますが、私たちはこのような呼吸の効用を無意識に利用しています。たとえば、どこかに体をぶつけたときは「痛っ！」などと言いながら強く息を吐き、反射的に筋肉の緊張を和らげています。また激しい痛みを感じたときは、息をグッと止めて、筋肉を締め、痛みに耐えています。

これらの原理は、ヨガでポーズを

図1-22　ヨガポーズで使える2 種類の呼吸

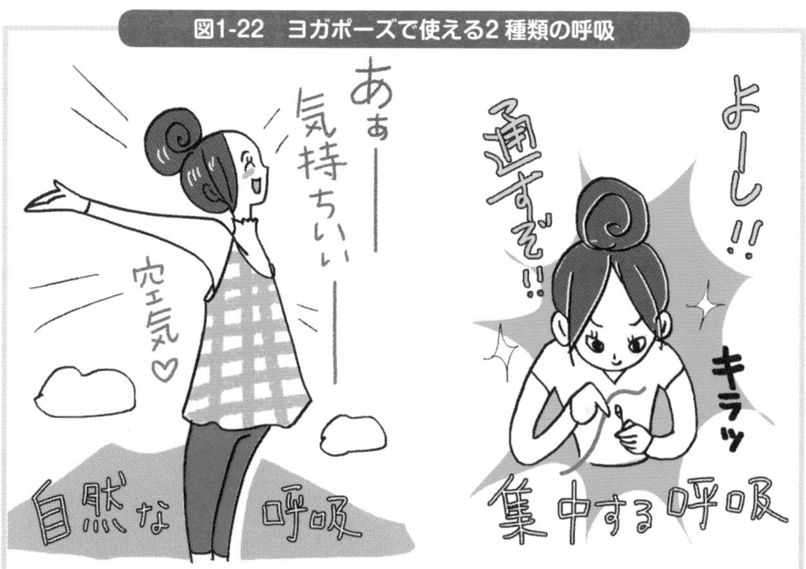

自然な呼吸：森林や海辺など、気持ちのよい場所で自然に行っている呼吸です。空や海へ向かって、体を上へ、横へと広げているときは、自然と息を吸うはずです。また、体が下へ、内側へと向かうときは、自然と息を吐いています。

集中する呼吸：針の穴に糸を通すときや、試合や試験などで注意力が高まっているときの呼吸です。吐く息がメインとなり、吸う息は、次の吐く息へすばやく移るために短縮して行います。また、ここぞという瞬間にはグッと息を止めます。

作っていて痛みが出たときにも応用できます。痛いと思ったときに吐く息を強く長くすると、肩の力が抜けて筋肉が緩(ゆる)み、少し楽に動けるようになります。また、パワーが必要な場面では、吸ってからグッと息を止めて全身の筋肉を締めます。

それでは、2種類の呼吸をヨガのポーズの中で行ってみましょう（**図1-23**）。ここでは、呼吸と動きの一体感を実感しやすい「ネコのポーズ」を取り上げます。

図1-23 ネコのポーズで呼吸を使い分ける

自然な呼吸

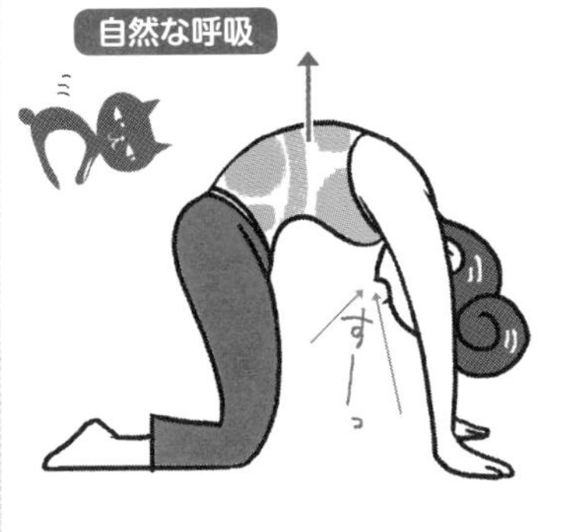

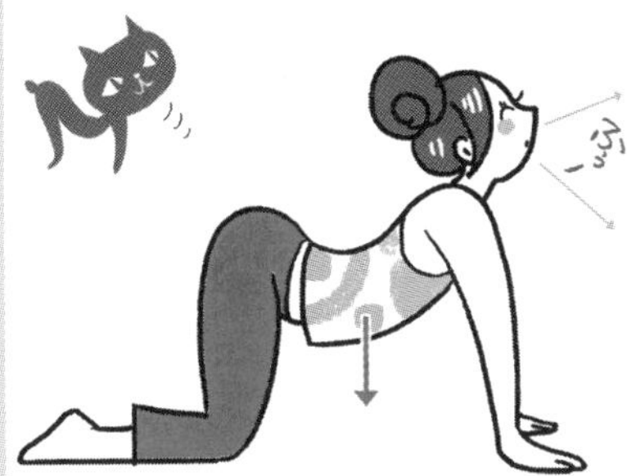

「自然な呼吸」で背骨を柔らかくする

丸ネコのポーズ：背中で天を突くようにして胸いっぱいに息を吸い込むと、呼吸が楽になり、背骨もなめらかに丸くなります。

反りネコのポーズ：吐く息でお腹を締めていきます。肘は伸ばしたままにして、肩と腰の間で胴体というひもを垂らすようなイメージで脱力します。

集中する呼吸

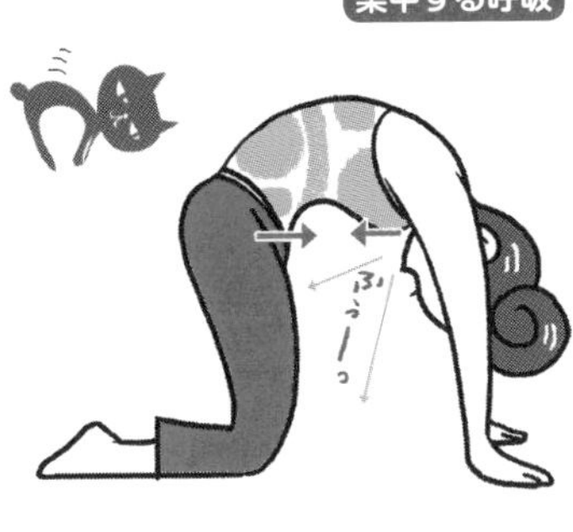

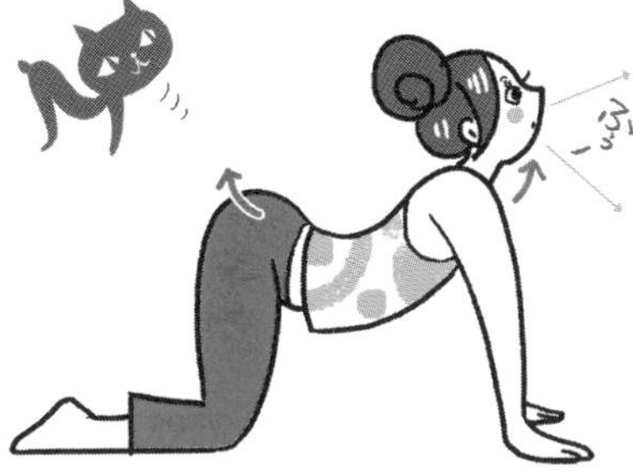

「集中する呼吸」で背骨をしっかり動かす

丸ネコのポーズ：吐く息で、犬がしっぽを巻くように尾骨を体の内側に巻き込みます。吸う息で背骨を床と平行にします。

反りネコのポーズ：吐く息で背骨を下げます。胸を前方へ押し出し、あごを上に向けてうなじをつぶすようにし、腿とそけい部を締めます。吸う息で背骨を床と平行にします。

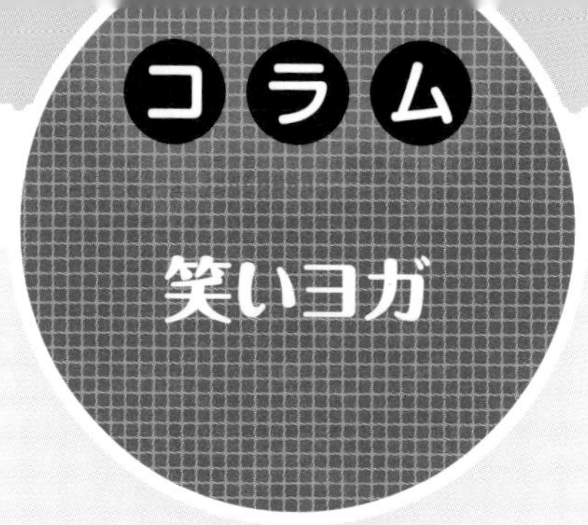

笑いが心身を輝かせる

沖ヨガを創設した沖正弘先生は「病気などというものは存在しない」とつねづね語っていましたし、沖ヨガ道場の合宿生活では、元気な人も病気の人も同じカリキュラムに取り組んでいました。

カリキュラムには激しいものから穏やかなものまでいろいろありましたが、中でも頻繁に行われていたのが「笑いの行法」です。それはひと言で説明するなら、「笑っているときの呼吸の仕方で、生活の中のあらゆることを行う」訓練法でした。

沖ヨガの受講生は、いつでもどこでも笑う練習をしていたものです。というのも、ちゃんと笑っていない受講生を発見すると沖先生が「笑えっ！　笑えんのか、貴様！　バカヤロー!!」と竹刀を持って追いかけてくるので、笑う方も必死だったのです。おかげで今では、どこでもどんな状況でも笑えるようになりました。

笑いの行法といっても、内容は前述の通りのシンプルなものですから難しいことをするわけではありません。そもそも少し笑うふりをするだけでも、自律神経や免疫機能は正常な状態に近づくのだそうです。

たとえば自分の気持ちが少し落ち込んでいたり緊張していたり、だるいときなど、気持ちを切り替えるきっかけとして「ははは」「ひひひ」とハ行の好きな音で声を出してみましょう。あお向けでも、うつぶせでも、どんな状態で行ってもよいのです（ただし、電車の中など公共の場でいきなり笑うのは、ビックリされるのでやめたほうがよいと思います）。

できるだけ長く、呼吸をたっぷり使って行いましょう。ちなみに笑いながらヨガのポーズを作ると心身が緩むので、きつい感じが楽になります。面白いことがないと笑えないというのではなく、自由自在に笑えるようになればシメたものです。今日から早速、笑いの達人、笑顔の達人になりましょう。

近年では、笑いは、心身のバランスを整えて調子をよくすることがわかってきました。今や笑いの効用は医療からビジネスまで幅広いジャンルで注目を集めています。

水野ヨガ学院では、設立当初から

図1-24　笑いによって起こる心身の変化

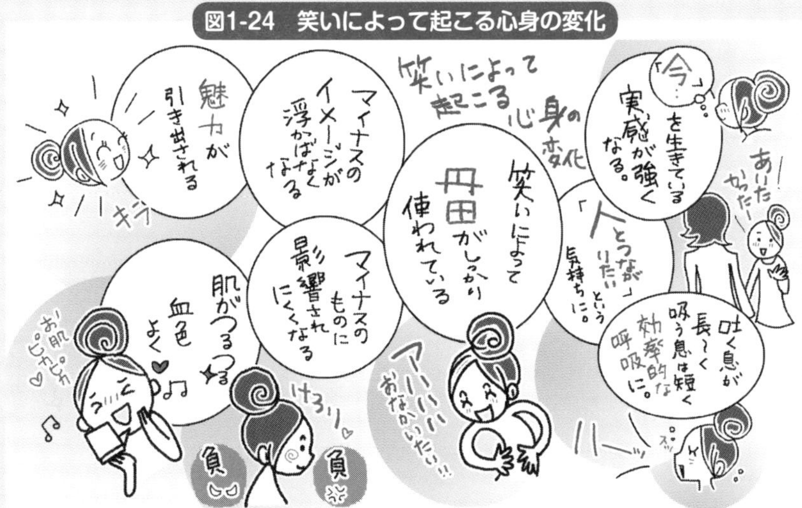

笑いの効用に注目し続けてきました。「笑い」だけをテーマに90分の研究会をしたこともあります。まず、笑っている人の心身や呼吸について観察し検証したのですが、**図1-24** のような変化が挙げられました。ほんの短時間笑うだけでもこれだけの変化が起きるのですから、笑いは心身の働きに確実に大きな影響を及ぼしているに違いないと感じました。

また、笑いをテーマにしたこの研究会では、ほかのテーマでの研究会と比べて参加者の表情が格段にイキイキしていました。「気持ちはその場にいる人に伝わる」とはよく言いますが、笑いを探究してその成果を活用したいという参加者の気持ちが伝わり合い、連携し合い、どんどん広がっていきました。

誰を見ても、いつもの真面目で隙（すき）のない顔とは別人のようで、無邪気で楽しそうな表情はまるで子どものようでした。いつもよりも軽口や笑い話がどんどん出てくるし、それに対する反応もビビッドで、何のためらいもなく隣の人にもたれかかって笑っている人もいました。「そろそろ終わりの時間ですよ」と言っても、みんなまだまだ一緒にいたいようで、なかなか立ち上がろうとしません。私だけが大人に戻って「さぁ、もう終わるぞー！　帰れ帰れ」と促（うなが）さないといけないほど、大いに盛り上がりました。

ところで「笑うのが嫌だ」という人がときどきいます。私がふだんのレッスンの中で、笑いの行法や効用について話していると「何だかバカにされているみたいで不愉快」と受講生に言われたこともありました。しかし、そういう人も数カ月後には、みんなと一緒になって笑っていました。要は無理強いをしないことです。心の緊張がほぐれてくれば、誰でも笑えるようになるものだからです。

笑いで呼吸も磨かれる

私たちが呼吸をするときに最もよく使う筋肉といえば、横隔膜と肋間筋ですが（**図 1-25**）、それ以外にもたくさんの筋肉が一緒に動いて、呼吸運動を助けているのをご存知でしょうか。

たとえば、骨盤底の内側に張り付いている骨盤底筋は横隔膜と連動しています。お腹を意識して呼吸していると、呼吸のリズムに合わせてお尻が膨らんだりしぼんだりしているのが感じられます。

上半身や腰の筋肉が硬い場合は、呼吸量は少なくなります。特に首まわりが緊張しているときは、呼吸は浅くて息切れしやすくなります。そして胸や背中の筋肉が硬いと、たとえばプラスチックの容器に空気を送り込んでも、容器があまり膨らまないのと一緒で、息を吸い込んだときもそれほど変化が見られません。

イライラしやすい人の胸や背中を観察すると、たいてい緊張していますが、それは胸や背中の硬さが大きく影響しているのです。逆に、胸や背中の筋肉が柔らかくなれば呼吸量も増大しますし、思い切り笑えるようになります。呼吸量の増大は疲労回復にもつながります。

図1-25　呼吸で主に使う筋肉

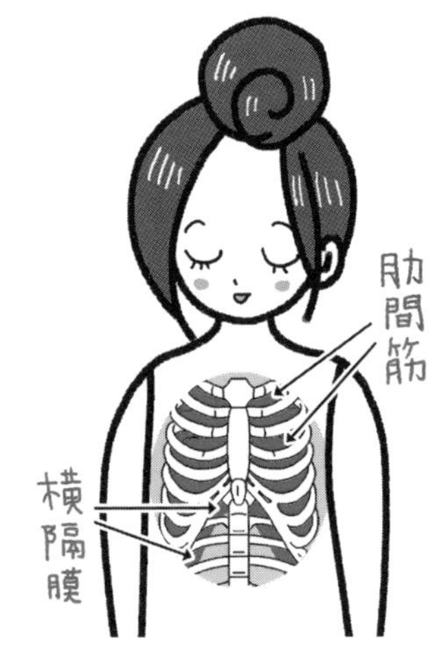

横隔膜は、胸と腹の間にある大きな筋肉です。肋間筋は文字通り、肋骨の間を埋めている筋肉（いわばスペアリブ）です。横隔膜は呼吸運動の75%、肋間筋は25% をまかなっています。

COLUMN

また45ページ**図 1-24**でも触れましたが、笑っているときの呼吸は深く長く力強く、吐く息がメインになります（**図 1-26**）。ヨガの代表的な呼吸法で、腹を締めて息を止める「クムバク」というものがありますが、笑っているときの呼吸では、吐いた後も吸った後も、ほんの短時間ですがクムバクの状態になっています。常にお腹に力が入ったままで、吐いてはグッと止める、吸ってはグッと止めるという、理想的なクムバクが自然にできているのです。

心身のバランスを取り戻し、生命力を高めるためには、「笑い」は手っ取り早くて効果絶大な魔法といえます。どんどん笑って、体の内側から元気と魅力を引き出しましょう。

図1-26　笑っているときの筋肉の様子

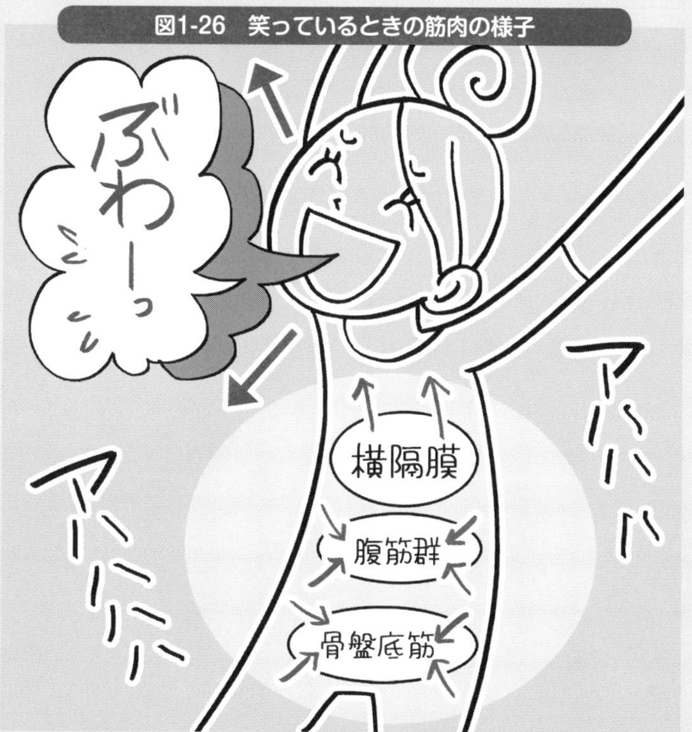

息を吐くときは横隔膜が緩んで上がり、肺の中の空気を追い出します。特に笑っているときは、横隔膜だけでなく、お腹の筋肉や骨盤底筋も一緒に動いて、肺の空気をすっかり出してしまいます。大量の息をギリギリまで吐き切るので、息を吸うときは一瞬で、しかも大量に吸い込むのです。

第6節

動きのつながりを感じる

筋肉を痛めない体の使い方

私たちが筋肉を痛めてしまう主な要因は、その筋肉を必要以上に緊張させることです。小さな筋肉に大きな負担をかけ続ければ、やがて限界がきて痛めてしまうのは当然のことでしょう。筋肉を痛めず上手に使うためには、

①体の末端（頭や手足）を動かすときは、末端だけを動かすのではなく、体の中心（＝丹田）から末端へと力を伝えるようにして動くこと

②全身のつながりを感じながら動くこと

が大切です。

それではここで、全身のつながりを感じるために、ちょっとした動きを行ってみましょう（**図1-27**）。「全身がつながっている」ことを知識として押さえるだけでなく、体で経験して、生活の中でどんどん応用してほしいと思います。

図1-27　全身のつながりを実感する

①両手の指を開いて互い違いに組みます。
②指の上下を一回ごとに組みかえる動きをできるだけ早く行います。

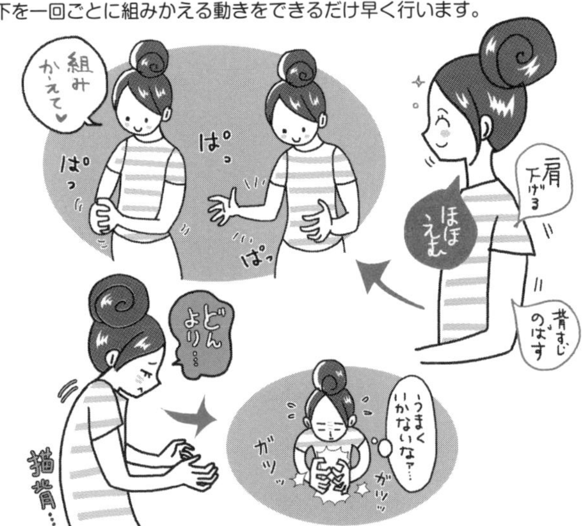

脳と背骨のつながりや、背骨と指先のつながりがよくわかる実験です。猫背で行うと、手を組みかえるときに指がよくぶつかりますが、背すじを伸ばして肩を下げて行うと、ぶつかる頻度は下がります。背中が丸くなっていると、脳から出ている運動神経や、手から出ている感覚神経の働きが鈍くなり、全身のつながりが悪くなるのです。

ヨガでポーズを作るときに、首や腰、脚の付け根に痛みや緊張を感じることがありますが、そんなときはたいてい「最初の姿勢」に何らかの問題があるはずです。「最初の姿勢」とは、ポーズを作るスタートの姿勢のことです。

たとえば、あお向けの状態からポーズを作るときには、あお向けのときに背中にしっかり意識を置くことが大切です。床と背中がべったりくっついている（＝背中の筋肉が緩んでいる）かどうかを確認して、緊張している場合は背中を床にこすりつけるように軽く揺らしてみましょう。

また、うつぶせの状態からポーズを作る場合には、恥骨や肋骨の下部を意識して、そこが床とくっついているのを感じます。立っているときは足の裏と床の接点を感じます。

「最初の姿勢」で意識すべきポイントを丁寧に意識して感覚を整えると、ポーズの要となる腰の筋肉を緩めることができます。腰が緩めば、腰とつながっている首や肩、背中も緊張から解放されます。

また、ポーズを作るときに気をつけたいのは「がんばらないこと」、つまり筋肉を緊張させないようにしてポーズを作ることです。汗をかいたり、力んだりしないように注意して、できるだけなめらかに体を動かしましょう。特に、背骨のまわりの筋肉を柔らかく動かすことがポイントになります。

背骨は、体を支える大小さまざまな筋肉や重要な神経とつながっているところですから、体の中でもとても大切な場所なのです。背骨がしっかり伸びていて、背骨のまわりの筋肉が緊張から解放されていれば、どんなポーズでも気持ちよく行うことができます。

ちなみに「背骨」といっても、一本の長い棒のようなものではありません。お尻から首の上まで、小さな骨がいくつもつながってできていますから、実際は「棒」というよりも「積み木」に近い感じでしょう。自分の体の奥に、きれいに積み重ねられた小さな骨のつながりをイメージしてスッと伸ばしてみましょう。

そしてヨガのポーズを作るときには、肋骨を骨盤から引き離すように持ち上げましょう。そうすると腰が緩みやすくなって背骨が伸び、縦にスッと抜けるような快感が得られます。この快感は、正しく動いたときにだけ現れる「ごほうび」のようなものです。あせらず、力まず、ごほうびがやってくるのを楽しみにポーズを作ってみましょう。

全身のつながりがよければ、動くことが楽しくなる

レッスンの中で「型(かた)」について話をすることがあります。茶道にも華道にも、剣道や柔道などの各種武道にも、基本となる型があります。

型をくり返し行っていると、動きのイメージが点から線、面、空間へと次第に広がっていきます。その過程で、思いがけない新しい動きや感覚を発見することがありますが、ただやみくもに型をくり返しているだけでは発見はしづらいでしょう。子どものような好奇心と感受性を持って型に挑戦することで、成長や気づきのきっかけに出合う可能性は高くなります。

現在、水野ヨガ学院のカリキュラムには２種類の連続ポーズが入っています。「太陽礼拝」と「月の礼拝」（**図1-28、第Ⅱ部第１章で詳しく説明します**）です。ヨガの連続ポーズといえば太陽礼拝が有名ですが、月の礼拝も負けず劣(おと)らずすばらしいものです。

月の礼拝は名前から受ける印象の通り、太陽礼拝と比べるとゆったりしていて穏(おだ)やかな動きが多く含まれています。

もう一つの大きな特徴は、祈りのポーズが何度もくり返されることです。祈りとは、目の前のものに感謝してそれを静かに受け入れる行為ですから、心をこめて祈りのポーズをしていると、次第にリラックスした穏やかな気分になっていくようです。

また月の礼拝では、心とあわせて、体も緩(ゆる)んで柔らかくなります。複数のポーズを組み合わせて行うと、単独のポーズを行っているときとは明らかに違う感覚が得られます。神経のつながりがよくなって、各ポーズの完成度が高まっていきますし、「よりよい動き方」のヒントを得ることもあります。

たとえば私の経験ですと、以前は背中を反(そ)らせる動きでは、「全身のつながりをよくしたい」と考えていたので全身をまんべんなく意識していました。しかしあるとき、特に肘(ひじ)に意識を置くとスムーズに体が反ることがわかりました。反る動きでは肘を動きのきっかけにするとよいのだと発見したら、ただ反る動きをするだけでも、ものすごく楽しくなりました。

それから数回、月の礼拝をくり返していましたが、ふと気が向いたので、立った状態からどんどん後ろへ反ってアーチのポーズを作ろうとし

たところ、何の抵抗感もなくあっさりとできてしまいました。

立位の状態からアーチのポーズを作ることは、ここ10年ほどやっていませんでしたし、もう自分にはできないと思っていました。しかしそのときの私は気持ちよく背中を反らせていって、自然とアーチを作ることができたのです。驚きと興奮で「これなに！」と声にならない声で叫んでいました。

このような経験を重ねていくうちに私は、心と体がつながる感覚や、全身がつながる感覚が思いがけない可能性と楽しさをもたらすことを実感しました。連続ポーズは奥が深いです。私は、太陽礼拝と月の礼拝を水野ヨガの「型」にしようかと考えているところです。

図1-28　月の礼拝

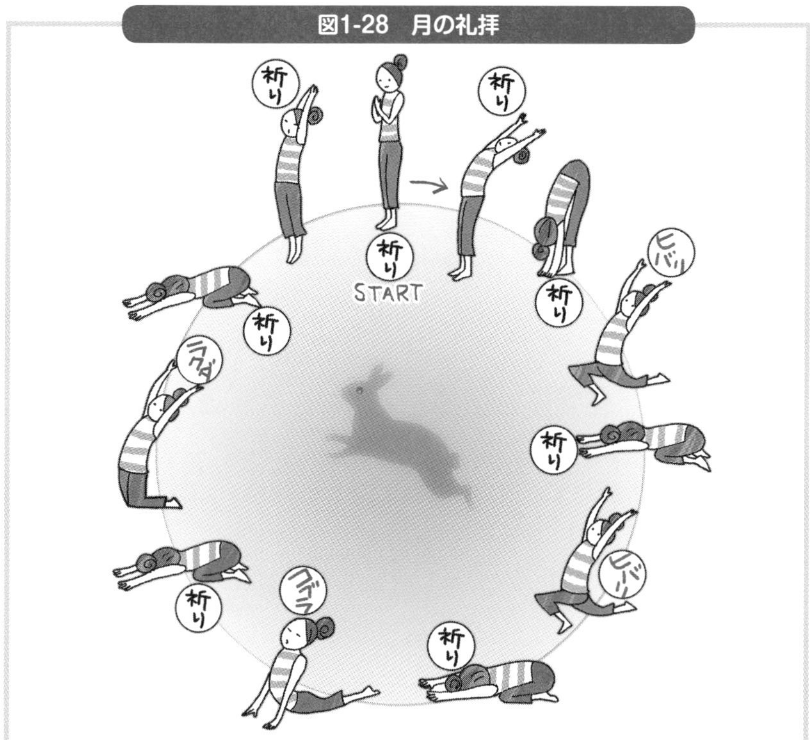

二つの連続ポーズは、ラジオ体操のように勢いをつけて動かないように、一つひとつのプロセスを味わうようにして動くことがポイントです。また連続ポーズでは、全身を使った大きな動きが続きますが、行う際には筋肉を緊張させないように、丁寧に動きます。

コラム
体のあちこちでニコッと笑ってみよう

ヨガのポーズを作るときやリラックスしたいとき、微笑むと無駄な力が抜けます。顔だけでなく、体のあちこちで笑いましょう。首も、肩も、胸も、背中も、お腹も、腰も、お尻も、足もです。上から順番にニコッ、ニコッと花を咲かせるように微笑んでいきましょう。

「肩や足で笑うなんて、できるわけがありません」と言われそうですが、試しにトライしてください。意外と簡単にできるはずです。

ヨガでポーズを作っていて「この腰の痛みがどうしても気になる」とか「あともう少しだけ腕を伸ばしたい」と思うことがありますが、そんなときに、ぜひこの方法を試してください。前屈のポーズを例に挙げて説明します。

前屈のポーズでは、背中や腰、脚の裏側が特に緊張しますが、そんなときにはまず顔で微笑んでから、背中と腰、脚で微笑みます。次は顔で怒り、背中と腰、脚でも怒ります。そして再び笑います。笑いと怒りをセットでくり返していると、体のあちこちで笑うことが上手になってきますし、緊張と弛緩のリズムが全身に響いて、自然と緩んでいきます(この方法は、熱めのお風呂と冷たいお風呂に交互に入って健康を促進する入浴法と似ているかもしれません)。

いったん気持ちのよい緩みを味わうと、硬く緊張していた部分は温まって柔らかくなるので、より楽にポーズが作れるはずです。

ちなみにこの方法は、仕事中にも実践できます。職種によってはニコニコできない場合もありますが、そんなときは胸や背中でこっそり笑って、緊張を和らげましょう。表情はクールにすましていながら肩や背中はニコニコ笑っているというのも、なかなかユーモアがあって面白いと思います。

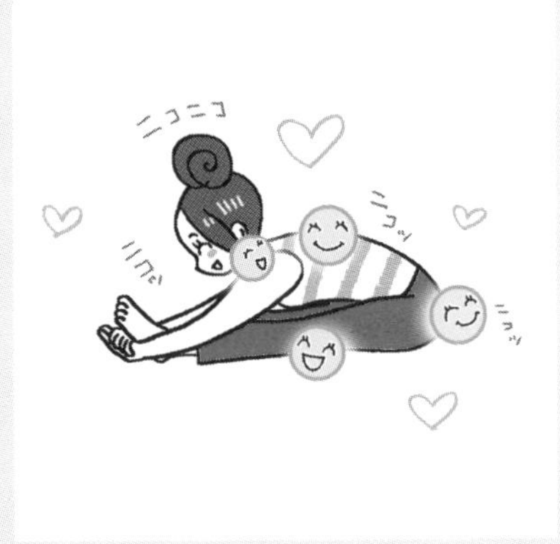

ヨガポーズを
やってみよう～！

第2章

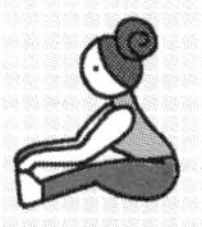
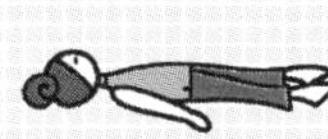
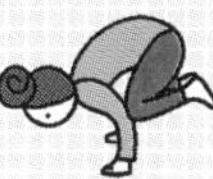
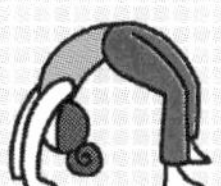
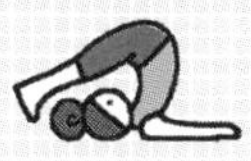
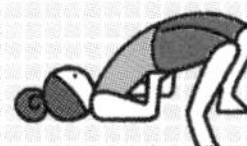
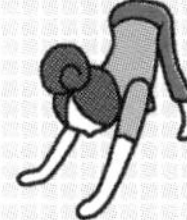
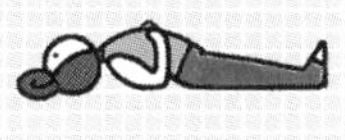
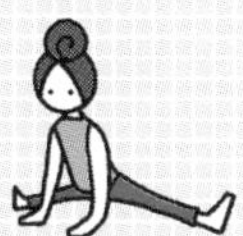
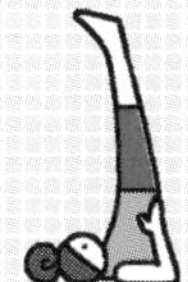
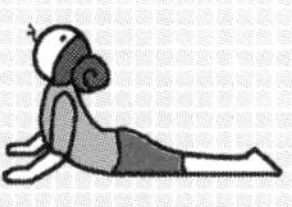
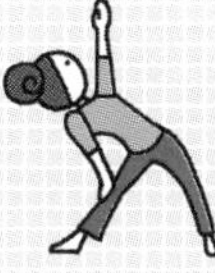

Body Map

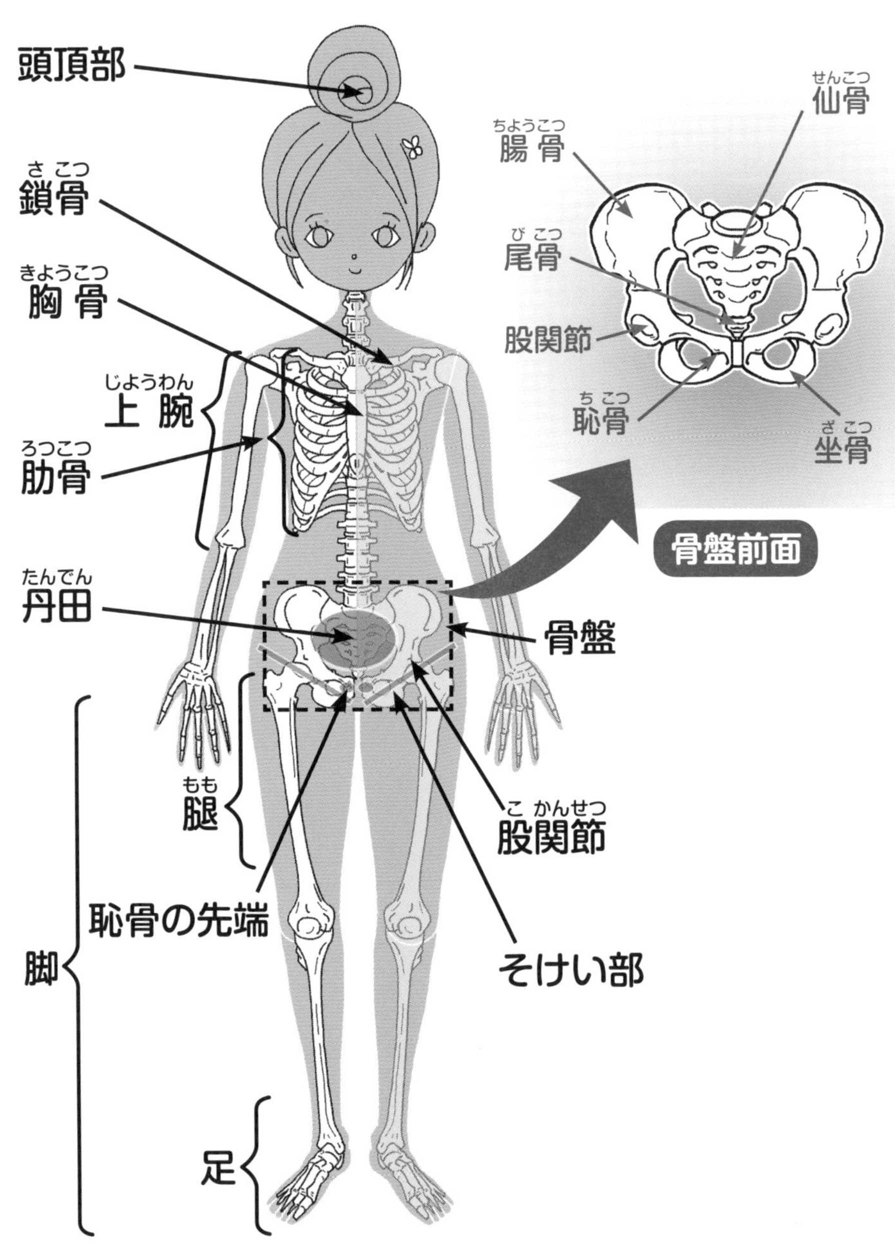

このページで紹介しているのは、水野ヨガ学院のレッスンで頻繁(ひんぱん)に使われ、特に意識されている体の部位です。中には日常生活ではあまり聞き慣れないものも含まれていますので、部位の名前や位置を確認しながら各章（特に第２章）を読んで、理解の助けにしてください。

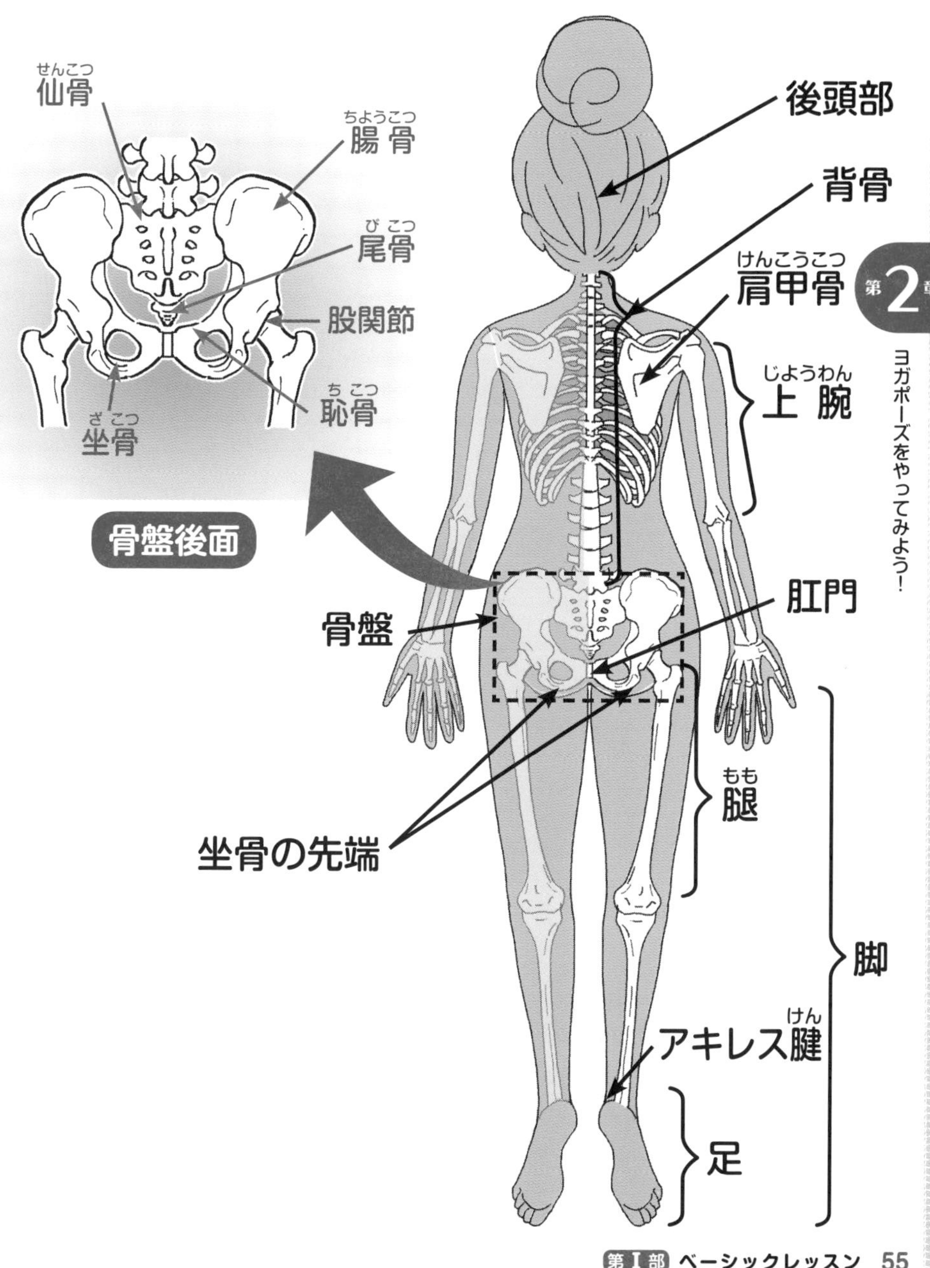

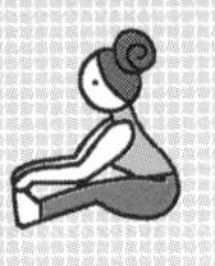

前屈のポーズ（パスチモッターナ アサナ）

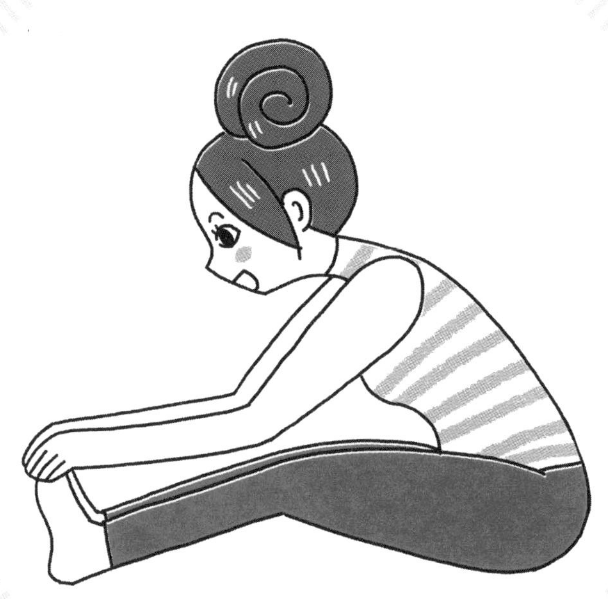

0 ポーズの意味

体を動かすときに、最もよく使うのは背中の筋肉です。背中の筋肉が柔らかければ気持ちよく動くことができます。そこでこの本の前屈のポーズは、背中の緊張をとるために膝（ひざ）を曲げて行います。まずはこの姿勢で快感を味わい、背中が緩（ゆる）んできたら少しずつ膝を伸ばすようにしましょう。

1 ポーズを作りやすくする動き

1 肩と背中を緩める

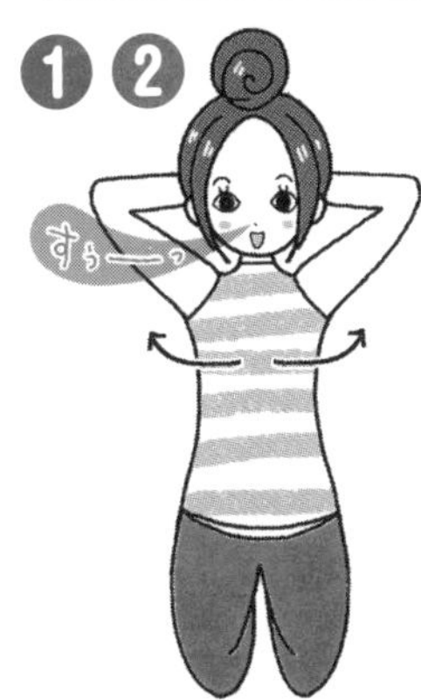

肩と背中の動きを感じながら行う

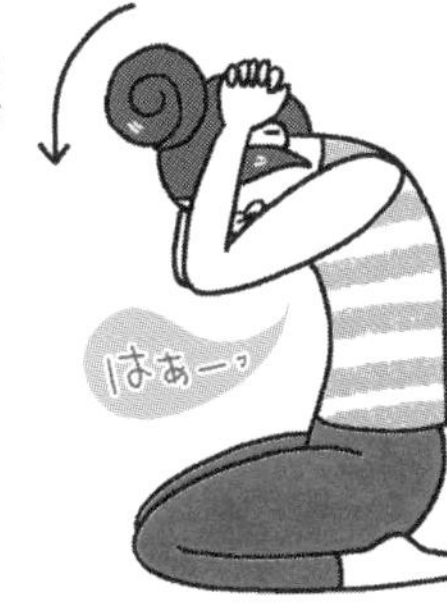

あぐらかイスに座って行ってもＯＫ

❶正座して、頭の後ろで指を組む

❷吸う息で肘を開き胸も広げる

❸吐く息で両肘を引き寄せる

❹これを３回行う

第2章 ヨガポーズをやってみよう！

2 背中と腰を緩める

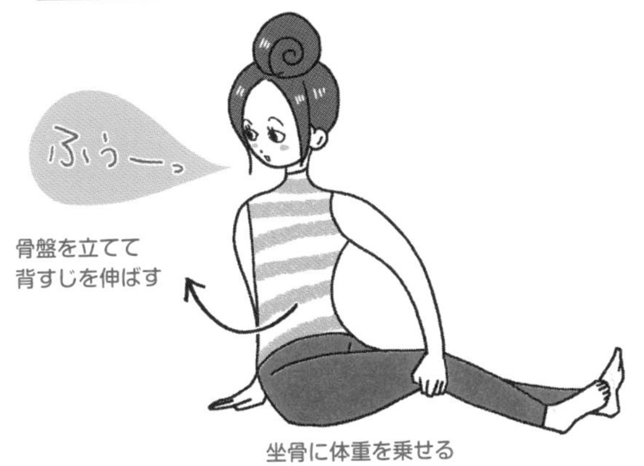

骨盤を立てて背すじを伸ばす

坐骨に体重を乗せるようにして座る

❶脚を伸ばして座る（膝は少し曲げてもよい）

❷右手を右後ろの床につき、左手は右脚の外側に当てる

❸吸う息で背すじを伸ばし吐く息で体を右ねじって保つ（２呼吸）

❹反対側も同様に行う

3 骨盤を前に倒す1

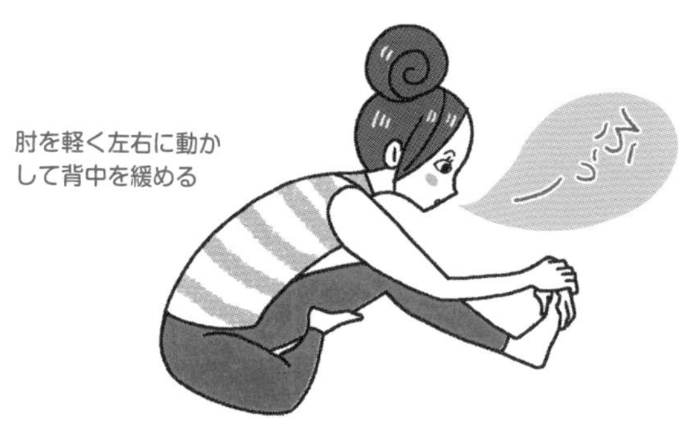

肘を軽く左右に動かして背中を緩める

上体を倒そうとあせって、猫背になったり頭を下げすぎないよう注意する

❶右脚を内側に曲げ、左脚は膝を軽く立てて前に出す

❷両手で左足をつかみ、吐く息で尻を後ろに引いて、骨盤を前に倒す

❸吐く息ごとに両肘の重みを感じる（3呼吸）

❹反対側も同様に行う

4 骨盤を前に倒す2

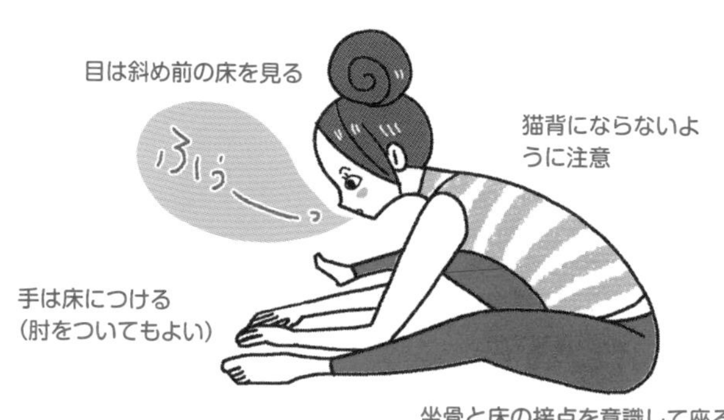

目は斜め前の床を見る

猫背にならないように注意

手は床につける（肘をついてもよい）

坐骨と床の接点を意識して座る

❶両脚を開いて座り軽く膝を立てる

❷吐く息で尻を後ろに引いて、骨盤を前に倒す

❸吸う息で体が持ち上がり、吐く息で体が沈むのを感じる（3呼吸）

②ポーズを作る動き

1 首と腰のつながりを感じる

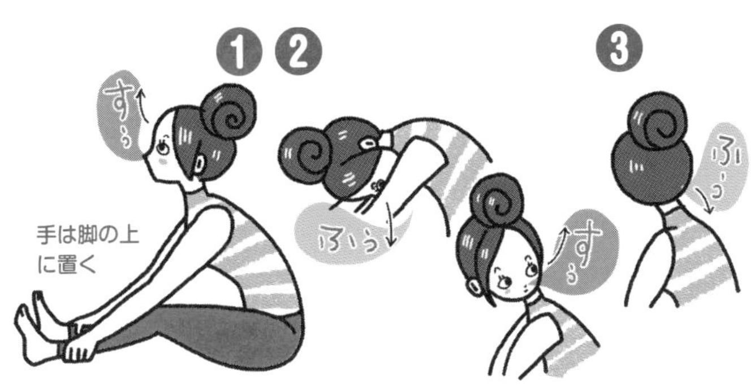

骨盤が少しずつ緩んで、前へ倒れていくのを感じる

❶膝を立てて座り、両脚を軽く開く

❷首と腰のつながりを感じながら、吸う息で上、吐く息で下を見る（3回ずつ）

❸首と腰のつながりを感じながら、同じように左右を見る（3回ずつ）

2 背中を伸ばす

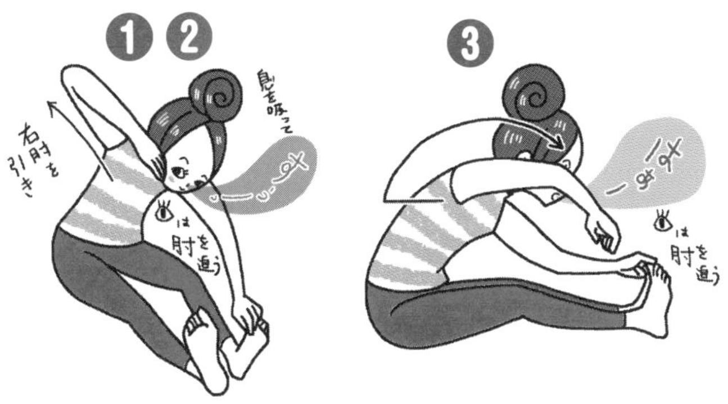

クロールで泳ぐように肘を使って、肘～肩～背中のつながりを感じる

❶両脚を軽く開き、膝を立てて座る

❷吸う息で右肘を後ろに引く（目は肘の動きを追う）

❸目は肘を見続け、吐く息で右腕を前に伸ばす

❹❷❸を5回行う

❺反対側も同様に行う

3 完成ポーズを作る

すー
❶❷
手は膝(ひざ)や腿の上に
置いてもＯＫ
そけい部が締まる
程度に膝を立てる

❸
は〜

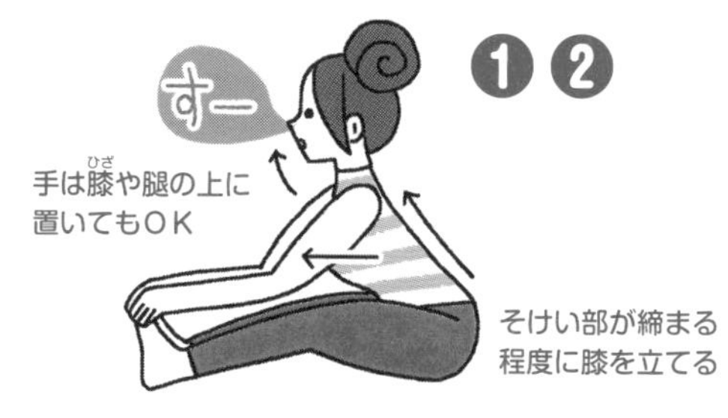

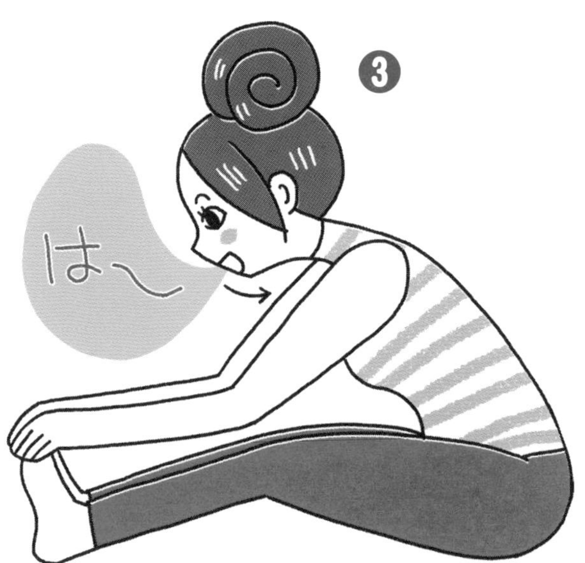

坐骨と床の接点を常に意識する

❶膝を少し立てて座り、両手を足の上に置く

❷吸う息で頭を上げて、胸を出して骨盤を前に倒す

❸吐く息であごを引いてうなじを伸ばし、リラックスする（３呼吸）

❹❷❸を３回行う

❺吸う息でゆっくり上体を起こして休む

4 アレンジ～道具を使ってやりやすく

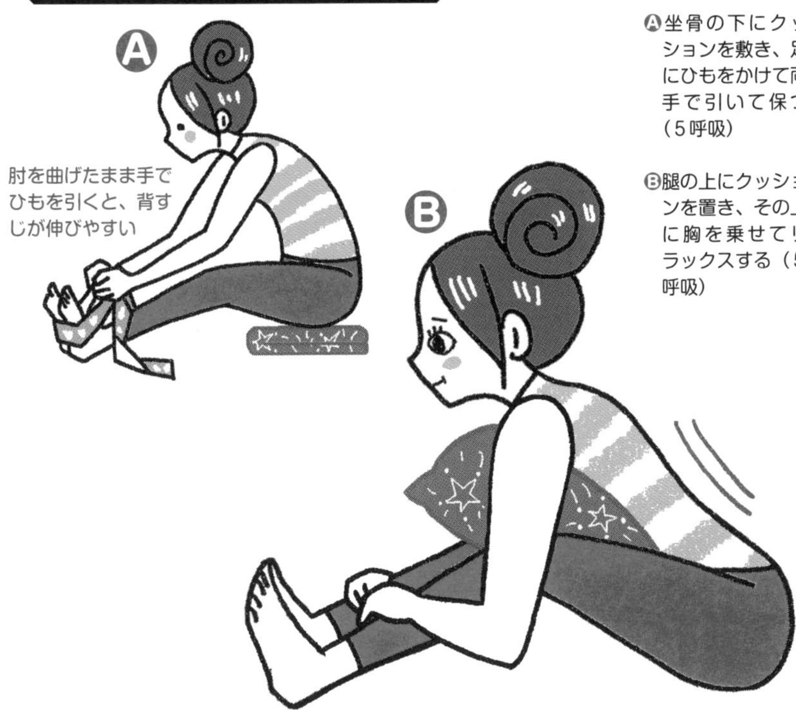

Ⓐ坐骨の下にクッションを敷き、足にひもをかけて両手で引いて保つ（５呼吸）

Ⓑ腿の上にクッションを置き、その上に胸を乗せてリラックスする（５呼吸）

ポーズができないとき

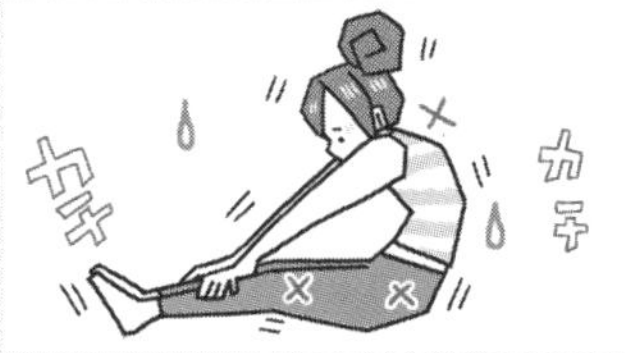

- 腰が後ろに倒れている
- 背中を丸くして頭を下げている
- 膝を強く伸ばしている

※ できない理由 無理に膝を伸ばすと骨盤が後ろに倒れ、背中が緊張します。また、頭を下げていると頭の重さを支えるために首や背中が緊張して、動きが悪くなります。

！ できるようになるために 全身が固まって動きにくいとき、首や肩、胸、肘（ひじ）を軽く小さく動かすと、背骨や骨盤は動かしやすくなります。骨盤を後傾させたり猫背になると、筋肉が緊張するので痛みは鈍くなりますが、それでは前屈はできません。

思い切って、胸を広げて背すじを伸ばしましょう。筋肉が緩（ゆる）んで伸びる一方で痛みが強くなりますが、痛さを受け入れ、骨盤が気持ちよく前へ倒れるのを待ちましょう。

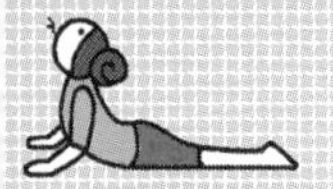

コブラのポーズ（ブジャンガ アサナ）

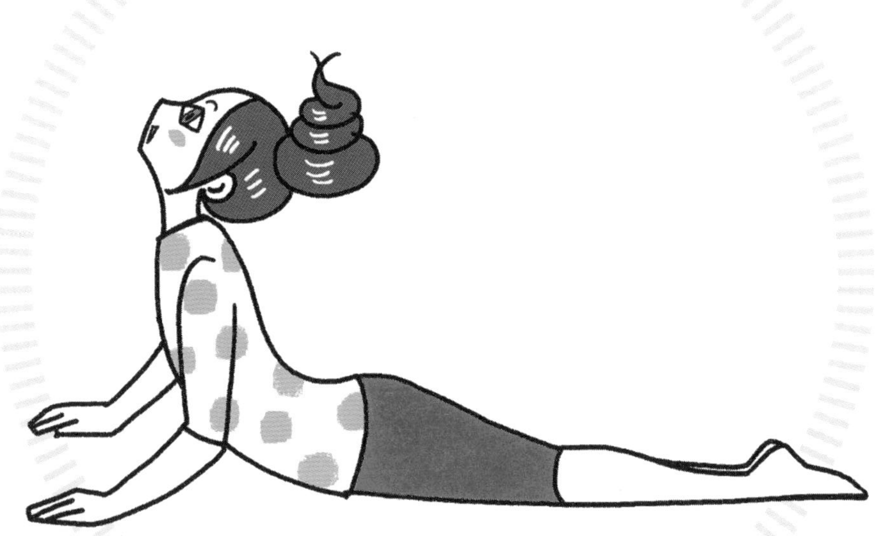

0 ポーズの意味

このポーズはその名の通り、長い首をスッと伸ばしたコブラのイメージで行いましょう。背中を反らせることばかり意識すると腰を痛めるので、下半身をしっかり締めて、上半身を気持ちよく伸ばすように意識します。丹田が強くなり胸が開き、首も伸びて姿勢が美しくなるポーズです。

① ポーズを作りやすくする動き

1 背中を緩める

①
※目は開けて
手もとを見る
② ③
※少しずつ
はぁー

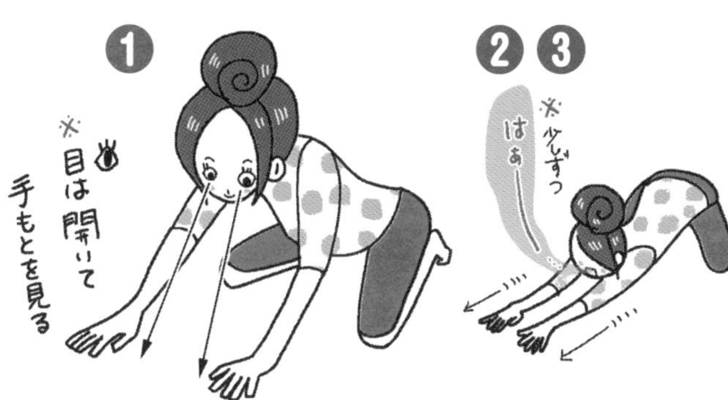

❶正座して膝を開き、手を床について上体を前に倒す

❷息を吐きながら少しずつ手を前へ伸ばす

❸❷の状態を保ちながら、背中の筋肉を感じる（3 呼吸）

2 腰を緩める

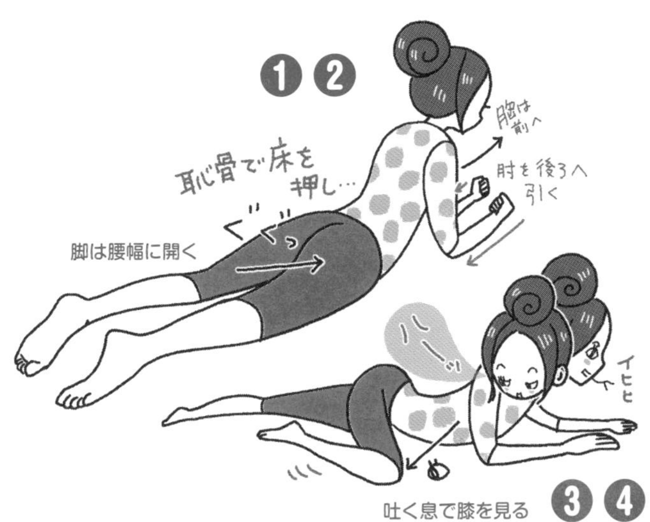

❶うつぶせから肘で体を支える

❷恥骨で床を押しながら、肘を後ろへ引いて胸を前に出す

❸吐く息で右膝を右脇へ引き寄せて、目は膝を見る

❹吸う息で膝を戻し、顔を前へ向ける

❺❸❹を 5 回行う

❻反対側も同様に行う

3 腰を強化する（バッタのポーズ）

※心臓の弱い人は3を飛ばして②へ進む

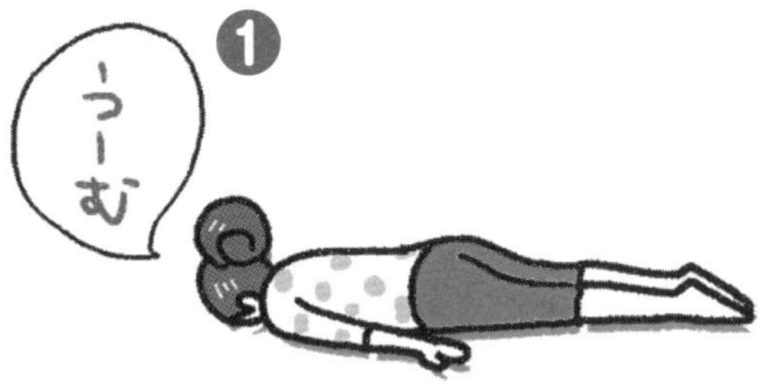

❶うつぶせになり、額を床につける

2 3
よっ

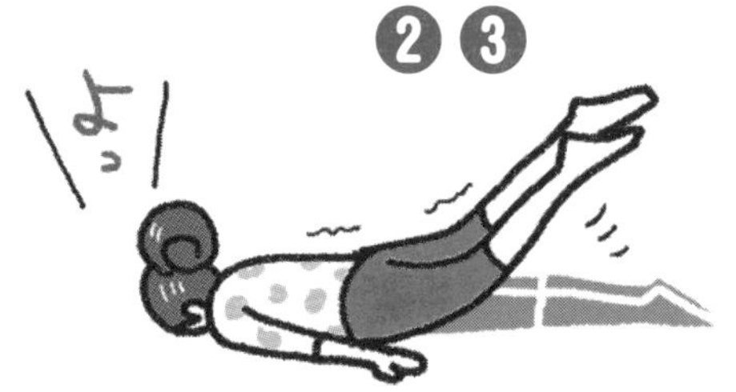

❷肛門と喉を締め、息を止めて脚を上げる

❸吐く息で脚を下ろす

4
目は斜め上を見る
むっ
手のひらを上にする

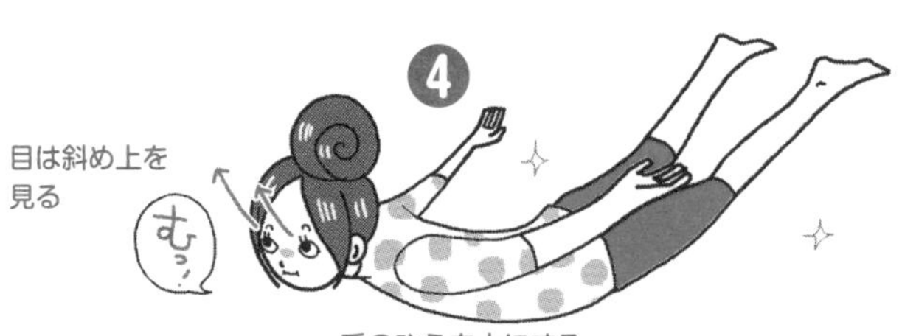

❹次の吐く息で上体と脚を上げ、腕も浮かせて保つ（２呼吸）

❺吐く息で❶に戻る

②ポーズを作る動き

1 背骨を整える（伸びネコのポーズ）

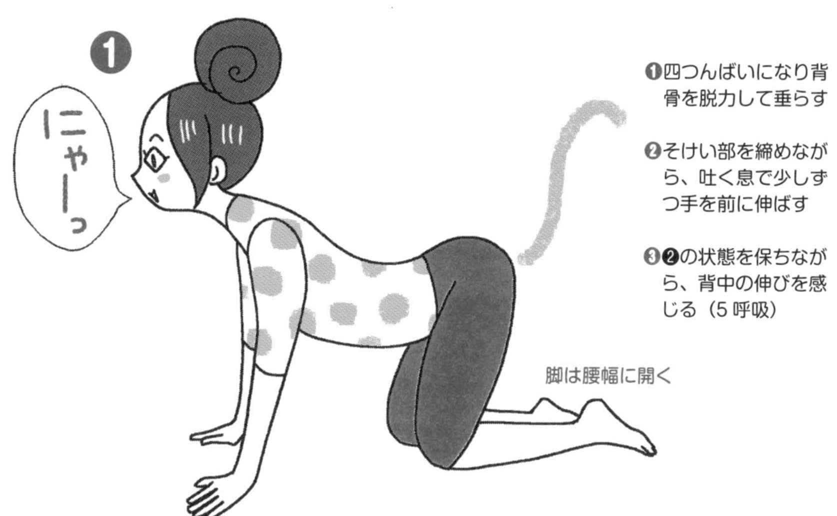

❶四つんばいになり背骨を脱力して垂らす

❷そけい部を締めながら、吐く息で少しずつ手を前に伸ばす

❸❷の状態を保ちながら、背中の伸びを感じる（5 呼吸）

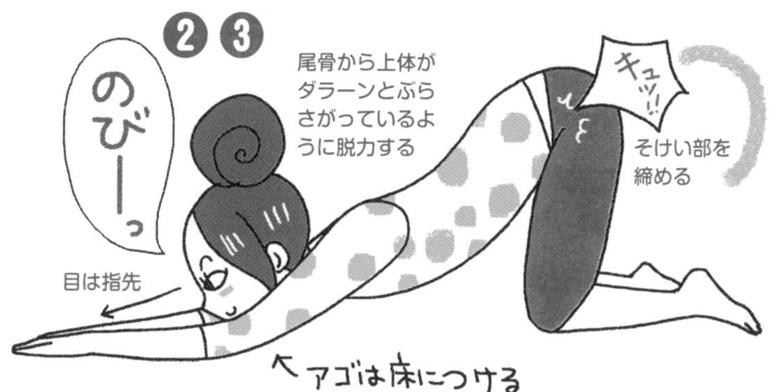

2 背骨を伸ばす

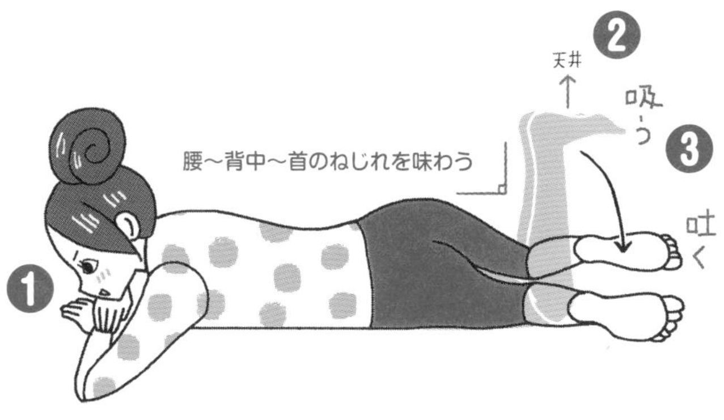

❶うつぶせになり、両手を重ねてあごの下に置く

❷膝を曲げて足の裏を上に向ける

❸吐く息で両脚を左へ倒す

❹吸う息で両脚を元に戻し、吐く息で右へ倒す

❺❸❹を3回行う

3 体の前面を伸ばす（弓のポーズ）

※3ができない人は飛ばして4に進む

1
2 3
膝をできるだけ伸ばす
フー
フゥ

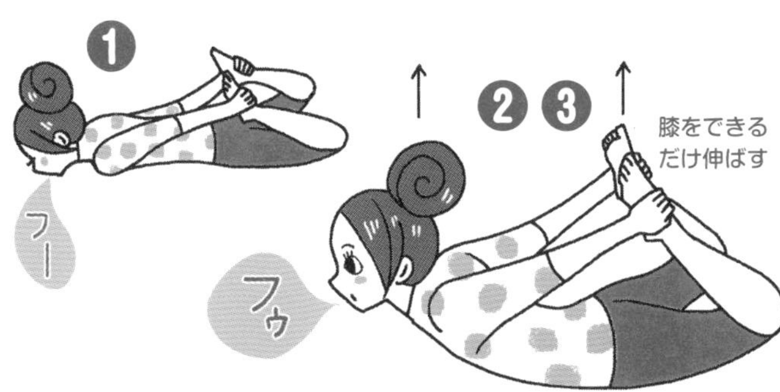

❶うつぶせになり両膝を曲げて、吐く息で足首を持つ

❷腹で床を押しながら、吐く息で膝と頭を上げる

❸呼吸による体の膨らみとしぼみを感じる（2呼吸）

❹吐く息でゆっくりうつぶせに戻る

4 腰を緩める

胸を前に出す
そけい部をじわ～っと伸ばす
かかとを尻の下に入れて行ってもよい

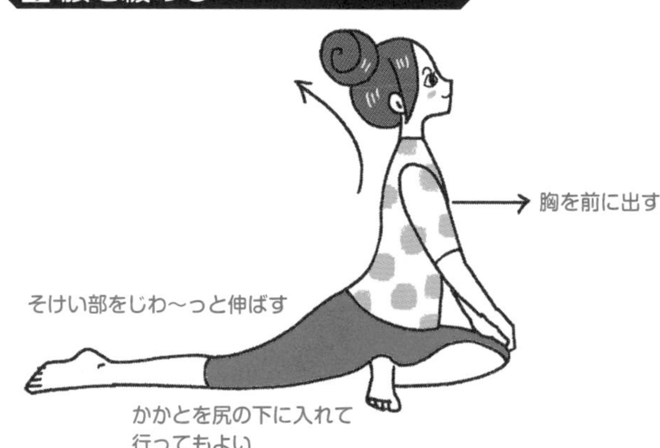

❶左膝を曲げ、右脚を後ろに伸ばして座る

❷両手を左腿の上に置いて肘を伸ばす

❸腰の伸びを感じる（4呼吸）

❹反対側も同様に行う

5 完成ポーズを作る

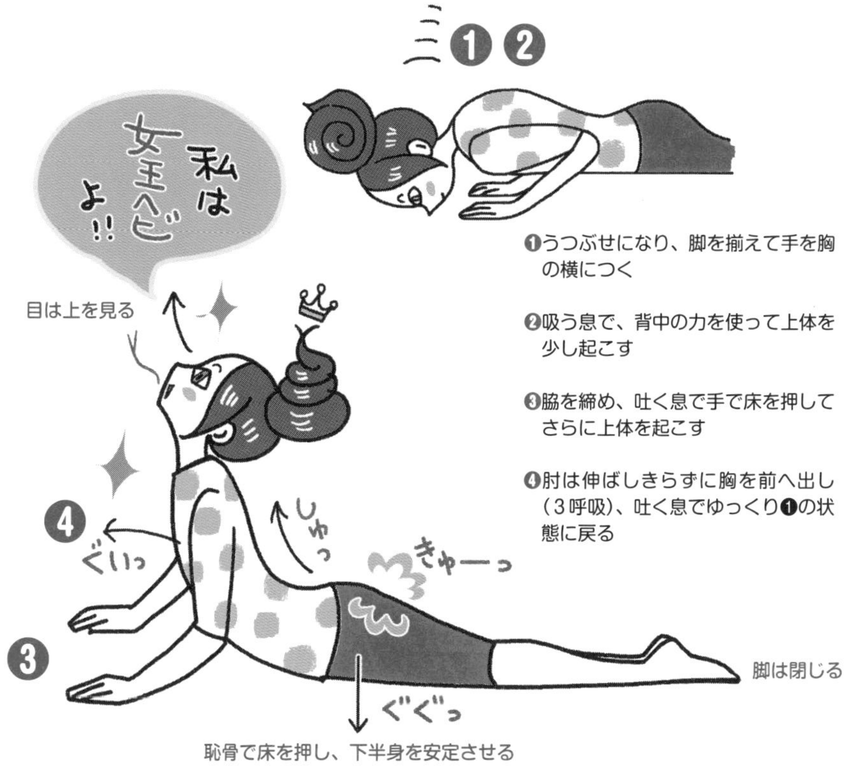

目は上を見る

脚は閉じる

恥骨で床を押し、下半身を安定させる

❶うつぶせになり、脚を揃えて手を胸の横につく

❷吸う息で、背中の力を使って上体を少し起こす

❸脇を締め、吐く息で手で床を押してさらに上体を起こす

❹肘は伸ばしきらずに胸を前へ出し（3呼吸）、吐く息でゆっくり❶の状態に戻る

ポーズができないとき

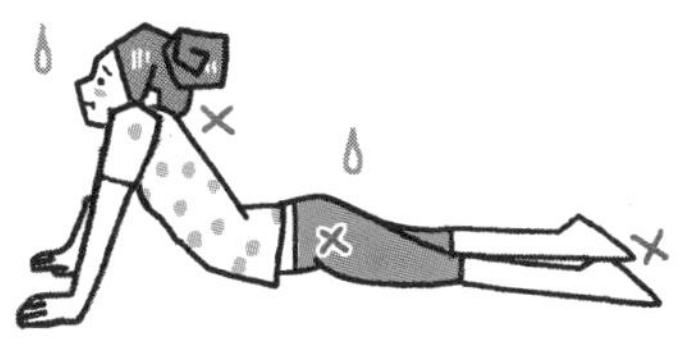

- 肩が上がって首が縮んでいる
- 肘の力が抜けて外に開いている
- 肘を伸ばそうとしている
- 恥骨が床から離れている

※ できない理由 肩が上がったり肘が外に開くと、首の筋肉が縮んで全身の動きが悪くなります。脚が開きすぎたときは、肛門が締まらず丹田の力が抜けます。また上体を無理に持ち上げると、恥骨が床から離れて腰が痛くなります。

！ できるようになるために 恥骨で床を押して、背すじを伸ばします。肩を下げて胸を前に出し、首が伸びるのを感じましょう。肘は曲げていても大丈夫です。

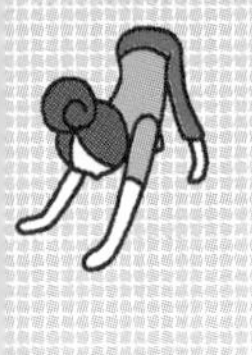

イヌのポーズ（アドー ムカ シュワーナ アサナ）

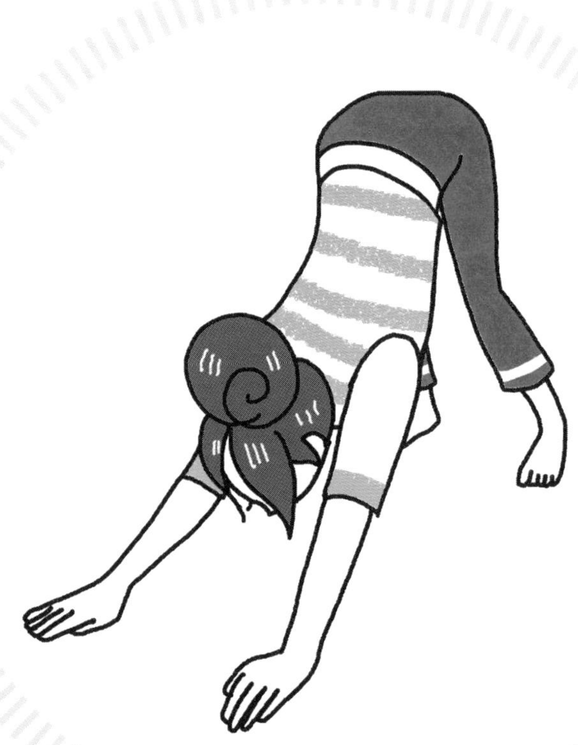

0 ポーズの意味

このポーズは、正しく行うと背中を緩めることができるので、ほかのポーズを作るときの準備運動的に取り入れています。背中を緩めれば足腰の動きがよくなりますし、上半身の無駄な力が抜けて、上虚下実（P.41）の状態を作りやすくなります。ある意味ですべてのポーズの基本ともいえるでしょう。

①ポーズを作りやすくする動き

1 肩を緩める1

①
②
●は肘を見る
肘は吐く息で下げ、
吸う息で上げる

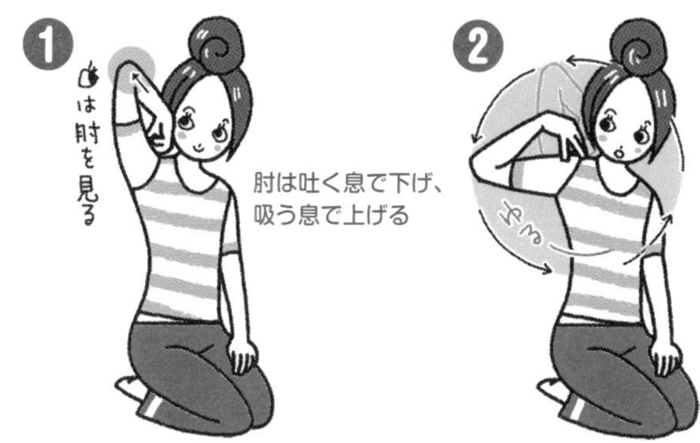

肩や首が痛くなるような強引な動き方をしないこと

❶正座になり右手を肩に乗せ、右肘を上げる

❷吐く息で右肘を後ろから下げて、吸う息で前を通って上げて回す（2回）

❸❷の逆回しを行う（2回）

❹左手も同様に行う

2 肩を緩める2

①
②
目は手の方を見る
すー
はー
あごを引く
肩がきもちいい〜

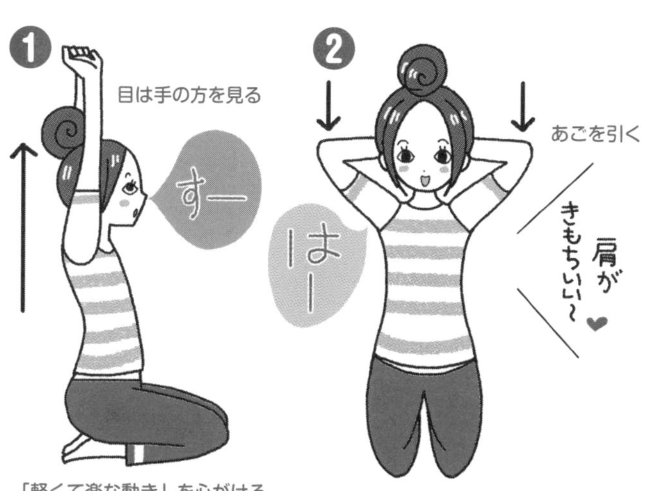

「軽くて楽な動き」を心がける

❶正座して頭の後ろで指を組み、吸う息で手を上げる

❷吐く息で手を頭の後ろへ下ろす

❸深い呼吸を意識しながら、❶❷を5回行う

3 背中を柔らかくする

1
アゴDOWN

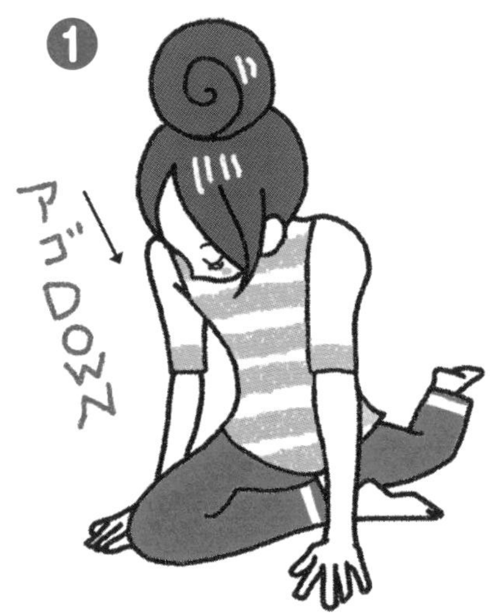

❶右膝を曲げ、左脚を後ろに伸ばして座る

3
2
アゴUP
肘は少し曲げてもよい
背すじのばす
そけい部を締める

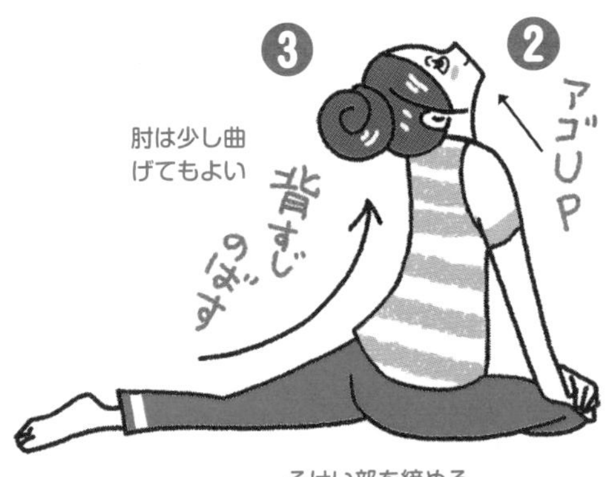

❷両手を右腿の上に置き、肘を伸ばす

❸あごを上げて背すじを伸ばす（3呼吸）

❹反対側も同様に行う

② ポーズを作る動き

1 膝の裏を伸ばす

①
②
お尻や背中を
ユラユラしながら
膝裏を伸ばすと
さらによい。
目は前を見る
膝は少し曲がっていてもＯＫ
両手を床に置いたままで
尻を後ろに引く
右足は手より後ろでもＯＫ

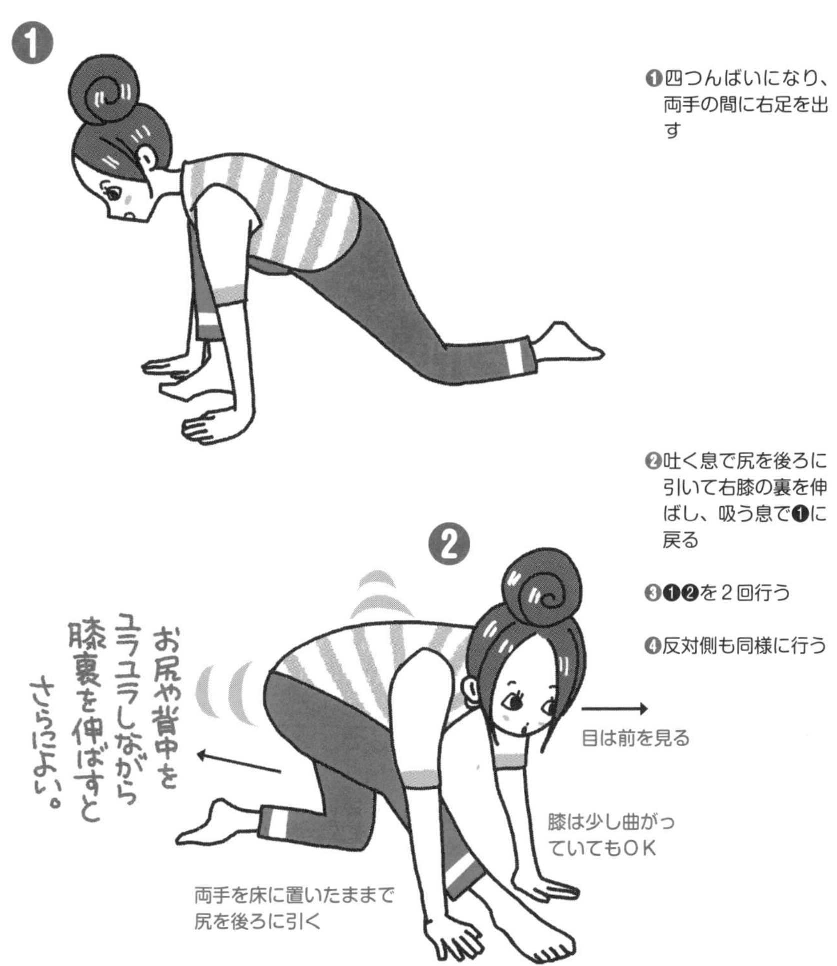

❶四つんばいになり、両手の間に右足を出す

❷吐く息で尻を後ろに引いて右膝の裏を伸ばし、吸う息で❶に戻る

❸❶❷を２回行う

❹反対側も同様に行う

2 そけい部を締める

後ろの足にも
体重を乗せて
バランスをとろう！
そけい部を
「キュッ!」と
背筋は
「シュッ!」と
左膝は床に置く

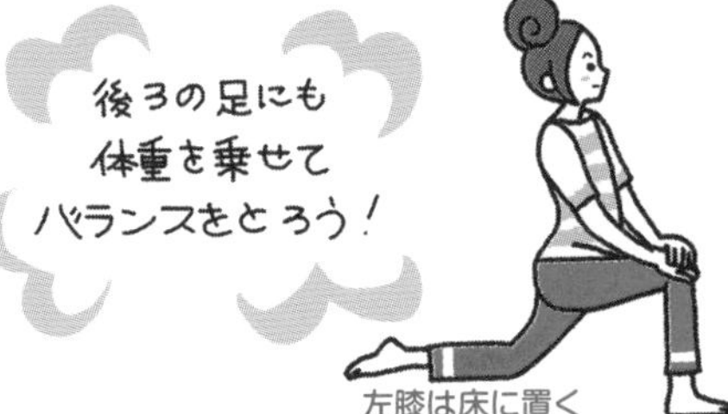

❶前ページ②**1**❶の姿勢になる

❷両手を右膝に置き、吐く息で肘を伸ばす

❸次の吐く息で右膝を前に押し出して、顔を上げる（２呼吸）

❹反対側も同様に行う

3 背中を伸ばす

目は上を見る
腰が痛むときは、
腰と肛門を締めて
背すじを伸ばす
腕と頭の重みで背
中は自然に反る
左膝は床に置く

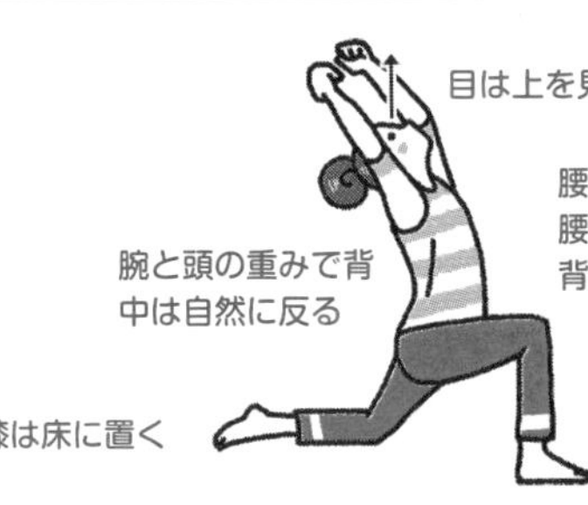

❶**2**❸の状態から、吸う息で両手を下→前→上へと振り上げる

❷吐く息で手を上→後ろへ下げ、右膝を前へ出す（２呼吸）

❸反対側も同様に行う

4 体の側面を伸ばす

そけい部を締める
膝を少し曲げてもよい
床を見る
喉を締める

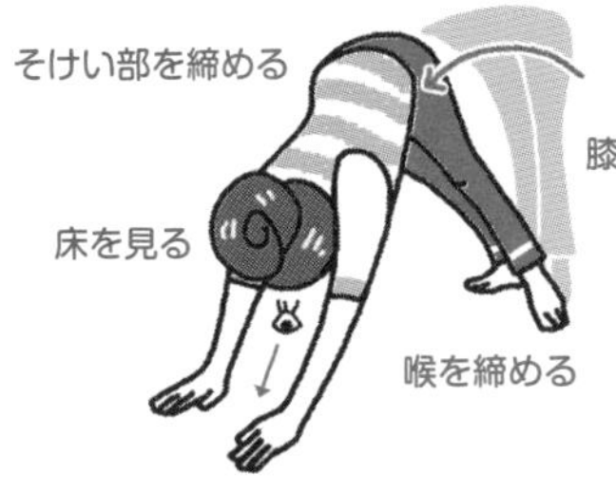

❶四つんばいから、吐く息で両足で床を押して尻を上げる

❷次の吐く息で、尻を右へゆっくり倒して左の側面を伸ばす

❸吸う息で戻り、反対側も同様に行う

❹❷❸を２回行う

5 膝裏を伸ばす

床を見る
かかとを浮かせたり
床につけたりして、
膝を曲げ伸ばしする

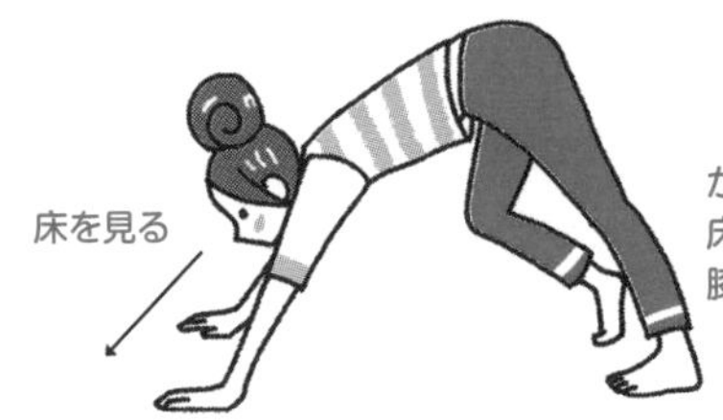

「軽く楽な動き」を意識して膝の曲げ伸ばしを行う

❶**4**❶の状態から、右膝の曲げ伸ばしを２回行う

❷左膝も同様に行う

❸吐く息で両方の膝を伸ばす

6 完成ポーズを作る

吐く息で、喉とそけい部を
さらに締める
わんっ
床を見る
膝は少し曲がっ
ていてもよい

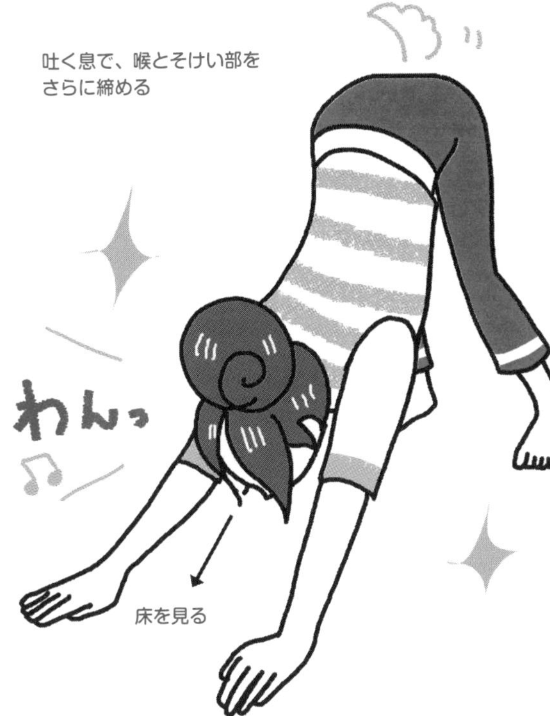

❶❺❸の状態を保ち、吐く息ごとに頭が下がるのを感じる

❷吸う息で上体が持ち上がるのを感じる

❸❶❷を３呼吸行う

❹一度休んで❶❷を３回する

❺吐く息で膝を床に下ろし、頭も床につけて休む

ポーズができないとき

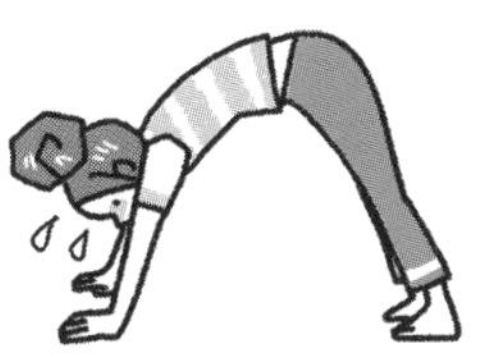

- 腰・背中が硬い
- 膝裏が伸びすぎている
- 肩が硬い

※ できない理由 そけい部が締まらないのは、背中が硬いので骨盤が動かずに、股関節が固定されるからです。膝を強く伸ばしたり、肩が緊張すると、背中が硬くなって、いっそう骨盤が固定されます。

！ できるようになるために 6の完成ポーズのように軽く膝を曲げると、背中の筋肉や腰が緩みます。超硬い人はもっと深く膝を曲げて、お腹と腿を近づけます。肩・背中が楽になり、股関節が動くことでそけい部が締まり、背中や肩が緩み、膝裏が気持ちよく伸びるのです。

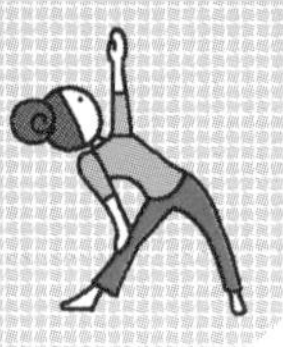

三角のポーズ（ウッティタ トゥリコーナ アサナ）

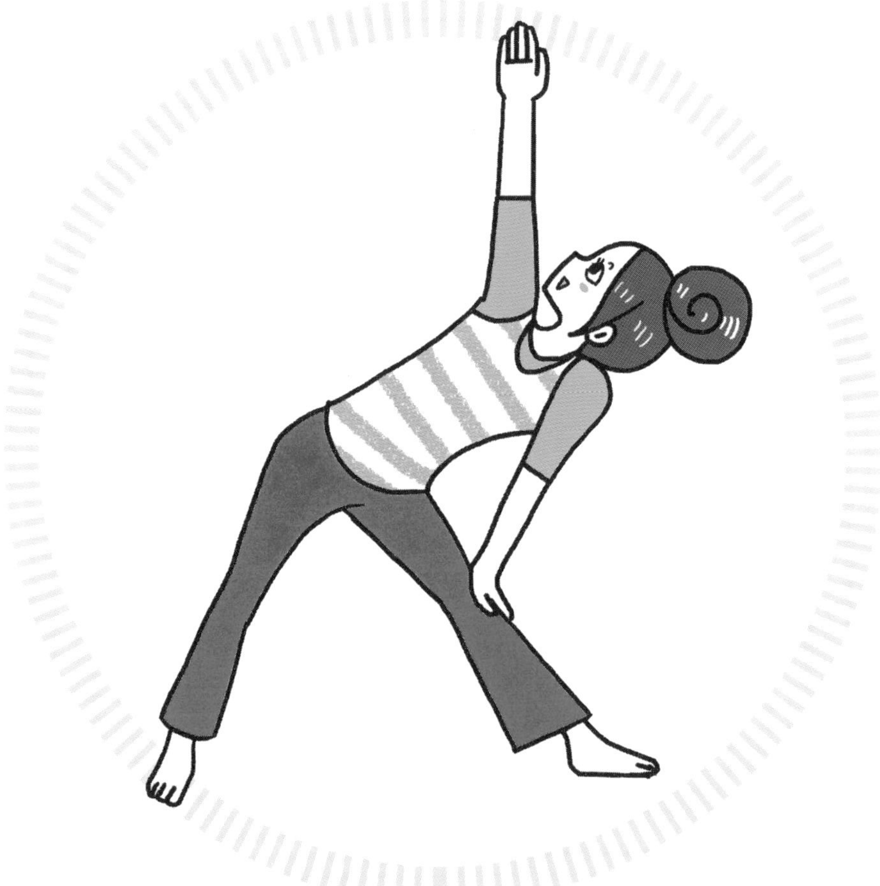

0 ポーズの意味

立ちポーズの基本です。体の土台である脚や股関節(こかんせつ)を整えて、姿勢を正すのに役立ちます。下半身は、木の根が土をしっかりつかんでいるような、どっしりと安定したイメージで立ちます。上半身は、枝葉のように上へ横へと広がって、しなやかに揺れ動くようなイメージで作りましょう。

1 ポーズを作りやすくする動き

1 体の側面を伸ばす（稲穂のポーズ）

1
背すじを
伸ばす
右腰の筋肉に上手に伸ばそう！
3
上の手の指
先を見る
4
2

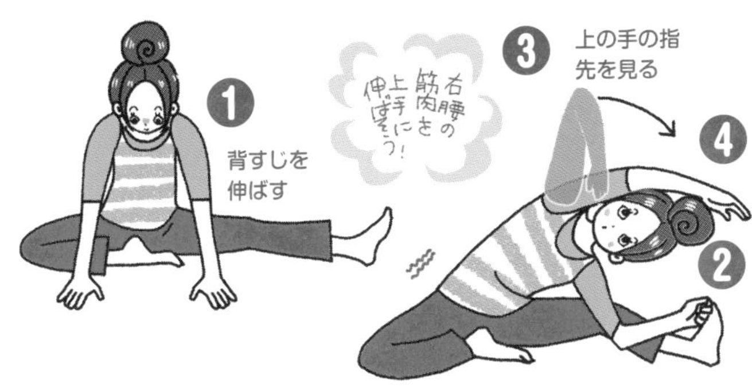

❶脚を大きく開いて座り、右膝を曲げる

❷左手で左足指をつかみ、吐く息で左足指を引き寄せて上体を左へ倒す

❸右手を肩に置き、右肘を高く上げて右脇腹を伸ばす

❹吐く息で右手を左へ伸ばし保つ（4 呼吸）

❺反対側も同様に行う

2 背すじを伸ばす

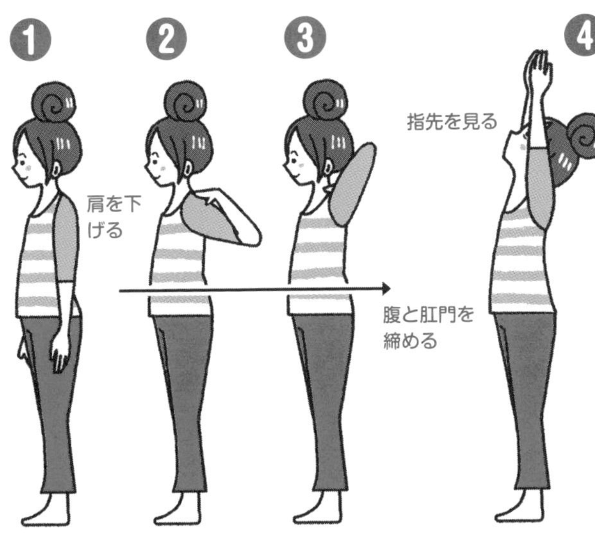

❶足を揃えて立つ

❷吸う息で両手を肩の上に置く

❸吐く息で肘を上に向ける

❹頭の上で合掌し、親指同士を重ねてクロスし、吸う息で上に伸びる

❺❹を 3 呼吸間保ち、吐く息で腕をゆっくり下ろす

3 脚を強化する

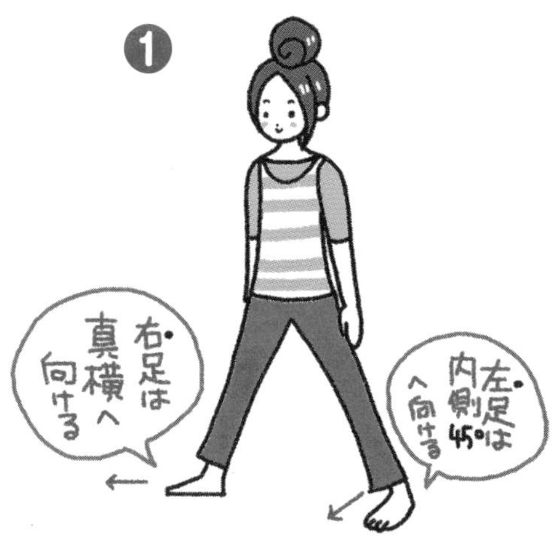

1
右足は真横へ向ける
左足は内側45°へ向ける

❶足を1m程度開いて立つ

4
指先を見る
3
2

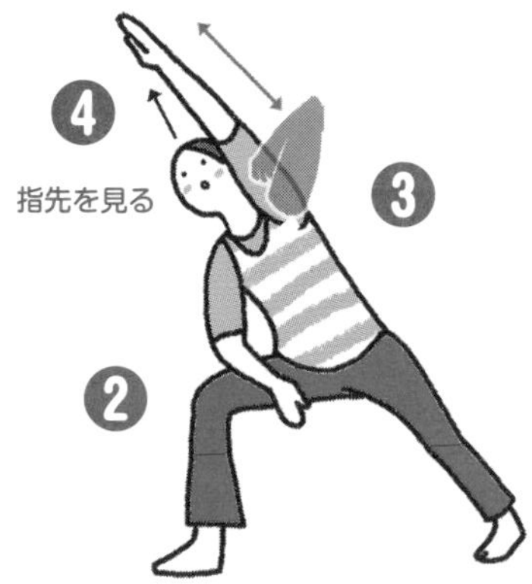

❷吐く息で右膝を曲げ、右肘を腿に乗せて体を支える

❸左手を肩に置いて肘を上に向ける

❹吐く息で左手を右上へ伸ばす

❺反対側も同様に行う

②ポーズを作る動き

1 上半身を整える

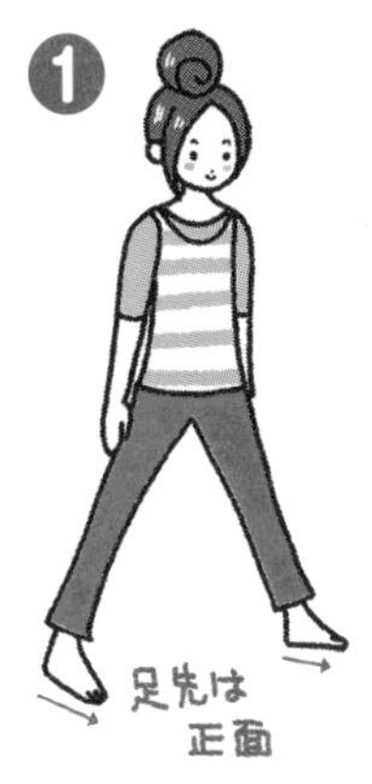

❶足を1m程度開き、足
先を正面に向けて立つ

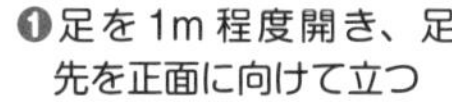

❷両手をそけい部に当てて
背すじを伸ばし、吐く息
で上体を前に倒す

❸左手を床について上体を
右へねじる

❷

尻を後ろへ突き
出しながら上体
を倒す

膝は少し
曲げても
OK

❸

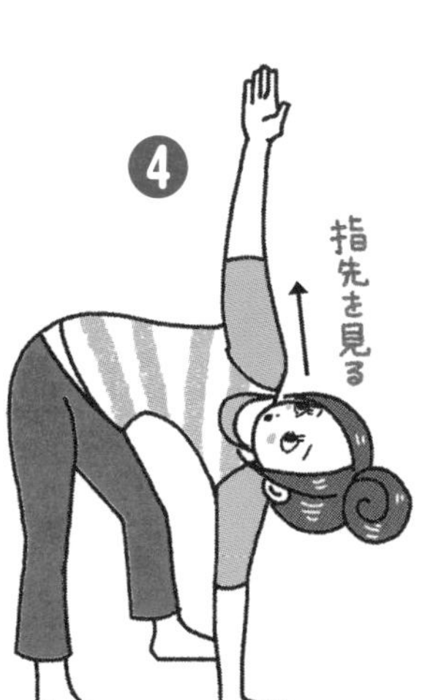

❹吐く息で右手を上げて、
全身でバランスをとる
(2呼吸)

❺吐く息で右手を下ろし、
吸う息でゆっくり❶に戻
る

❻反対側も同様に行う

2 丹田を強化する（英雄のポーズⅠ）

※体力的にきついと感じる人は2を飛ばして3へ進む

手で骨盤を押し下げて
肋骨を上へ引き上げる
左足先は左に
右足先は
内側45度
指先を見る
肛門を締めな
がら骨盤を回
転させる
後ろの足にも
体重を乗せる
肩甲骨と胸をゆっ
たり広げる
腿（もも）を外側へ
ねじる
45°c
床を
つかむ
足を１ｍ程度開く
左右の腿を外側にねじり、肛門を締める

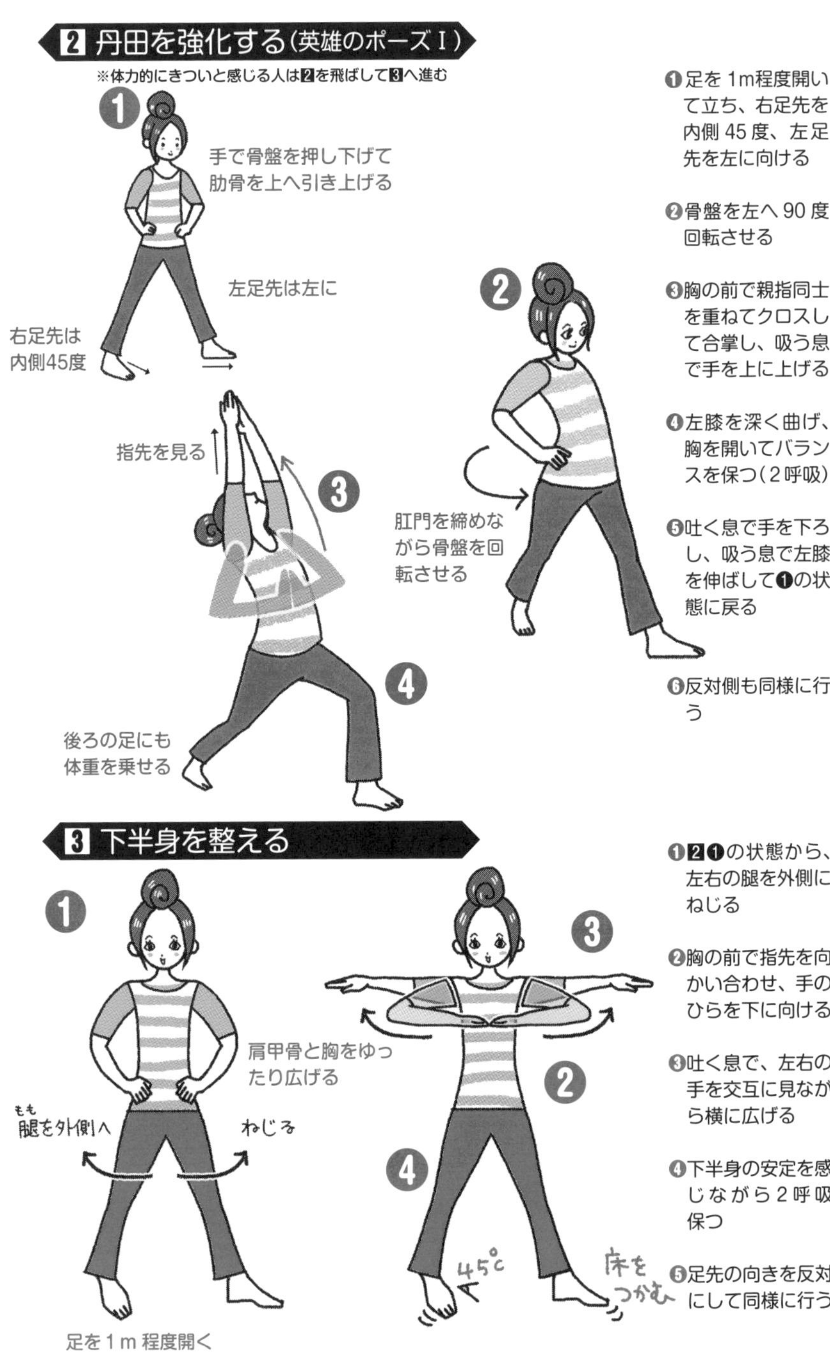

❶足を 1m程度開いて立ち、右足先を内側 45 度、左足先を左に向ける

❷骨盤を左へ 90 度回転させる

❸胸の前で親指同士を重ねてクロスして合掌し、吸う息で手を上に上げる

❹左膝を深く曲げ、胸を開いてバランスを保つ（２呼吸）

❺吐く息で手を下ろし、吸う息で左膝を伸ばして❶の状態に戻る

❻反対側も同様に行う

3 下半身を整える

❶2❶の状態から、左右の腿を外側にねじる

❷胸の前で指先を向かい合わせ、手のひらを下に向ける

❸吐く息で、左右の手を交互に見ながら横に広げる

❹下半身の安定を感じながら２呼吸保つ

❺足先の向きを反対にして同様に行う

4 完成ポーズを作る

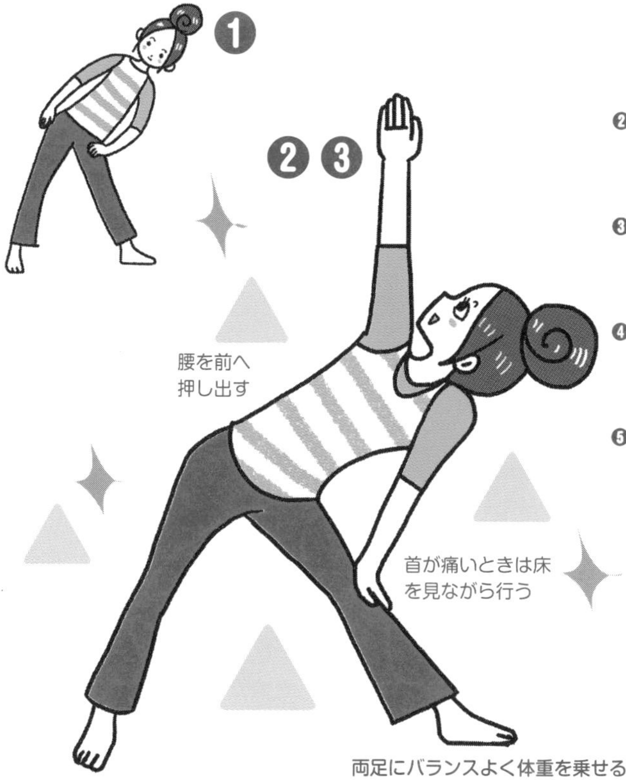

❶❸❶の状態から、左手を左脚のつけ根に当て、吐く息で骨盤と上体を左へ倒す

❷吸う息で背すじを伸ばして、吐く息で右手を上げる

❸左手を左膝に当て、全身でバランスをとる（3呼吸）

❹吐く息で右手を下ろし、吸う息でゆっくり上体を起こす

❺反対側も同様に行う

❶

❷❸

腰を前へ押し出す

首が痛いときは床を見ながら行う

両足にバランスよく体重を乗せる

ポーズができないとき

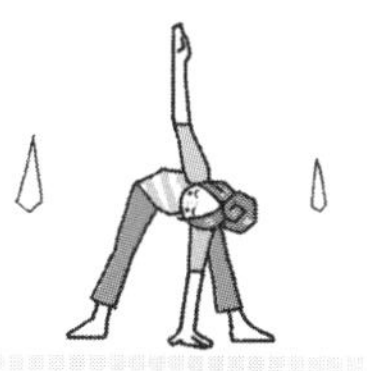

●上半身が斜め前に倒れてしまう

●首や腰、膝などが痛くなる

※ できない理由 上半身を倒そうとして気持ちがあせると、動きが強引になり、体のあちこちに無駄な痛みが出てきます。また、下半身をきちんと整えないと、上半身に力が入って、全身のバランスがとれなくなります。

！ できるようになるために 骨をうまく使うように意識すると、筋肉の緊張が和らぎます。そしてポーズを作るプロセスを丁寧（ていねい）に追えば、下半身が安定して全身の動きがよくなります。背すじやうなじを伸ばすことも、上半身のリラックスのためには有効です。

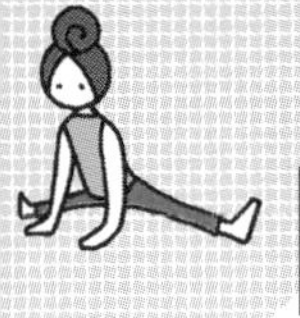

開脚前屈のポーズ(ウパビシュタ コーナ アサナ)

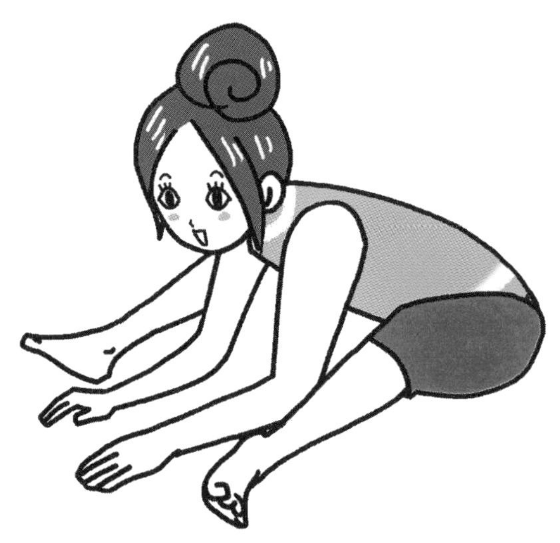

0 ポーズの意味

ふだんから猫背がちの人は、骨盤が後傾するクセがついているので、安定した開脚前屈ができません。しかしこのポーズは、練習を重ねれば腰や背中が緩(ゆる)み、足さばきも楽になるので確実に姿勢美人に変身できます。婦人科系や男性の泌(ひ)尿(にょう)器(き)科系にも効果的です。ぜひ毎日行いましょう。

1 ポーズを作りやすくする動き

1 首と肩を緩める（伸びネコのポーズ）

1
四つんばいニャ
2 3
そけい部を
締める
キュッ
目は手先
を見る
肘で支える

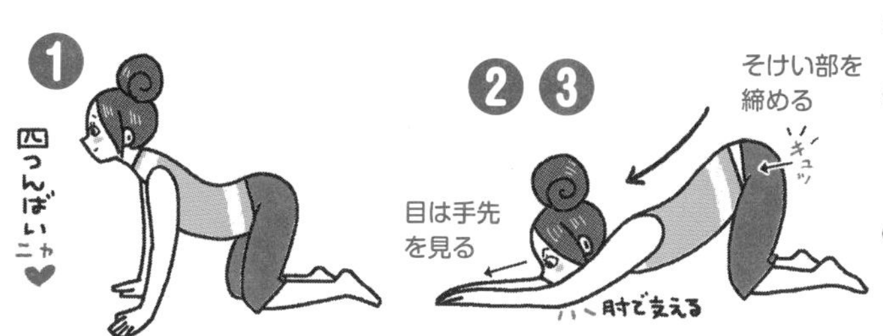

❶四つんばいになる

❷片方ずつ腕を伸ばして、両肘を床につける

❸胸を床に近づけて背骨が伸びるのを感じる（3呼吸）

2 腰を柔らかくする1

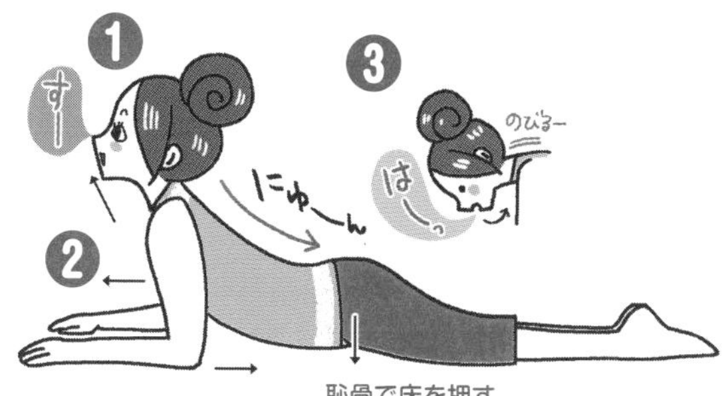

❶うつぶせになり、肘で体を支える

❷吸う息であごを上げて肘を後ろに引き、胸を前へ出す

❸吐く息であごを引き、うなじと腰の伸びを感じる

❹❷❸を3回行う

3 腰を柔らかくする2

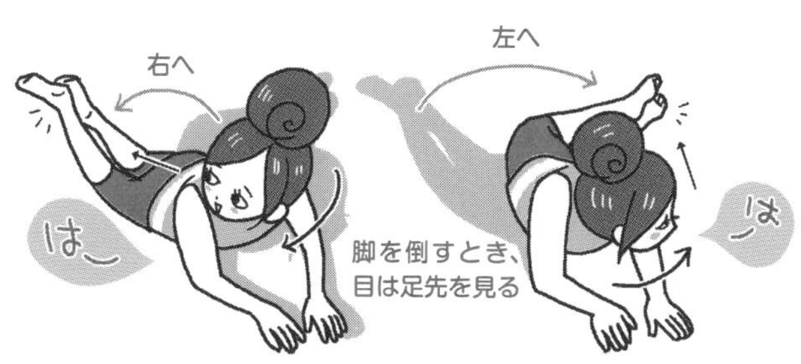

❶2❶の状態から膝を曲げ、足の裏を上に向ける

❷吐く息で両脚を右に倒し（左膝が浮く）、吸う息で足の裏を上に向ける

❸左側も同様に行う

❹左右に3回ずつ行う

4 股関節を緩める

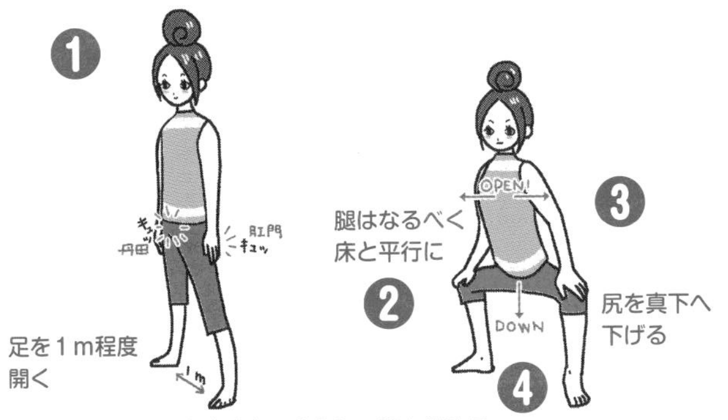

❶足を1m程度開いて立つ

❷足先と膝を外に向けて開く

❸手を腿に置いて胸を開く

❹背すじを伸ばし、腰を深く下ろして胸を広げて保つ（5呼吸）

5 腿の裏を伸ばす

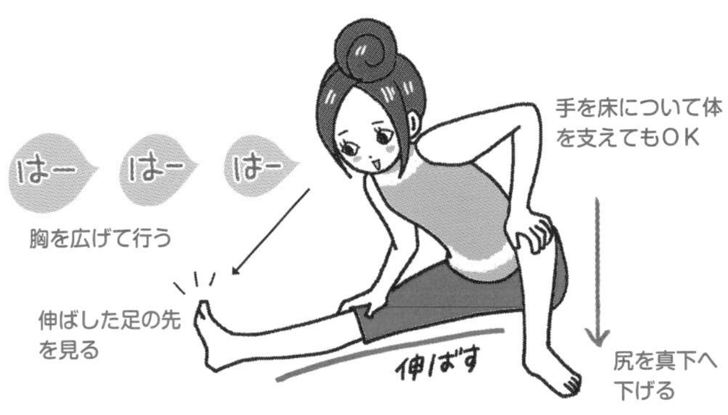

❶4❹の状態から上体を左へスライドし、吐く息で左膝を曲げ右膝を伸ばす

❷次の吐く息で右腿の裏を伸ばして保つ（3呼吸）

❸吸う息で4❹の状態に戻り、反対側も同様に行う

② ポーズを作る動き

1 腰と股関節を柔らかくする

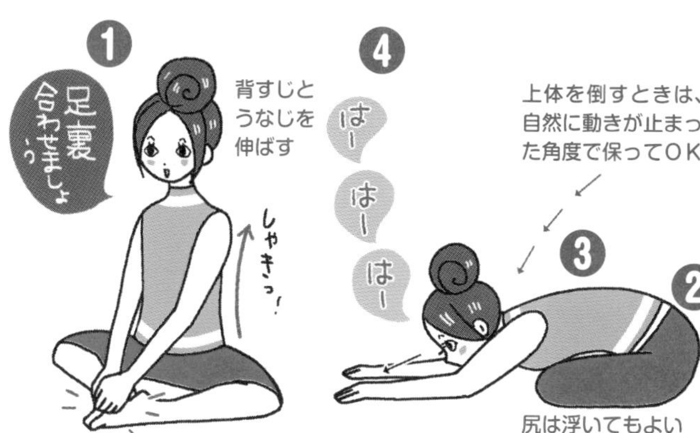

❶足の裏を合わせ、背すじを伸ばして座る（膝は床から浮いてもよい）

❷尻を後ろに引いて両手を床に置く

❸手で体を支え、吐く息で体の重さを感じながら前に倒れる

❹腰と股関節を意識して３呼吸し、吸う息で上体をゆっくり起こす

2 背中を緩める

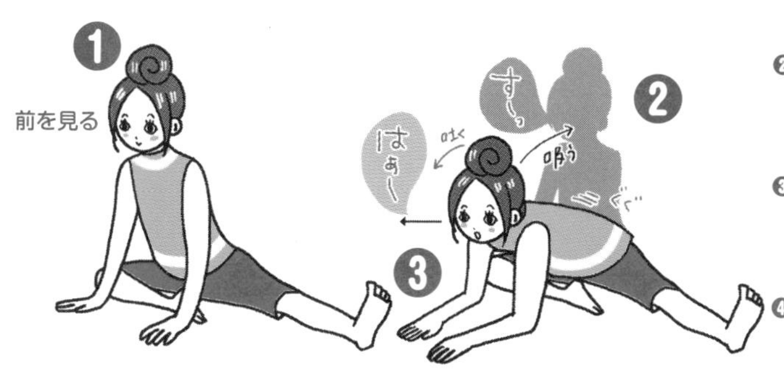

❶右膝を曲げて左脚を横に伸ばす

❷尻を後ろに引いて、両手を前に置き、体を支える

❸吐く息で少し前傾して、背中の伸びを感じる（２呼吸）

❹吸う息でゆっくり上体を起こす

❺反対側も同様に行う

3 腿の内側を緩める

膝は曲げて伸ばす
反る
腰と背中は丸めず反らせる
反る
③と④を20回!!

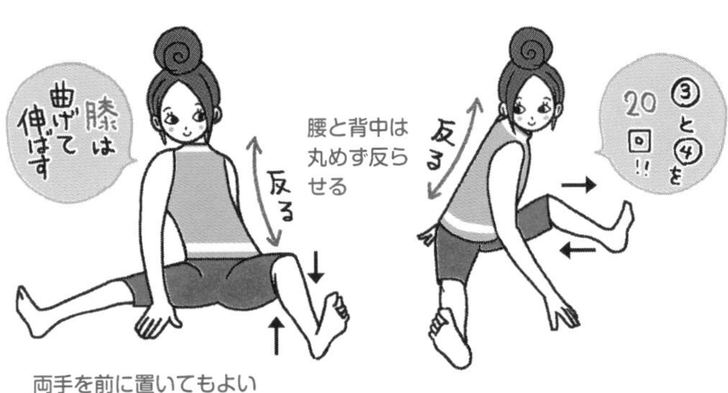

両手を前に置いてもよい

❶脚を大きく開いて座り、背すじを伸ばす

❷右手を体の前に、左手を体の後ろに置く

❸膝を片方ずつ軽く曲げ伸ばしする（20回）

❹手の位置を入れ換えて、❸を行う（20回）

4 骨盤を小さく動かす

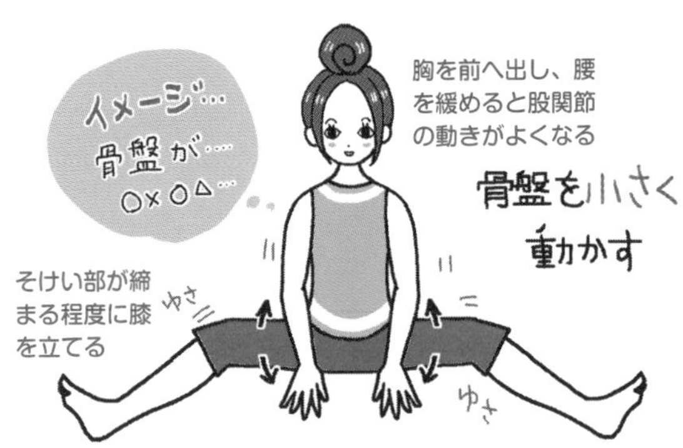

弱くて微妙な感覚（P.20）を探りながら行う

❶「股関節は、一本の太い骨（大腿骨）と骨盤が接続している関節だ」とイメージする

❷「大腿骨をしっかり固定することで、骨盤がなめらかに前へ倒れる」とイメージする

❸脚を大きく開いて膝を立て、恥骨を床につけたり離したりして、骨盤を前後に小さく動かす（20回）

❹膝を片方ずつそっと曲げ伸ばしして、股関節の動きを注意深く感じる

5 完成ポーズを作る

①
ゆっき
骨盤を大きく動かす
ゆっき
②
上体を倒すときは、自然に動きが止まった角度で保つ
はぁー

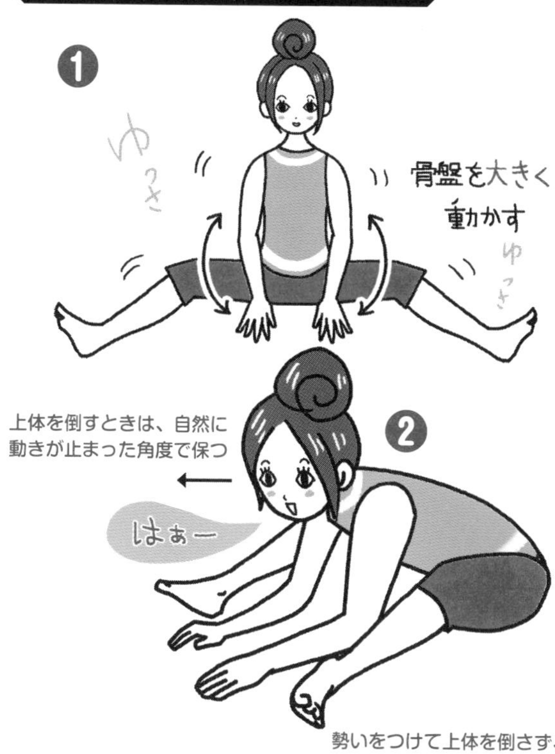

勢いをつけて上体を倒さず、「軽く楽に」動く

❶脚を大きく開いて膝を曲げ、恥骨を床につけたり離したりして、骨盤を大きくゆったり動かす（20回）

❷吐く息で骨盤を前へ倒し、上体を楽な角度に保ってリラックスする（3呼吸）

❸吸う息で骨盤と上体を起こして、元に戻る

❹❷❸を3回行う

ポーズができないとき

コツバンヤ
ウシロスギ…？

アタマヤ
サヤリスギ…？

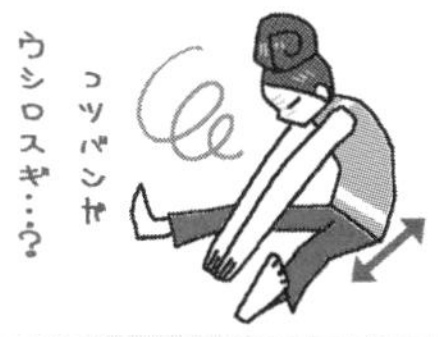

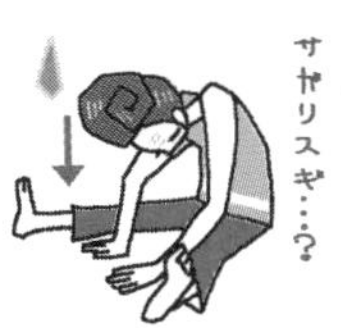

- 骨盤が後ろに倒れている
- 頭が下がりすぎている

※ できない理由　前屈のポーズと同じく、背中が丸くなると肩や腰、股関節が緊張するので、骨盤は動きません。また頭が下がっていると、肩や首がこわばり、苦しくなります。背中や腰をできるだけ柔らかく使うことが、ポーズ完成の決め手になります。

！ できるようになるために　腰が緊張しやすい人は、膝（ひざ）を立て、骨盤を楽な角度に調整しましょう。きちんとプロセスを積み重ねることで股関節が動くようになり、スムーズにポーズを作れます。②の45は特に効果的な練習法です。腰や背中が緩（ゆる）んで反（そ）れるようになれば「気持ちのよい完成形」というゴールはすぐそこです。

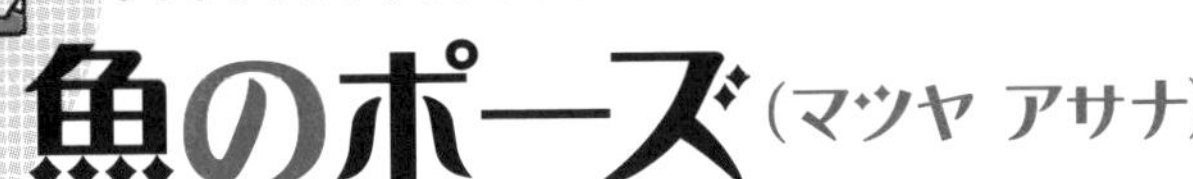

魚のポーズ（マツヤ アサナ）

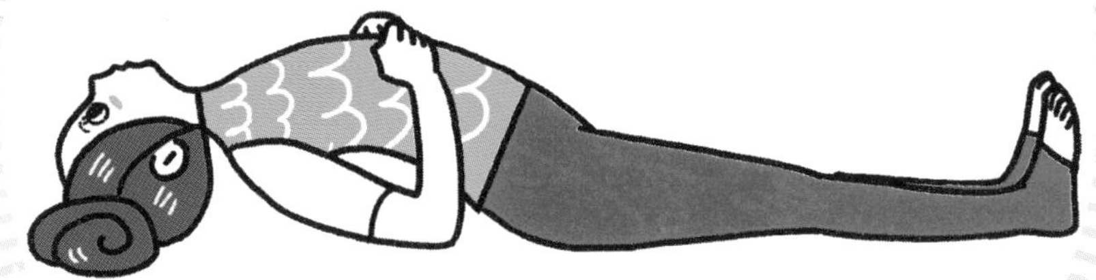

0 ポーズの意味

胸が開いて伸びるポーズです。呼吸が楽になりますし、甲状腺を刺激するので代謝が上がります。スマホの見過ぎによるストレートネックの解消法にもなります。気持ちも前向きになるので、１日１回は行うとよいでしょう。

① ポーズを作りやすくする動き

1 胸を開く（うさぎのポーズ）

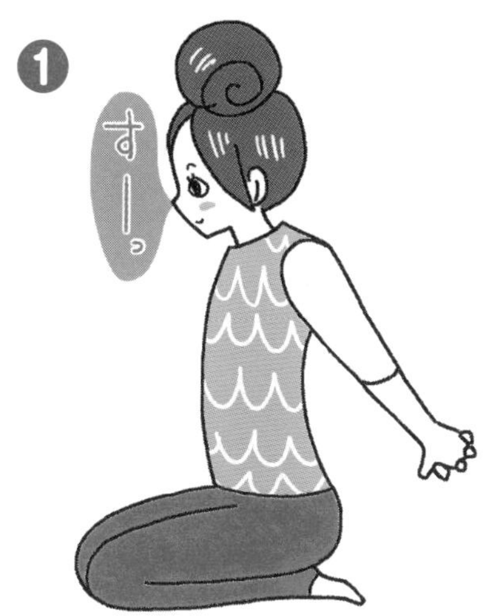

❶正座になり、背中側で指を組む

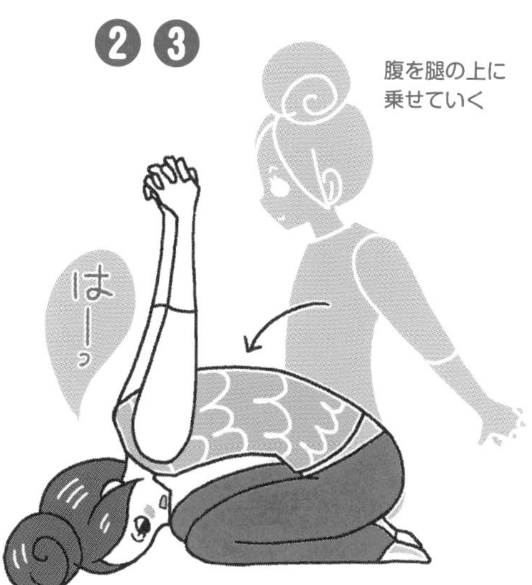

❷そけい部を締めながら、吐く息で額を床につける

❸腕を気持ちのよい角度まで上げて、体の膨らみとしぼみを感じる（2呼吸）

2 うなじを伸ばす(うさぎのポーズ)

※めまいが気になる人はを2を飛ばして3へ進む

吐く息で
腕を遠くへ
伸ばして…
はぁ〜。
じっ
目は胸元を見る
足の甲を床につける

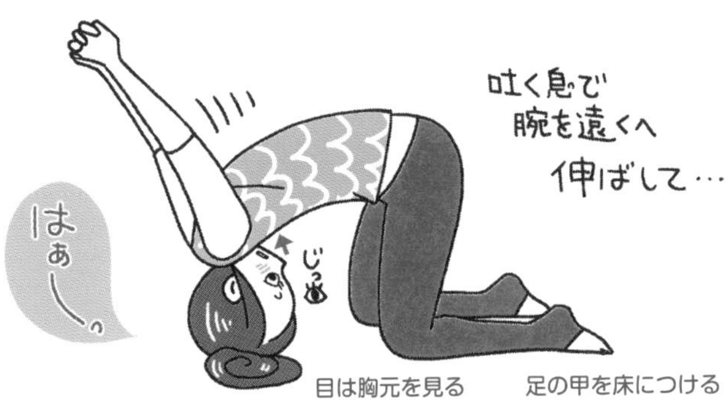

❶1❸の状態から尻を上げ、頭頂部を床につける

❷吐く息で腕を背中から離し、うなじを伸ばす(2呼吸)

❸吐く息で額と腕をゆっくり下ろし、手を床について休む

3 背骨をしなやかにする

❶
膝を開いて
行ってもよい
肩を引いて
胸を開く
❷
は〜っ
顔を右へ
腰の
裏側に
キク〜!
膝を左へ

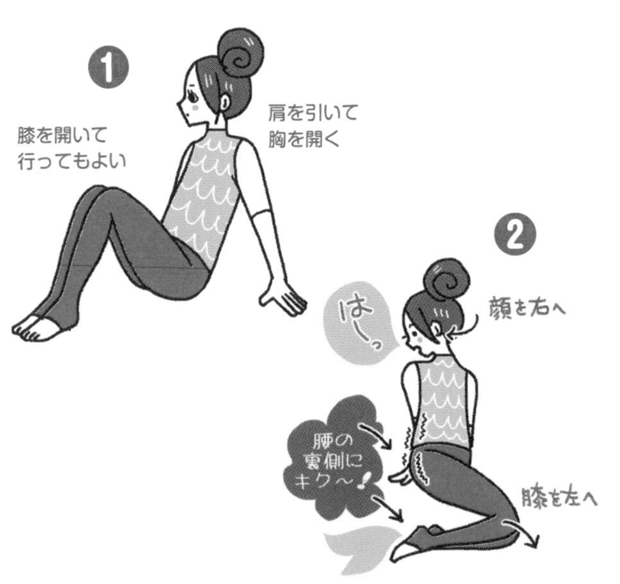

❶膝を立てて座る

❷吐く息で膝を左へ倒し、顔は右を向く

❸吸う息で顔と膝を元に戻し、反対側も同様に行う

❹❷❸を5回ずつ行う

② ポーズを作る動き

1 丹田を強化する

正面を見る!!
❶❷

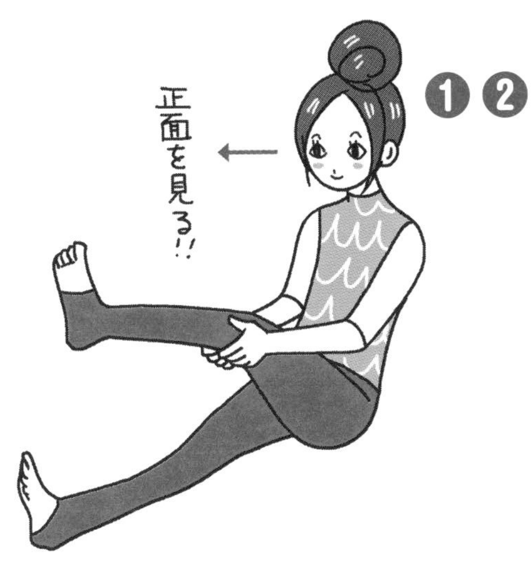

❶両脚を伸ばして座る

❷両手で左腿を持ち、吐く息で持ち上げ、吸う息で下ろす（5回）

❸右腿の上げ下げも、❷と同様に行う

❹
正面を見る!!
まだまだ
丹田パワーをズッシリ効かせて!
プルプルプル

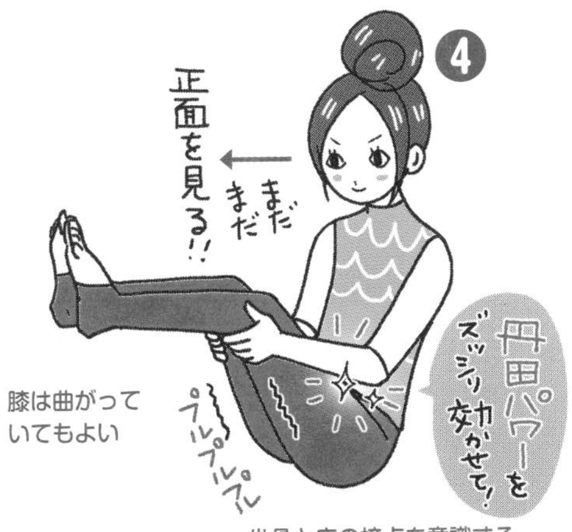

膝は曲がっていてもよい

坐骨と床の接点を意識する

❹両手で両腿を持ち、バランスをとる（3呼吸）

❺吐く息でゆっくり脚を下ろし、❶に戻る

2 腹と喉を締める

目は胸元を
見る
ぐっ!
親指を中に入れて
げんこつを作る

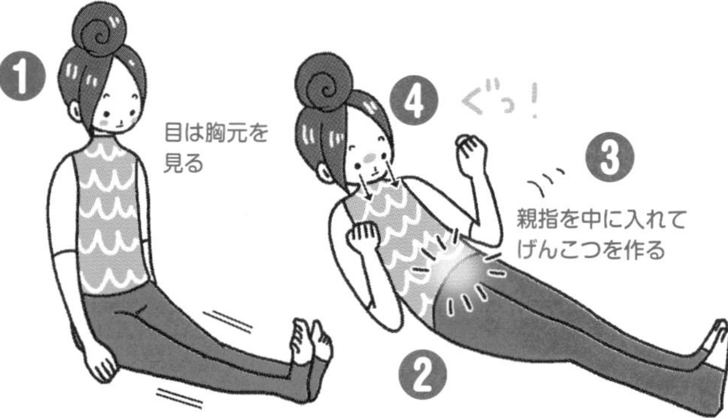

❶両脚を伸ばして座る

❷上体を後ろに倒して、吐く息で右肘を床につける

❸左肘も吐く息で床につけて、両肘で上体を支える

❹胸元を見ながら、吐く息で喉と腹を締める

3 あごを強く出す(完成ポーズ)

目線は前→上→後ろへと、流れるように移動する

Open
Heart
スー
フー
ピチッ

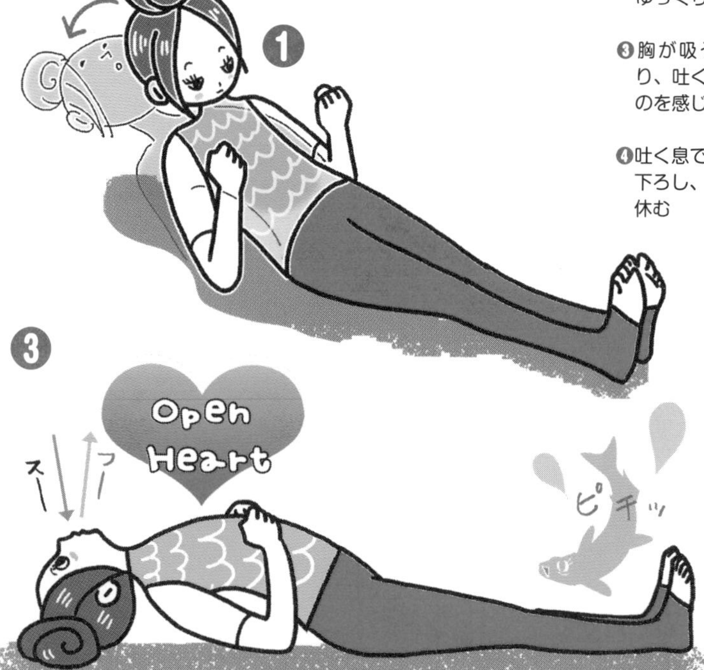

舌を前歯の裏側につけて、喉を伸ばす

❶❷❹の状態から、吐く息で、胸を前に出してあごを強く引く

❷あごを突き上げて、吐く息で頭頂部をゆっくり床に下ろす

❸胸が吸う息で上がり、吐く息で下がるのを感じる(3呼吸)

❹吐く息で背中を床に下ろし、あお向けで休む

途中で吐き気がした人は、吐く息でゆっくりあお向けに戻り、静かに休む

4 アレンジ～あお向けからポーズを作る

❶脚を揃えてあお向けになる

❷手のひらを上にして尻の下に入れる

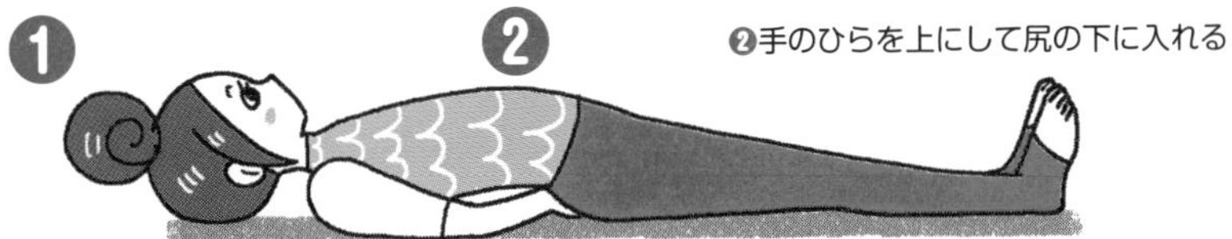

❸吸う息で、両肘で床を押し続け、上体が浮いて頭が垂れ下がるのを感じる

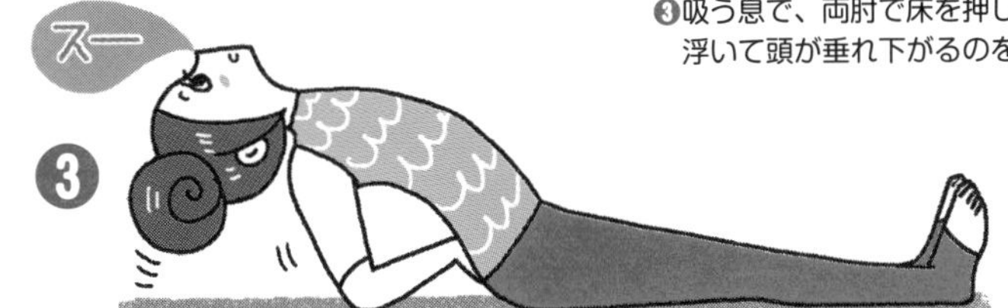

❹吐く息で肘の押す力を少し緩めて、頭を床につける

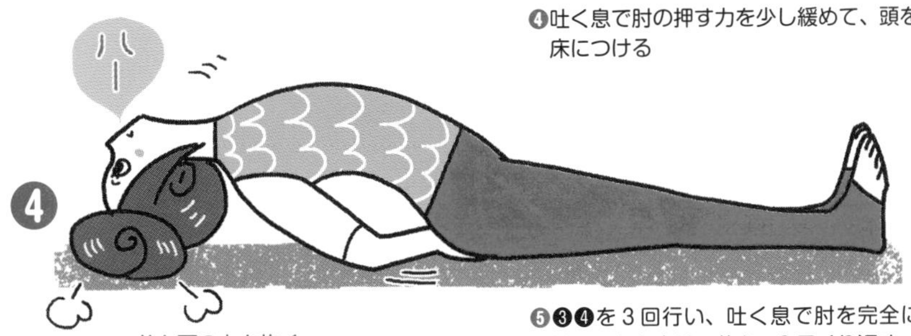

首と肩の力を抜く

❺❸❹を３回行い、吐く息で肘を完全に緩め、あお向けで休む。２回くり返す。

途中で吐き気がした人はゆっくりあお向けに戻り、静かに休む

ポーズができないとき

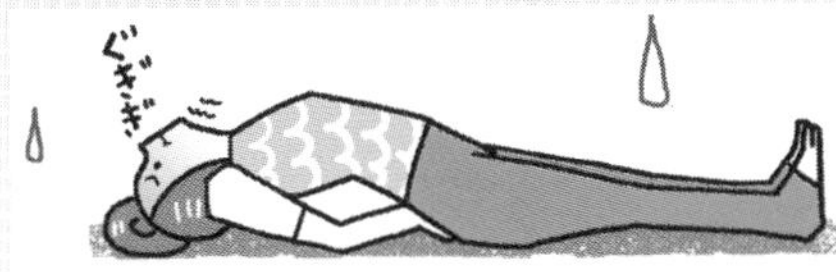

- 肩がすくんでいる
- 首に力が入っている
- 吐き気がする

※ できない理由 肩がすくむと首や腰が緊張するので、胸を気持ちよく伸ばせません。また恐がりながらポーズを行ったり、形にとらわれて首を曲げると、頸神経(けいしんけい)が圧迫されて気分が悪くなります。

！ できるようになるために 首と胸、腹、腰は互いに関係しています。腹をしっかり締めれば首、胸、腹は緩みます。首は筋肉の力で無理に曲げようとせず、むしろ骨をイメージして力を抜くと胸が開き気持ちよくなります。また、頭が下へ垂れる脱力感をしっかり味わうことで、腰がリラックスして楽になります。

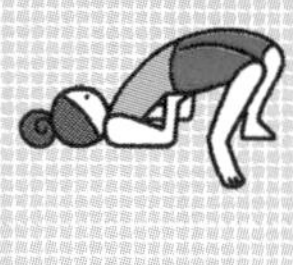

橋のポーズ（セーツ バンダ サルワンガ アサナ）

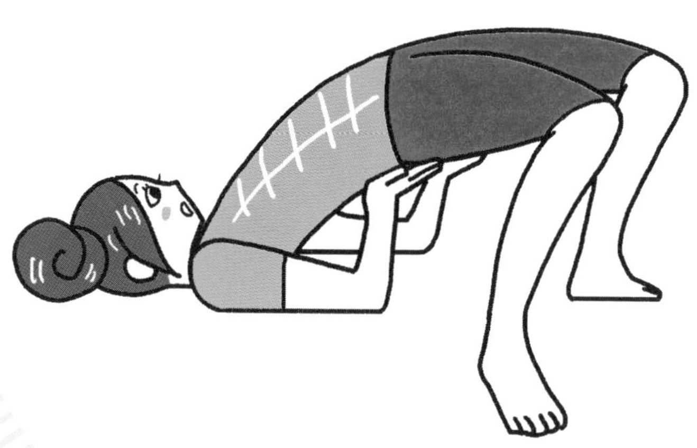

0 ポーズの意味

日常生活の中でつぶれて丸くなりがちな、胸と腹を伸ばします。胸が開いて腹が伸びると、背骨は強さとしなやかさを取り戻し、首のラインも美しくなります。ポーズの完成形は、緩（ゆる）んだ体を最小限の腕の力で支えた、リラクセーションの姿勢です。気持ちよさを味わいましょう。

①ポーズを作りやすくする動き

1 体の側面を伸ばす

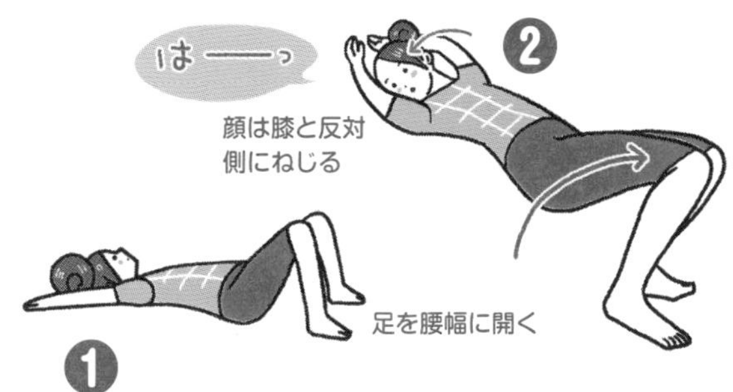

❶あお向けで両膝を立てて、両腕を頭の方へ伸ばす

❷吐く息で顔を右へ、膝を左へ倒し、吸う息で元に戻す

❸反対側も同様に行う

❹❷❸を5回行う

2 うなじを緩める1

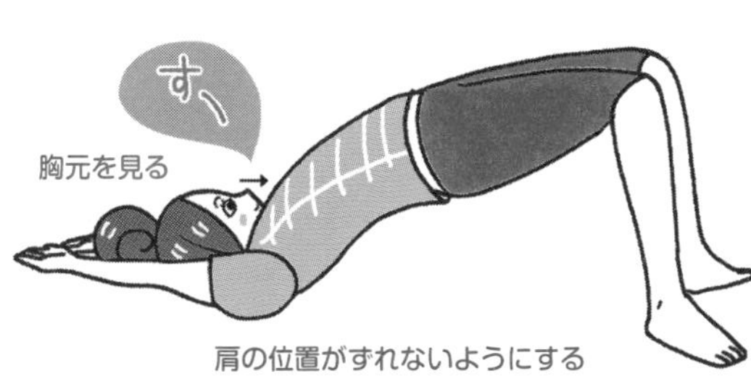

❶1❶の状態から吸う息で両足で床を押して、尾骨の浮きとウエストラインの沈みを感じる

❷次の吸う息で尻を高く上げて、うなじの伸びを感じる（3呼吸）

❸吐く息でゆっくり尻を下ろす

第2章 ヨガポーズをやってみよう！

3 うなじを緩める2

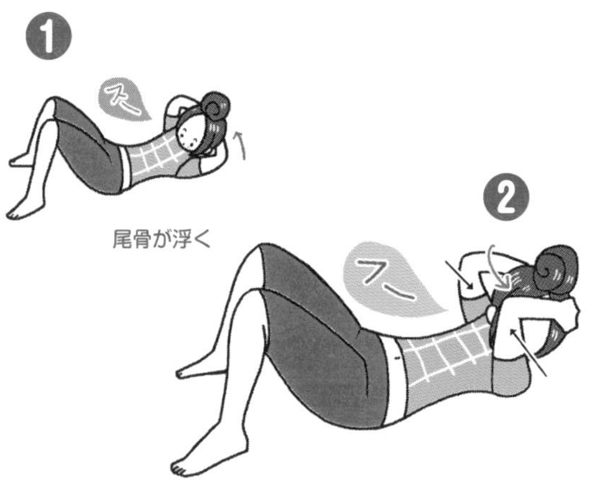

❶あお向けで両膝を立て、頭の後ろで指を組み、吸う息で頭を上げる

❷吐く息で肘を寄せて右肘を左へ出し、顔を左に向ける

❸吸う息で頭と肘を戻し、反対側も同様に行う

❹左右3回ずつ行う

4 腿の前面を伸ばす

1
膝に問題がなければ、両方の膝をいっぺんに曲げてもよい
胸元を見る
うなじと腿の前面が伸びているのを感じる
のばし
曲げた膝は床から浮いてもよい
2
ゆっくりあお向け

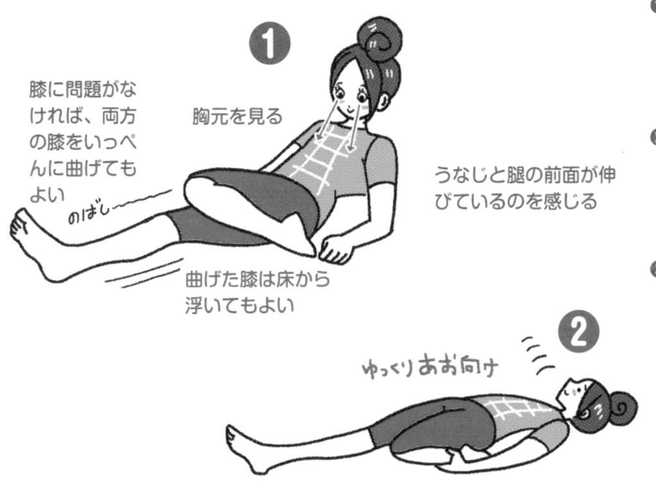

❶両脚を前に伸ばして座った後、左膝を曲げて、かかとを左尻の横に置く

❷両肘を使ってゆっくりあお向けの状態になり、左腿を伸ばす（3呼吸）

❸反対側も同様に行う

②ポーズを作る動き

1 首、背中、腰を緩める

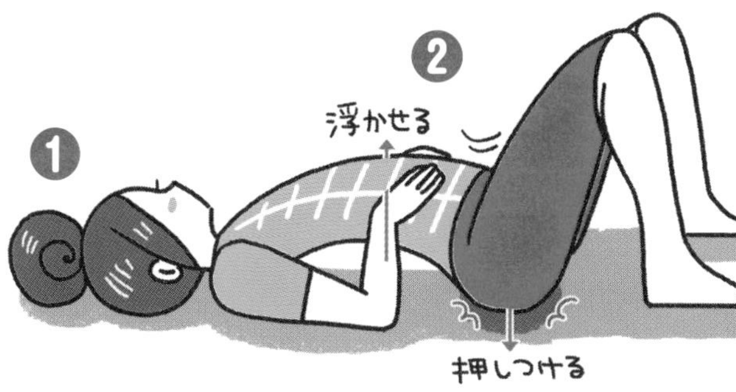

❶あお向けで両膝を立て、手を腹の上に置く

❷吸う息で尾骨を床に押しつけて、ウエストラインの浮きとうなじの伸びを感じる

❸吐く息で足で床を押して、尾骨の浮きとウエストラインの沈み、あごの脱力を感じる

❹❷と❸を軽やかに20回行う

❺膝を伸ばしてあお向けになり、背中と腰がリラックスしているのを感じる

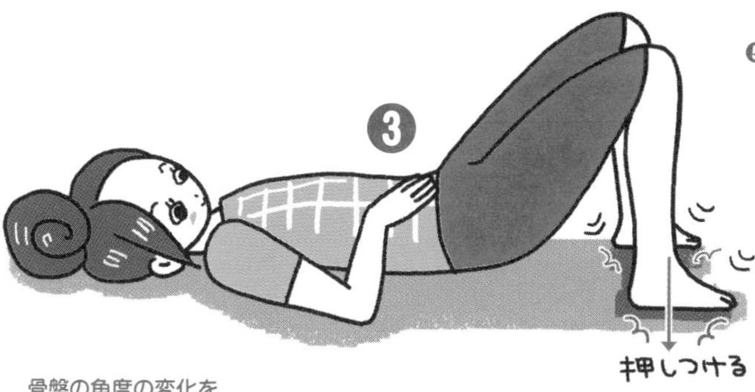

骨盤の角度の変化を意識する

2 腰を柔らかくする

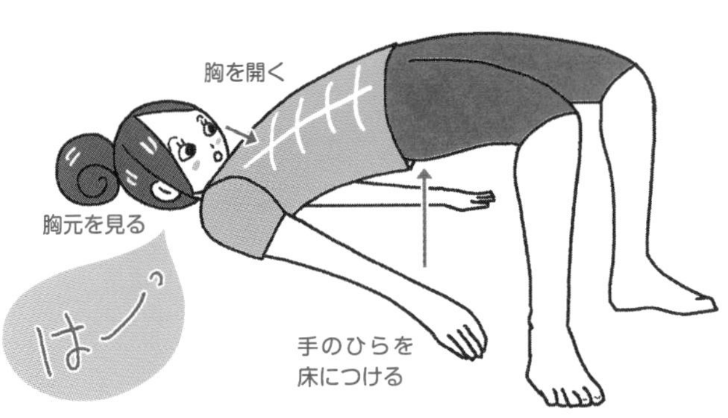

❶あお向けから足を少し開いて膝を立てる

❷吸う息で尾骨を上げる

❸肩や顔を小さく動かして、腕を寄せ合う

❹吐く息で尻を高く上げる（2呼吸）

❺吐く息で背中を床に下（お）ろし脚を伸ばす

❻❶〜❹を3回くり返す

3 胸を広げる

は〜っ
足の裏を床につける
足ではなく、肩で移動して、手で足首をつかむ

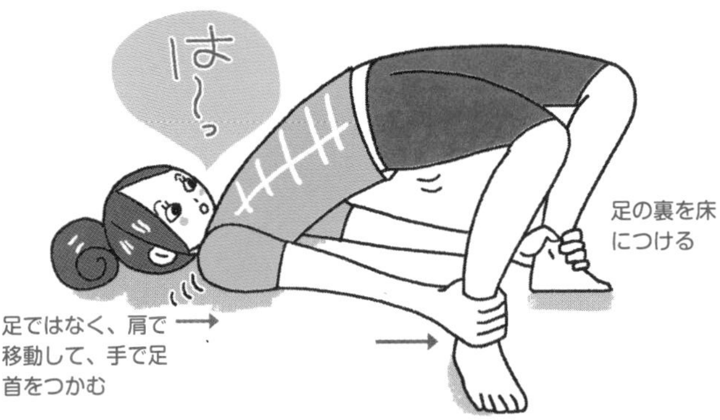

足首を持てないときは、手で足に触れているだけでもよい

❶**2**❹の状態から、右手で右足首を持ち、左手で左足首を持つ

❷吐く息で、肘を伸ばしたまま尻を高く上げて保つ（2呼吸）

4 完成ポーズを作る

体を少し左に傾けて
右手を入れやすくする
は〜っ

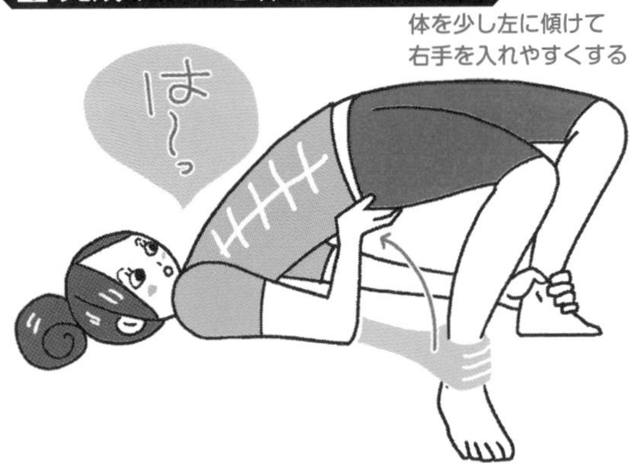

手首が痛いときは、**3**❷を4呼吸行って終わりにする

❶**3**❷の状態から、吐く息で体を少し左へ傾けて、右肘を内側へ入れる

❷右手に尻の上部を乗せて、体を支える

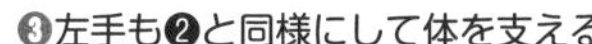

❸左手も❷と同様にして体を支える

❹手や肘を動かして微調整し、楽な形に整えて保つ（３呼吸）

❺吐く息でゆっくり背中を床に下ろし、あお向けで休む

丹田で体を引き上げる
伸びたうなじは床にべったりつく
足でしっかり床を押す

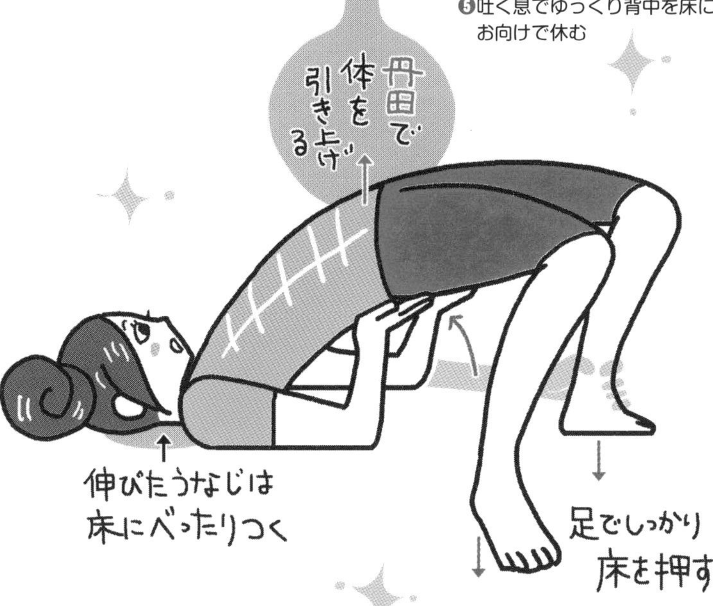

ポーズができないとき

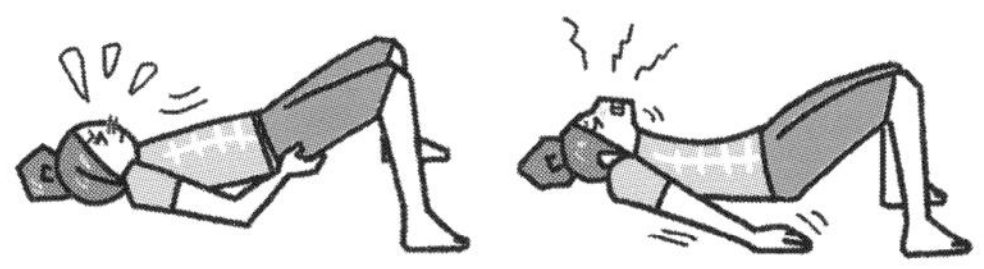

- 腰を固めたままで尻を上げようとしている
- あごが出て首が緊張している

※ できない理由　尻を上げることばかり意識すると、背中や首が硬くなります。また、あごが出ると腰が緩まず、肩も緊張するので肩甲骨が動きません。肩甲骨の動きが悪いと、手を背中の下に入れて体を支えることができないのです。

！ できるようになるために　②❶の尾骨の浮き上がりとウエストラインの沈みを意識して、足に力を入れて尻を持ち上げましょう。うなじがリラックスして背中が緩みやすくなるので、尻が高く上がります。また、腕や肩も柔軟になるので、手で楽に体を支えられます。

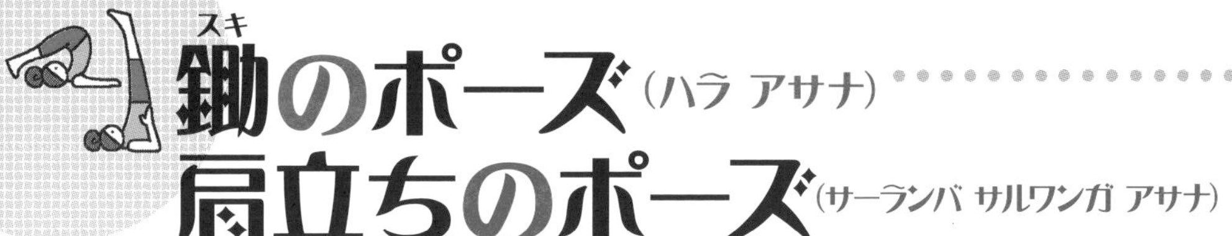

鋤のポーズ（ハラ アサナ）
肩立ちのポーズ（サーランバ サルワンガ アサナ）

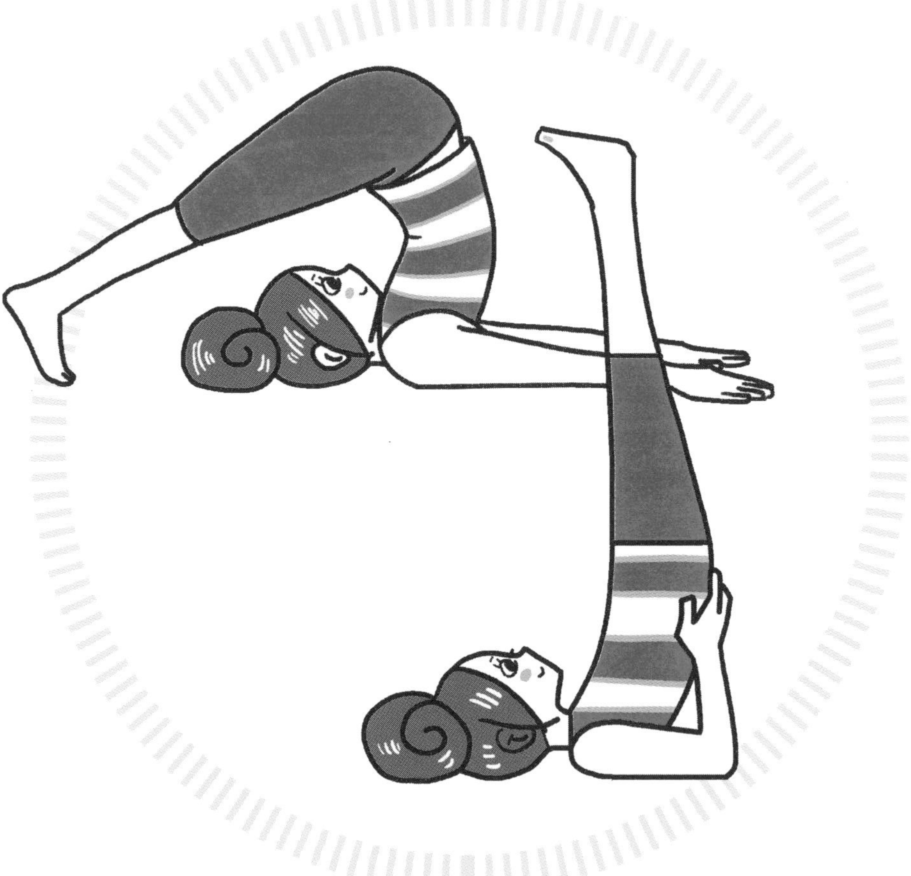

0 ポーズの意味

この２つは代表的なヨガのポーズです。やりやすくするために、ここではメドレー的につなげて行います。ふだんとは逆向きに重力がかかるので、内臓下垂や血行不良に効果があり、神経の流れもよくなります。ただし大変刺激が強いので、体調を見て丁寧に行いましょう。

★生理中は控えてください。

1 ポーズを作りやすくする動き

1 背中を緩める

目は斜め前の
床を見る
尻は浮い
てもよい

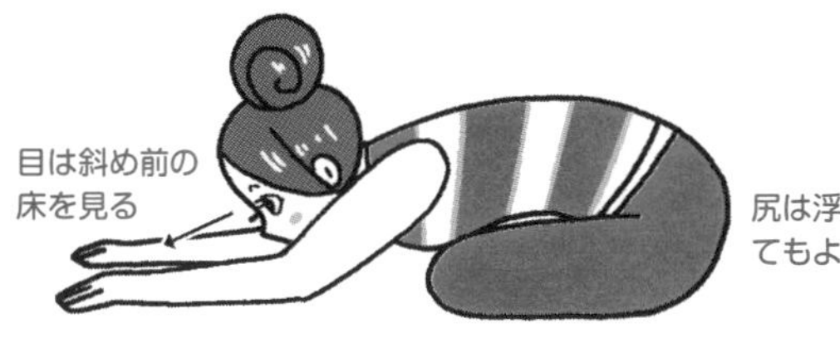

❶あぐらをかき、吸う息で背すじを伸ばす

❷吐く息で尻を後ろに引いて、体を前に倒す

❸両肘を床につけて胸を前へ出す

❹手を前に伸ばし、背中の緩みを感じる（3呼吸）

2 丹田を強化する

くっ！
へそ
30cm

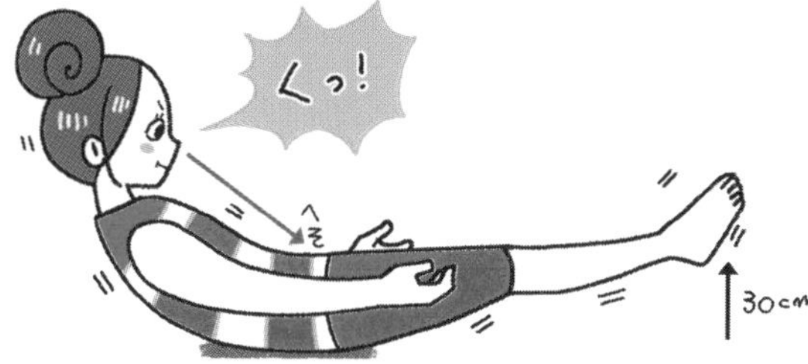

ウエストのラインを床に押しつける

❶脚を揃えてあお向けになり、吐く息で頭と肩を上げて、へそを見る

❷両脚を床から 30cm 上げて、喉と腹、肛門を締めて息を止める（10秒間）

❸吐く息でゆっくりあお向けに戻る

❹❶❷❸を 3 回行う

3 そけい部を締める

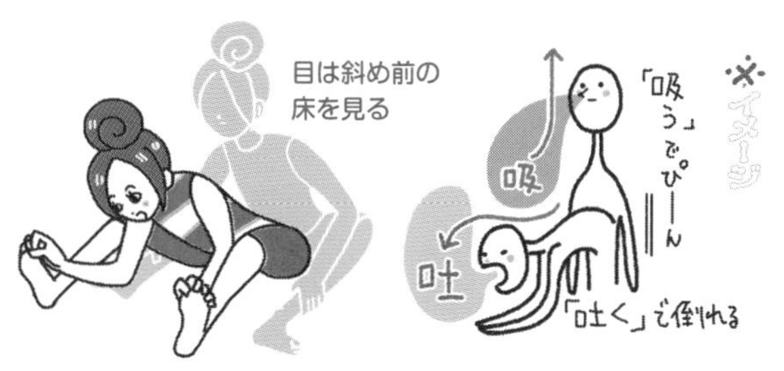

両脚の間に体を入れるようにして倒す

❶両脚を大きく開いて座り、膝を立て、手は足先を持つ

❷吸う息で背すじを伸ばし、吐く息でそけい部を締めて体を前に倒す

❸体が吸う息で持ち上がり、吐く息で沈むのを感じる（3呼吸）

4 腰を緩める

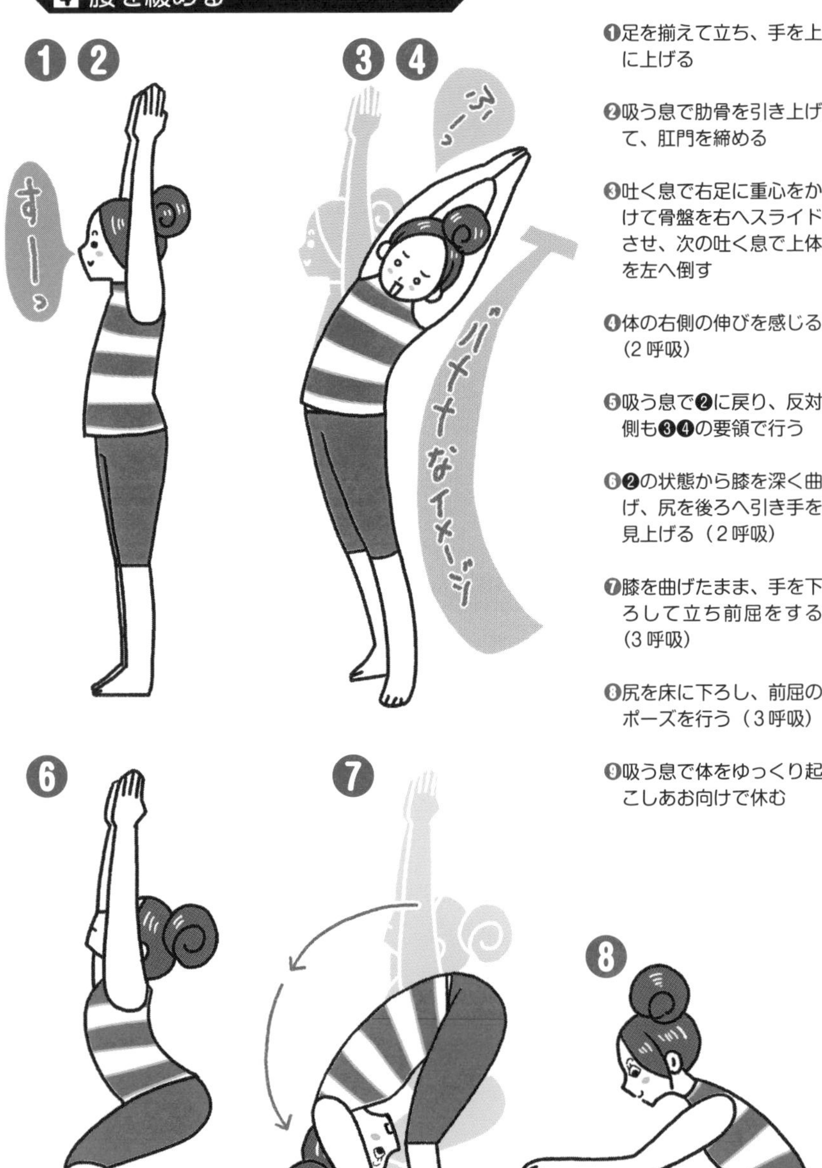

そけい部を締めながら動く

膝を曲げて行ってOK

❶足を揃えて立ち、手を上に上げる

❷吸う息で肋骨を引き上げて、肛門を締める

❸吐く息で右足に重心をかけて骨盤を右へスライドさせ、次の吐く息で上体を左へ倒す

❹体の右側の伸びを感じる（2 呼吸）

❺吸う息で❷に戻り、反対側も❸❹の要領で行う

❻❷の状態から膝を深く曲げ、尻を後ろへ引き手を見上げる（2 呼吸）

❼膝を曲げたまま、手を下ろして立ち前屈をする（3 呼吸）

❽尻を床に下ろし、前屈のポーズを行う（3 呼吸）

❾吸う息で体をゆっくり起こしあお向けで休む

② ポーズを作る動き

1 腰・背中を緩める

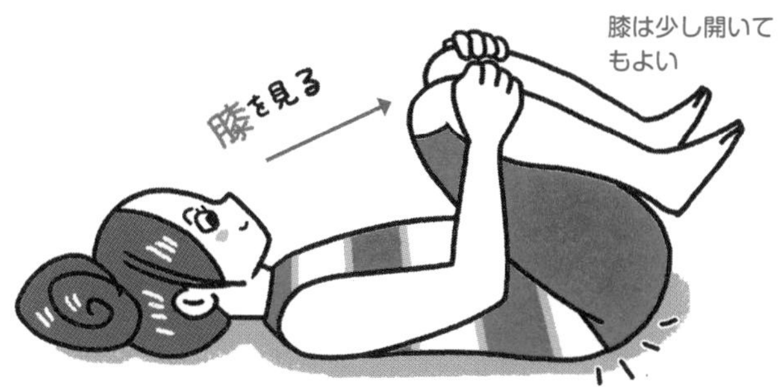

❶あお向けから、両膝を手で抱える

❷膝を深く曲げてあごを引き、そけい部を締める

❸うなじ、肩、腰が床についているのを感じる（5呼吸）

うなじや肩、腰は緩めば緩むほどべったりと床につくようになる

2 背骨を伸ばす

❶❷
足先を見る
❸
膝を少し曲げて
行ってもよい
膝を見る
❺
❹
へそを見る
❻
手で腰を支えて上げてもよい

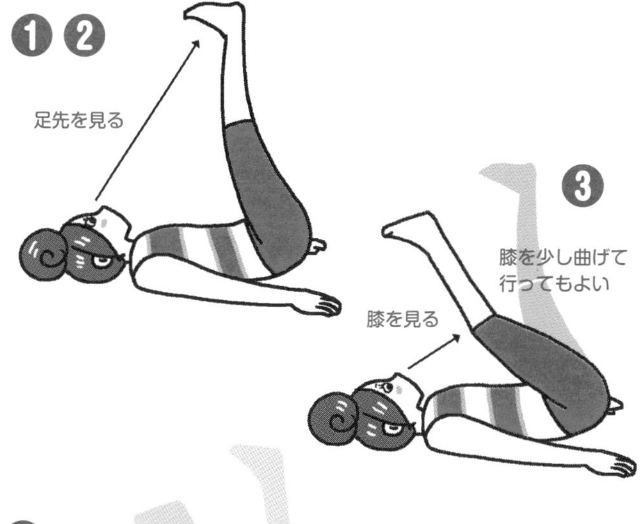

❶膝を伸ばして脚を上げる

❷喉と腹を締めて、背骨が緩んでいるのを感じる（2呼吸）

❸吐く息で、膝を顔の方へ引き寄せる

❹喉を強く締め、吐く息で手で床を強く押して尻を上げる

❺うなじを伸ばして脚を床と平行にする

❻頭を左右に小刻み（こきざ）に、優しく振って、首を楽にする

尻を上げるときは脚で反動をつけたりせず、手で床を押す力でじわっと浮かせる

2で腕が痛くなった人は、吐く息でゆっくり脚を下ろして、あお向けで休む

❸ スキの完成ポーズを作る

❶吐く息でつま先を床に近づける

❷次の吐く息でかかとを突き出してアキレス腱を伸ばし、吸う息でアキレス腱を緩める（3呼吸）

❸体が吐く息で伸び、吸う息で緩むのを感じる（5 呼吸）

❹腹を締め、うなじで床を押して尻をさらに高く上げる

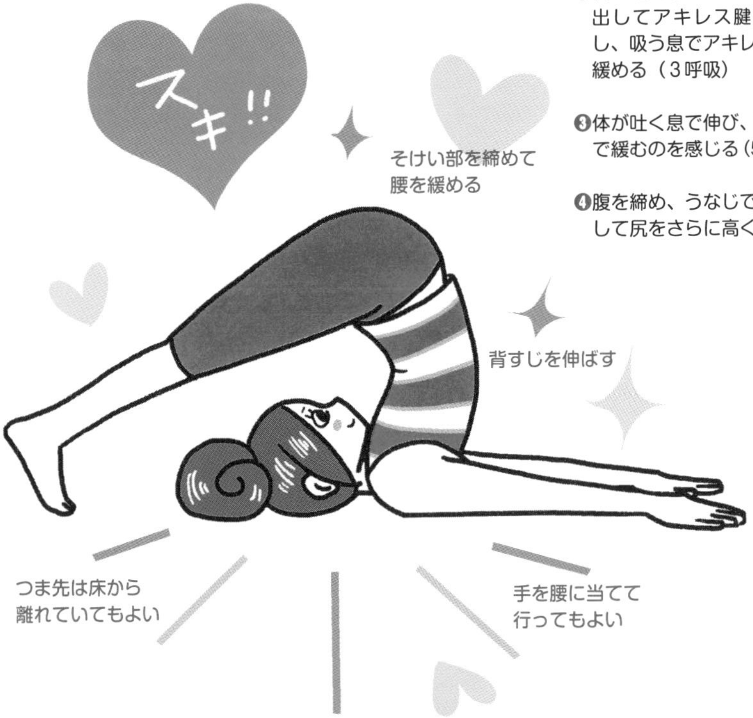

スキ!!

そけい部を締めて
腰を緩める

背すじを伸ばす

つま先は床から
離れていてもよい

手を腰に当てて
行ってもよい

❹ スキ〜肩立ちへ

❶❸❹の状態から、手を腰に当てて体を支える

❷吸う息で右脚を上げる

❸次の吸う息で左脚を右脚に揃える

スキ
から…
1
腰を支えて…
よっ
2
右脚上げる
スーッ
肩立ちになる
左脚も上げる
3

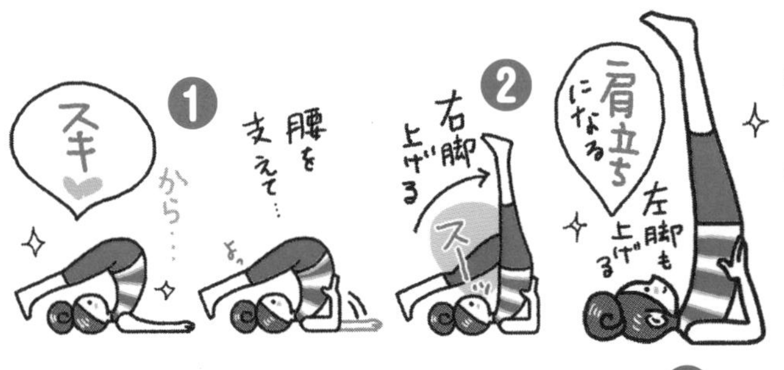

5 肩立ちの完成ポーズを作る

❶肘→肩→首→腰の順に小さく動かして楽な位置に調整し、完成ポーズを保つ（5呼吸）

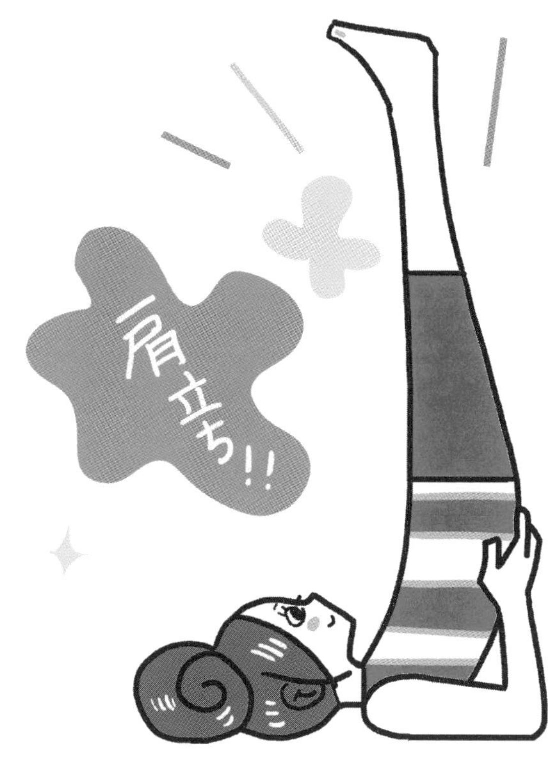

6 肩立ち〜あお向けへ

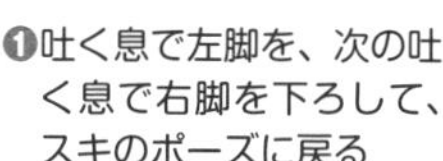
❶吐く息で左脚を、次の吐く息で右脚を下ろして、スキのポーズに戻る

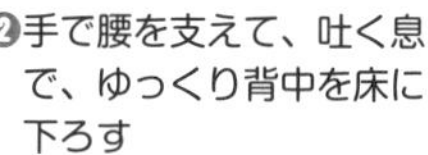
❷手で腰を支えて、吐く息で、ゆっくり背中を床に下ろす

❸腰から手を離し、脚を下ろしてあお向けになる

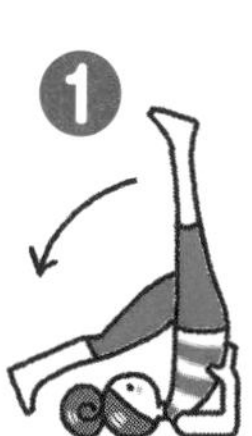

脚を片方ずつ下げる

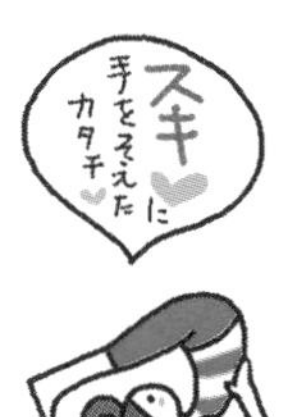

スキのポーズに（腰を手で支える）

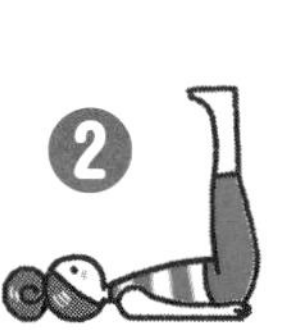

背中を下ろす（2❶と同じ形）

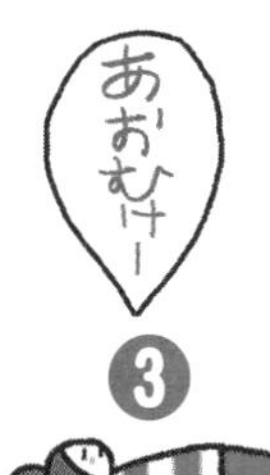

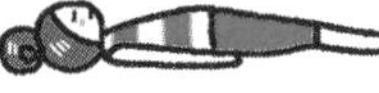
あお向け

背中と腰はドスンとではなく、そっと静かに下ろして首の負担をなくす

7 アレンジ～肩立ちをやりやすく

1
目は胸元を見る
あごを引いてうなじを伸ばす
肘を中に入れる

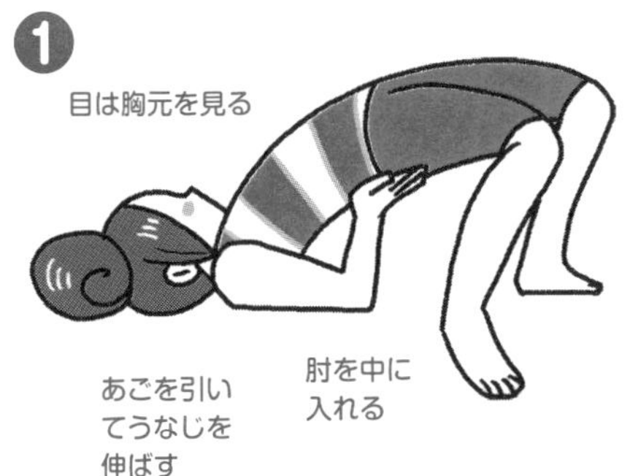

❶橋のポーズ (P.97) を作る

❷両手で尻をしっかり支えて、吐く息で右脚をゆっくり上げる

❸右脚をさらに高く上げて、左足先が床から浮くのを感じる

❹吐く息で両脚を揃えて、腰を反らせて保つ (3 呼吸)

3
喉を締めて行う
2
4
胸をしっかり開き、腰を緩める

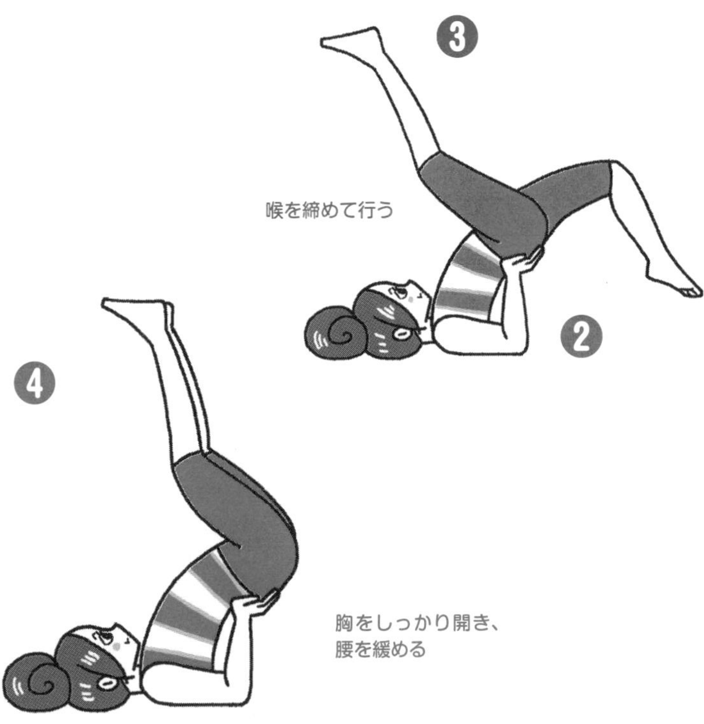

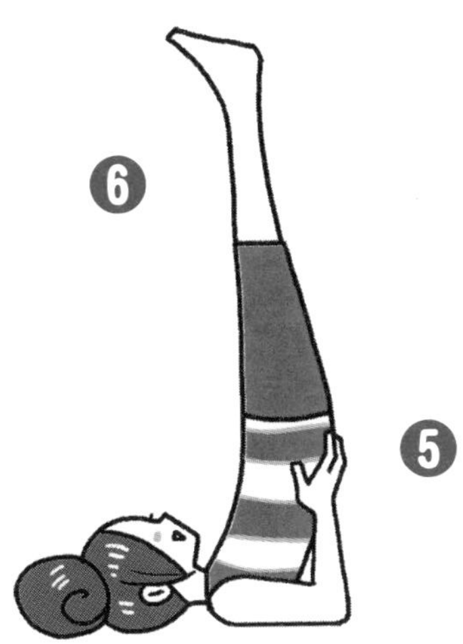

❺両手を下の方へ移動させて、体を支え直す

❻吸う息で脚を伸ばし、吐く息で腹を伸ばして保つ（3 呼吸）

❼吐く息でゆっくり背中を床に下ろし、次の吐く息で脚を下ろして休む

❶を安定して作れないときはやめる

ポーズができないとき

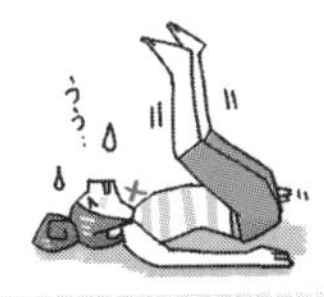

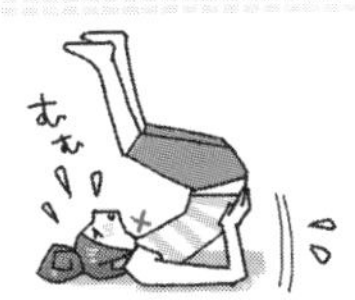

- 尻が上がらない
- 脚は上がっているが苦しく、気持ちよくない

※ できない理由 スキのポーズで尻を上げるとき、あごが出ると肩や首が硬くなり、動きにブレーキがかかります。勢いをつけて尻を上げる人がいますが、その場合も首に力が入ります。尻が上がっても上がらなくても、首が緊張している限り、安定した気持ちのいいポーズにはなりません。

！ できるようになるために ①をきちんと行い、背中や首を緩（ゆる）めましょう。さらにそけい部をしっかり締めれば腰が緩み、ポーズを作りやすくなります。スキのポーズや肩立ちのポーズを気持ちよく行うためには、前屈のポーズが非常に有効です。一つひとつのプロセスを丁寧（ていねい）に優しく行いましょう。

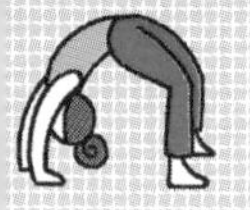

アーチのポーズ（ウールドゥワ ダヌラ アサナ）

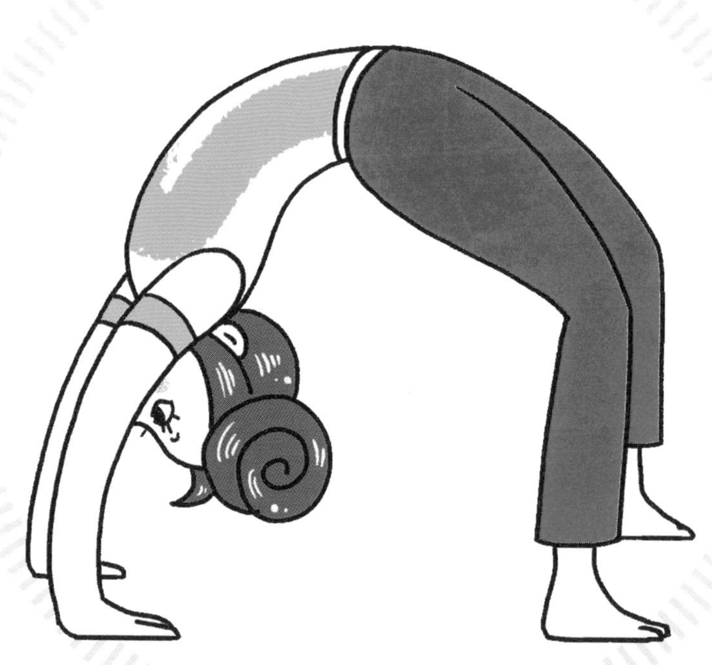

0 ポーズの意味

猫背がクセになっている人や、体調不良に悩む人におすすめのポーズです。縮みがちな腿（もも）の前面～腹～胸がよく伸びて、首も緩（ゆる）むので頭が冴（さ）えます。反（そ）る動きが苦手な人には難しく見えるポーズですが、「軽くて楽な動き」と丹田（たんでん）を意識すると気持ちよくできるようになります。

①ポーズを作りやすくする動き

1 腿を伸ばす

①②
スー
肋骨を
持ち上げる
胸を広げる
肛門を
締めて
足先は床につける

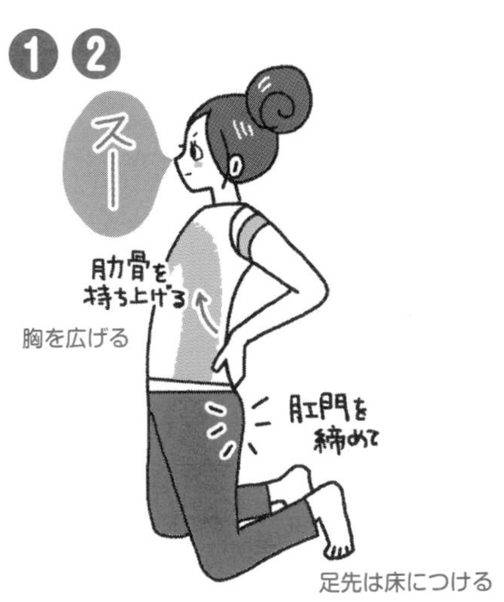

❶正座をした状態から、膝を少し開いて膝立ちになる

❷両手を腰に当て、吸う息で肋骨を上へ引き上げる

③
胸元を
見る
フー
腿の伸びを
感じる

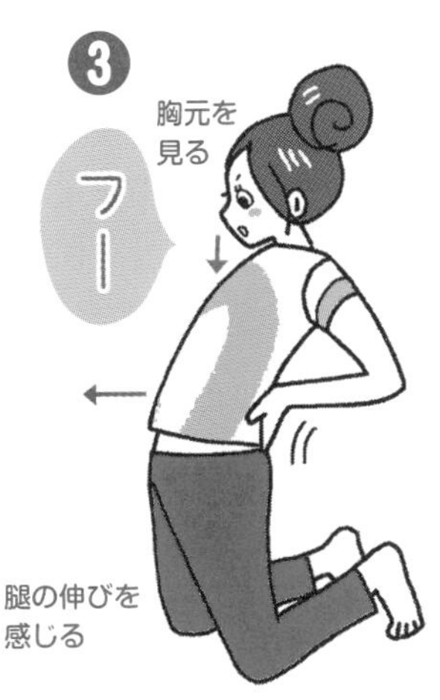

❸吐く息で骨盤を前に突き出し、腿を伸ばす

❹吸う息で❶に戻る

❺これを3回行う

2 胸と腰を緩める（ラクダのポーズ）

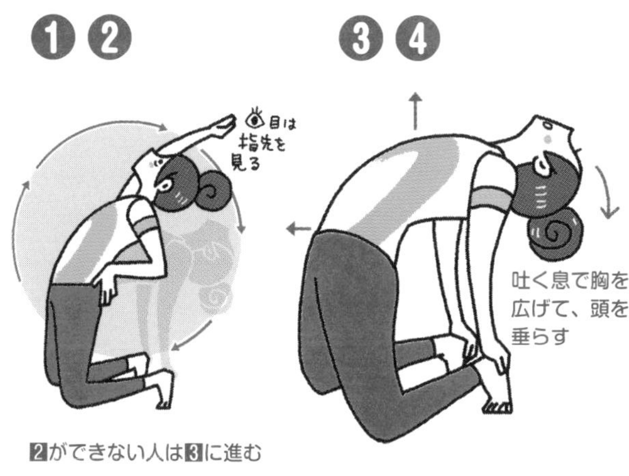

2ができない人は3に進む

❶1❸の状態から軽く背中を反らせる

❷吸う息で右手を上げて、吐く息で右手を右かかとに当て体を支える

❸左手を❷と同様にして、左かかとに当てる

❹吸う息で胸を突き上げ、吐く息で腰を前へ出す（3呼吸）

❺戻るときは吐く息で腰を前に押し出し、頭を上げる

3 そけい部を伸ばす

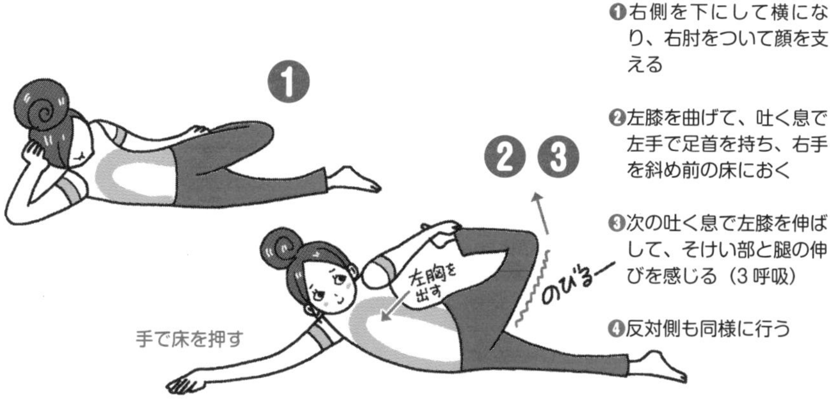

❶右側を下にして横になり、右肘をついて顔を支える

❷左膝を曲げて、吐く息で左手で足首を持ち、右手を斜め前の床におく

❸次の吐く息で左膝を伸ばして、そけい部と腿の伸びを感じる（3呼吸）

❹反対側も同様に行う

②ポーズを作る動き

1 背中を緩める1

上
下
左
右
上下左右
膝を
ゆすって…
アゴひいて
腰をゆるめる
うなじ伸ばす
そけい部を締める

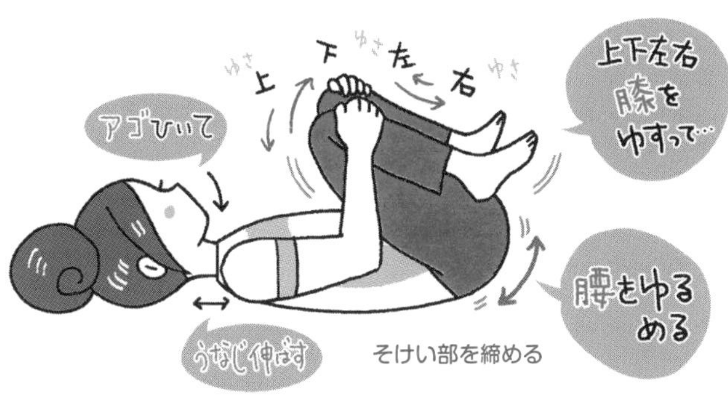

小さく、軽やかに膝を動かす

❶あお向けになり、あごを引いて両膝を抱えて、腰を伸ばす

❷背中が緩むように意識して、抱えた膝を上下左右に30回揺らす

2 背中を緩める2

むーん!
吸う息で
あごと胸を
持ち上げて
吐く息で
膝を
左右に
倒す

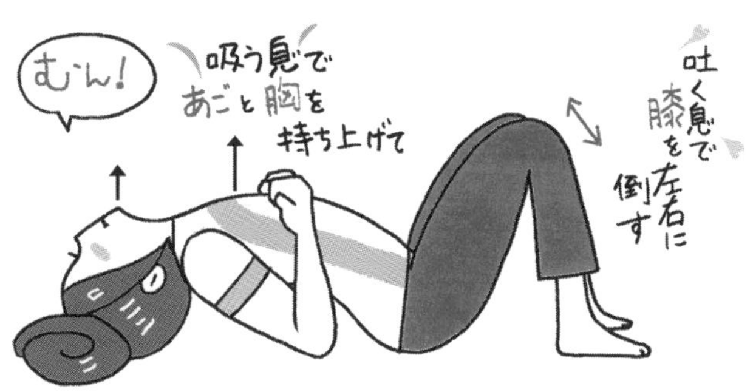

膝を動かしながら背中の緩みを感じる

❶あお向けになり、両膝を立てる

❷吸う息で肘で床を押してあごを出し、胸を持ち上げる

❸吐く息で膝を左に倒し、吸う息で戻す

❹反対側も❸と同様に行う

❺❸❹を5回行う

3 完成ポーズを作る

1
2
手のひらは浮いてもよい
3
肩と腰の
力を抜く
手のひらを床に
つける
4
完成♫

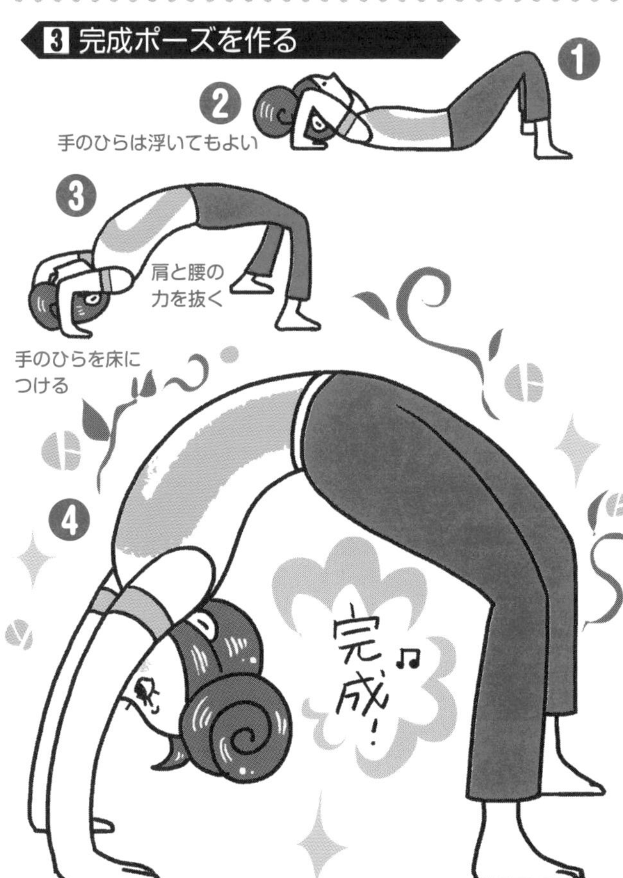

あごを出して口を開けると、肩が楽になり体を持ち上げやすい

❶あお向けになり、両膝を立てる

❷手を耳の横に置き、指先を足の方に向ける

❸吸う息であごを強く出して、頭と手足で体を支える

❹吐く息で、両手両足で床を押して頭を持ち上げ、保つ（3呼吸）

❺吐く息でゆっくり頭を床に下ろし、背中も床につけて休む

4 アレンジ1 ~台を使ってやりやすく

肘を台に向かって
押し出す
目は台を見る
足で床をしっかり押す

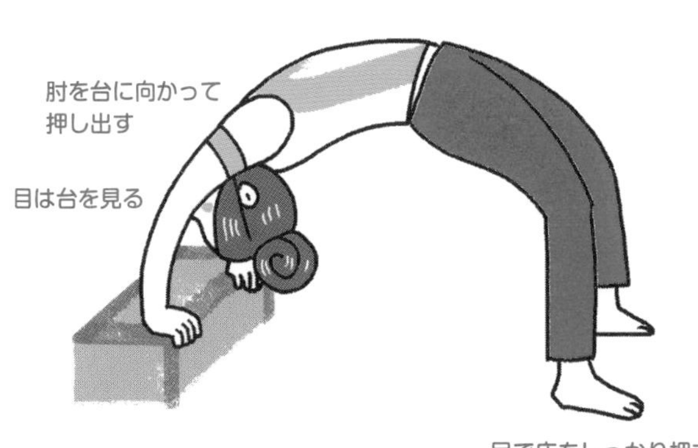

❶高さ約 20cm の安定した台の近くに頭を置いて、あお向けになる

❷両膝を立て、台の端に手を置き、指先を足の方に向ける

❸肘を寄せ合い、吐く息で両手で台を押して肘を伸ばして保つ（3呼吸）

❹吐く息でゆっくり頭を床に下ろし、背中も床につけて休む

5 アレンジ2～壁を使ってやりやすく

❶あお向けになり、手首を壁に当てる

❷吐く息で、両手両足で強く床を押し、肘と膝を伸ばして保つ（3呼吸）

❸吐く息でゆっくり頭を床に下ろし、背中も床につけて休む

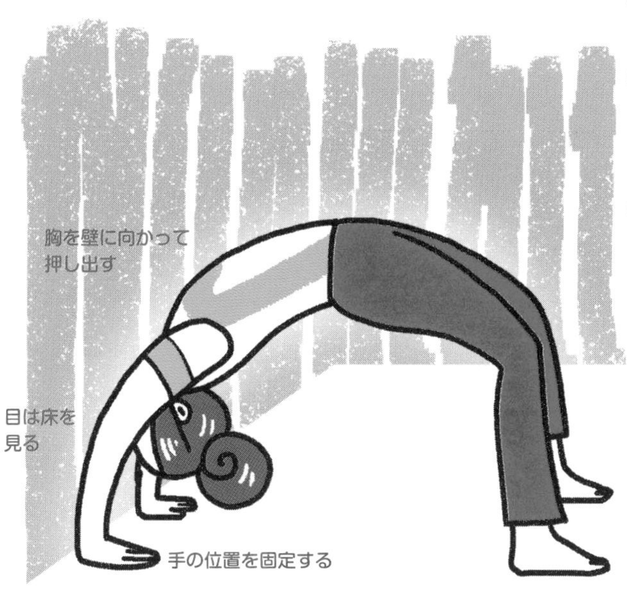

胸を壁に向かって押し出す
目は床を見る
手の位置を固定する

ポーズができないとき

ぎぎぎー

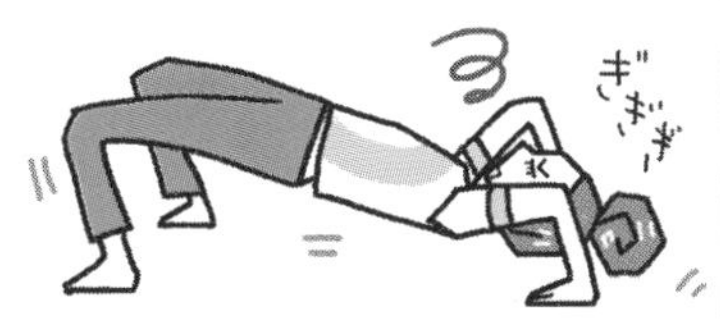

- 首と肩に力が入りすぎていて、肘が伸びない
- あごを引いている

※ できない理由 腕の力だけで体を持ち上げようとすると、肩や首が緊張して肘を伸ばせません。あごを引いているときも首に力が入るので、うまくいきません。また特にアーチのポーズは、すべりやすいところで行おうとすると手足がこわばってしまいます。

！ できるようになるために 無駄な力を入れないようにするために、まずはイメージを整えましょう。床に置いたタオルの中央をつまんで持ち上げると、端がダラリと垂れます。中央（＝丹田）に力を集め、端（＝頭や手足）の力は最小限にするイメージを描きます。また、すべらない場所で行うことはすべてのポーズの基本条件です。

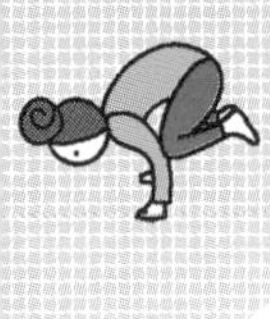

ツルのポーズ（バカー アサナ）

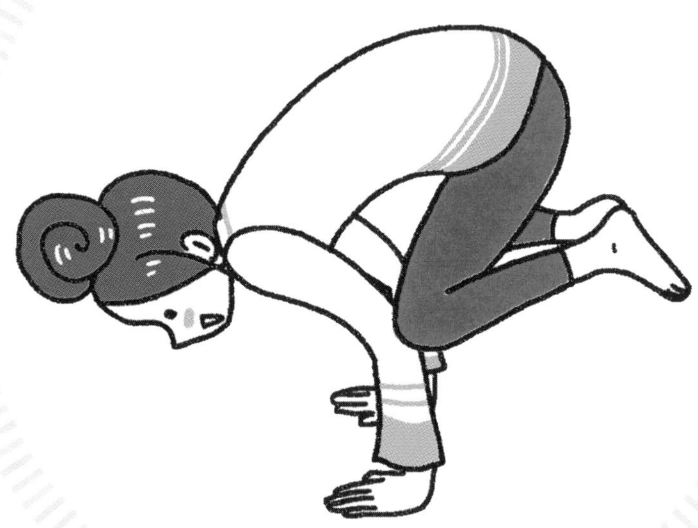

0 ポーズの意味

バランス感覚を鍛（きた）えるポーズです。ツルのポーズと似た原理で、「ポーズの王」とも呼ばれる頭立ちのポーズが作れます。てこの原理で重い脚を浮かせるので、ある程度の腹筋が必要です。「転びそうで恐い」と思う人は、前方にクッションを置いて練習しましょう。

1 ポーズを作りやすくする動き

1 首を強化する

は〜。
目は、力を入れている方へ向ける
坐骨と床の接点を意識する

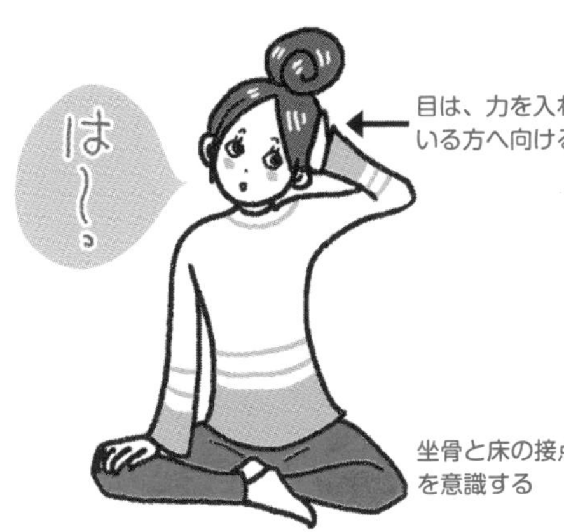

❶あぐらをかいて背すじを伸ばし、左耳の上に左手を当てて、吐く息で頭と手を押し合う（5秒）

❷同様に、額や後頭部にも左手を当てて押し合う（5秒ずつ）

❸終わったら頭を軽く揺らしてリラックスする

❹右手でも同様に行う

2 バランス力を強化する

正面を見る
うなじを伸ばす
背すじを伸ばしそけい部を締める

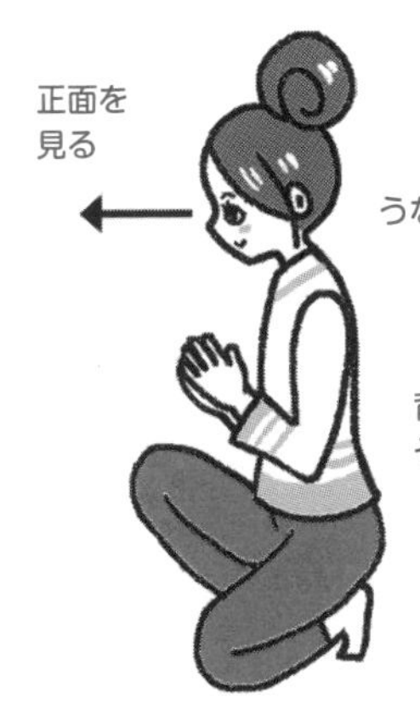

❶正座から、膝を床についてつま先立ちになり、体を支える

❷胸の前で合掌して、右膝を床から浮かせてバランスをとる（5呼吸）

❸反対側も同様に行う

3 うなじを伸ばす（ライオンのポーズ）

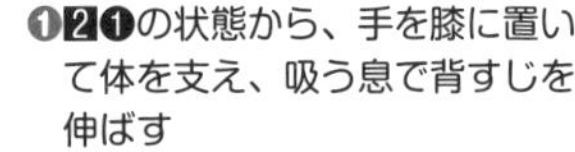
❶2❶の状態から、手を膝に置いて体を支え、吸う息で背すじを伸ばす

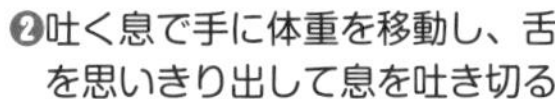
❷吐く息で手に体重を移動し、舌を思いきり出して息を吐き切る

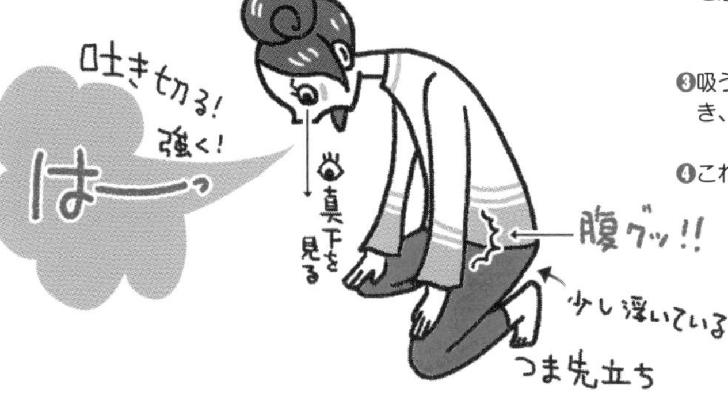

❸吸う息でお尻をかかとの上に置き、❶の状態に戻る

❹これを３回行う

4 腕と腹筋を強化する

❶うつぶせになり、つま先を床につけ、手を胸の横に置く

❷両手で床を押して、全身を床から数 cm 浮かせる

❸喉と腹、肛門を締めて息を止める（3 秒）

❹吐く息で、体をゆっくり床に下ろす

❺これを３回行う

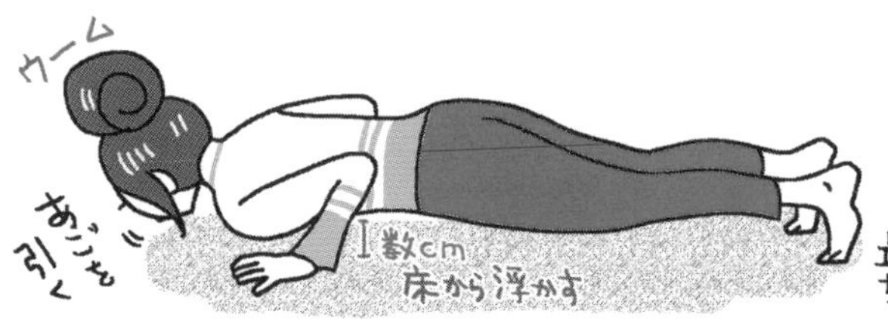

② ポーズを作る動き

1 イメージを描く

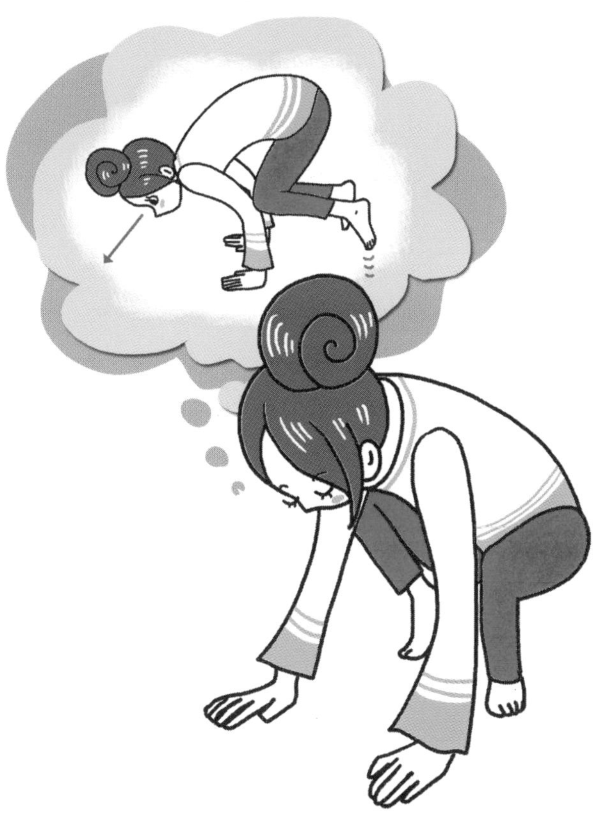

❶「ツルのポーズは、膝を上腕（肘より上）に乗せてバランスをとるポーズだ」とイメージする

❷頭の方へ少しずつ重心を移動させて、静かに脚を浮かせる流れをイメージする

❸背すじが伸びたままで、重心が頭の方へしっかり移動したイメージを描く

2 背中を伸ばす（イヌのポーズ）

そけい部を
締める
膝は曲げて
もよい
手で床を
押す

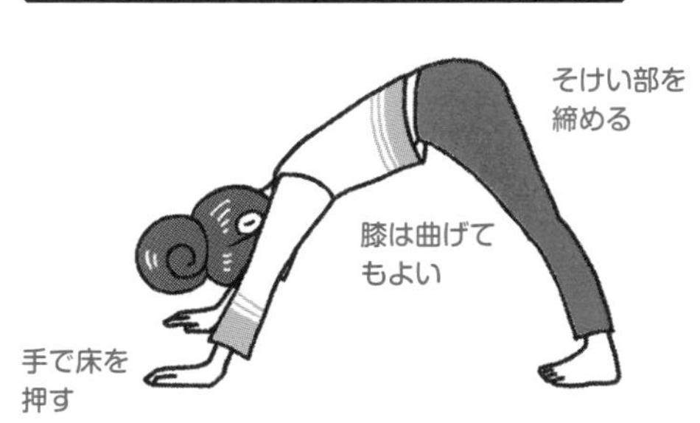

❶四つんばいでつま先立ちになる

❷吸う息で尻を斜め後ろに持ち上げる

❸腕から背中にかけて伸びているのを感じる（3呼吸）

3 手を固定する

手の間を見る

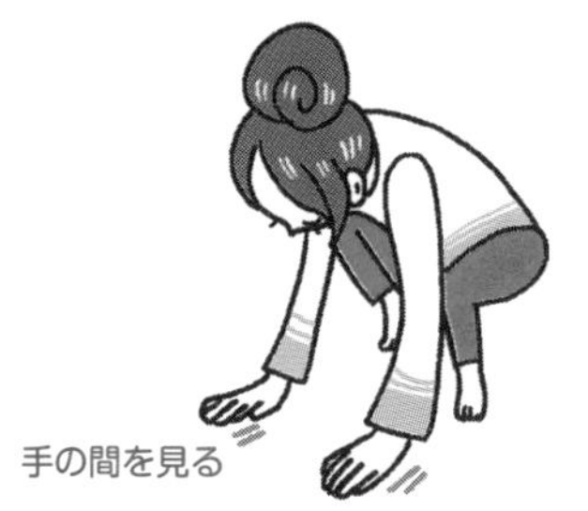

❶四つんばいでつま先を立て、膝を浮かせる

❷膝を上腕（肘より上）に押し当てる

❸手の指をしっかり開き、床をつかむようにして腕を固定する

4 腕を固定する

そけい部を締めて
尻を持ち上げる
グ
グ
ッ
目は前方へ
足はまだ床につけたままにする

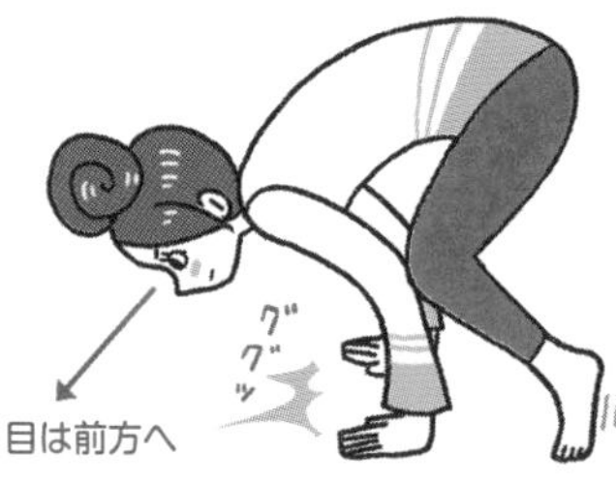

❶両手の位置を固定したまま、尻を後ろに引いて背中を伸ばす

❷重心を頭の方へ移動する

5 重心を頭の方へ移動する

脚が浮くときの支点は、
上腕と膝の接点

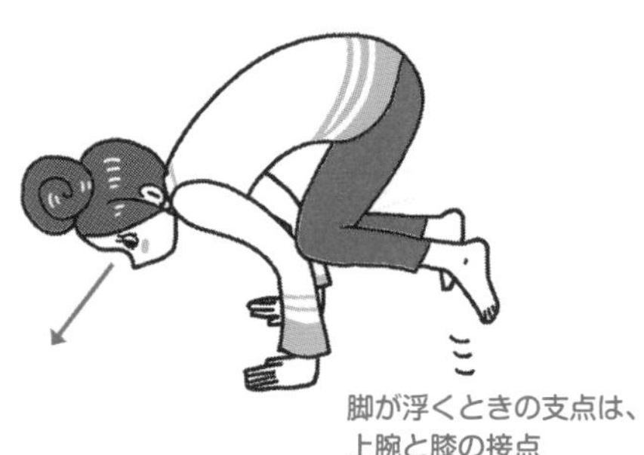

❶上腕と膝の接点が固定しているのを確かめる

❷吐く息で、あごを強く出し斜め前の床を見る

❸重心が頭側へ移ることで、自然に足が浮くのを待つ

6 完成ポーズを作る

❶かかとを尻の方へ引き寄せる

❷腹を強く締めて肘を伸ばし、上体を高い位置で保つ（2 呼吸）

❸吐く息でゆっくり足を下ろして、休む

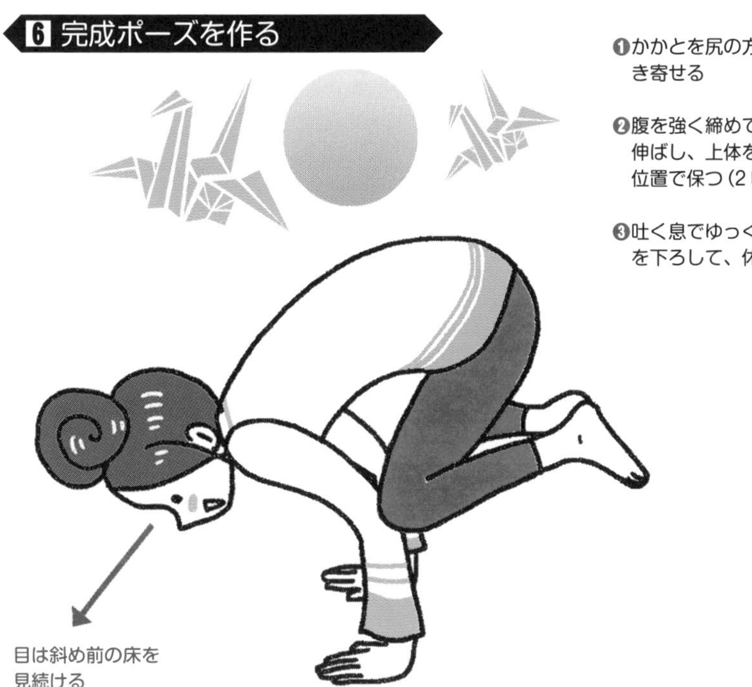

目は斜め前の床を見続ける

手で床をつかむ

6ができない人は、5❸を 3 呼吸行って終わりとする

ポーズができないとき

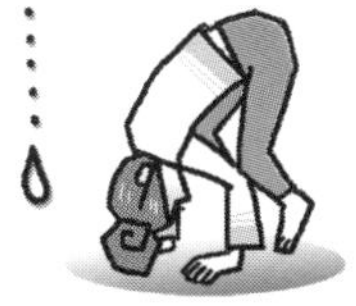

- 重心の移動ができない
- あごを引いて行っている

※ できない理由 ツルのポーズはバランスポーズです。そのことをあらかじめ理解していないと、脚が上がりません。そして背中の筋肉が硬いと重心移動がうまくいきません。また、腹の力が弱いと全身の筋肉をしっかり働かせることはできませんから、腕を固定するためには丹田（たんでん）の強化が必要です。

！ できるようになるために イメージを豊かに描き、重心をスムーズに移動してバランスをとりましょう。そのためには首、腕、腹を強化して、頭と足先を意識します。またツルのポーズと名前が付いているので、ツルの脚（＝ポーズのときの腕）はできるだけ長く肘（ひじ）を伸ばします。かかとを尻の方へ引き寄せると、上体を高い位置で保ちやすくなります。

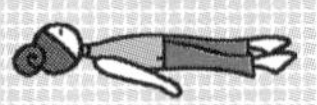

くつろぎのポーズ（シャバ アサナ）

0 ポーズの意味

人は昼に活動して夜に休みますが、ヨガのポーズも同じように作ります。筋肉や神経をたくさん働かせた後は、必ず最後にくつろぎのポーズを行ってリラックスしましょう。また疲れているときなど、このポーズで呼吸に集中すれば、数分間の実践でも神経のバランスが整い、疲労回復の効果があります。

1 ポーズを作りやすくする動き

1 下半身の緊張をとる

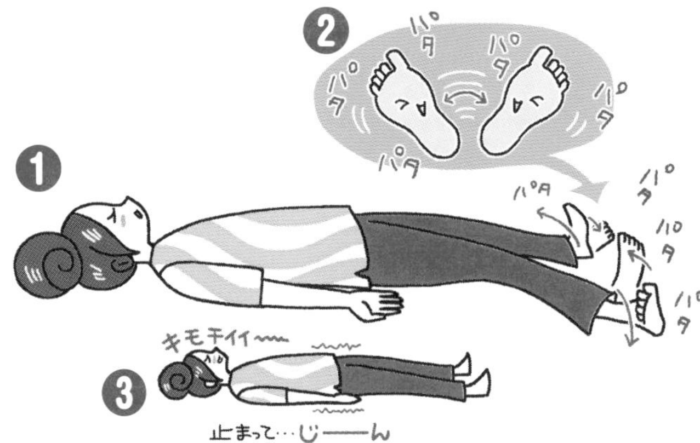

❶あお向けになり、足を腰幅に開く

❷かかとを支点に足先を内へ、外へとパタパタ動かす（30秒）

❸動きを止めて、腰や腹の気持ちよさを味わう

足は「バタバタ」と強くではなく、「パタパタ」と軽く小さく動かす

2 背中の緊張をとる

①
目を閉じて、微笑んだ表情で行う
ゆら
ゆら
②
キモチイイ〜
止まって…じーーん
全身が気持ちよく揺れるように、腰を動かす

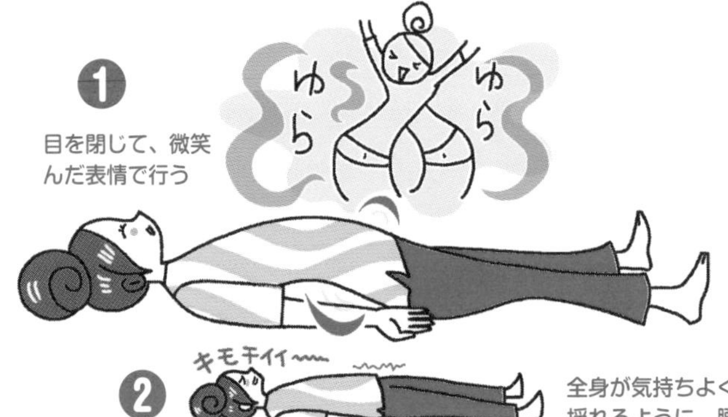

❶あお向けになり、腰をユラユラと左右に揺（ゆ）する（30秒）

❷動きを止めて、背中の気持ちよさを味わう

3 全身の緊張をとる

吸う息で体を伸ばして吐く息で脱力〜
はぁ〜〜
くったりー

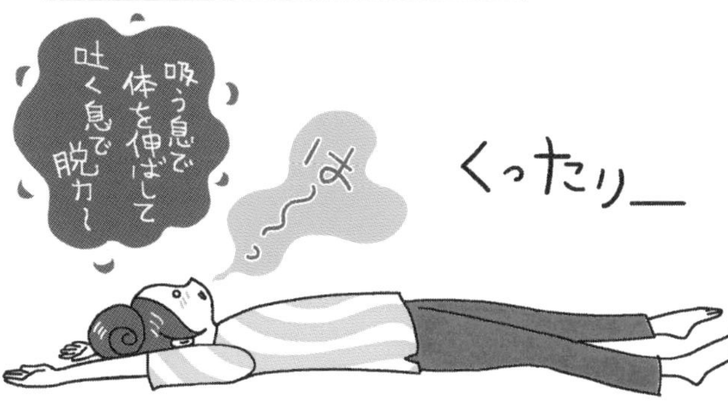

❶あお向けになり、手を頭の方へ伸ばす

❷吸う息で両手と両足を強く伸ばす

❸吸いきって一瞬間(ま)を置き、吐く息で脱力する

❹これを3回行う

② ポーズを作る動き

1 楽な手の位置を決める

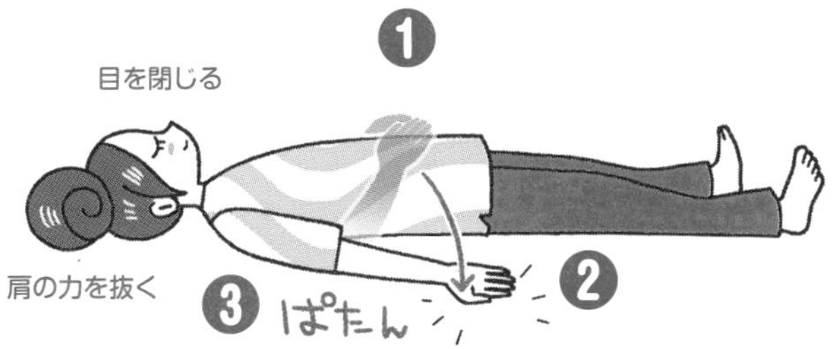

❶あお向けになり、手を腹の上に置く

❷肘を床につけて、手の甲をパタンと床に落とす

❸脇は握りこぶし1個分くらいあける

2 楽な足の位置を決める

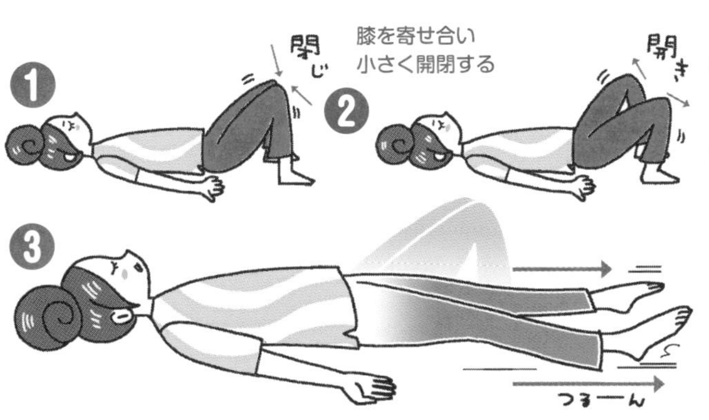

❶❶❸の状態から、膝を立てる

❷膝の開閉を小さく10回行う

❸かかとを滑らせて膝を伸ばす

3 心をリラックスさせる

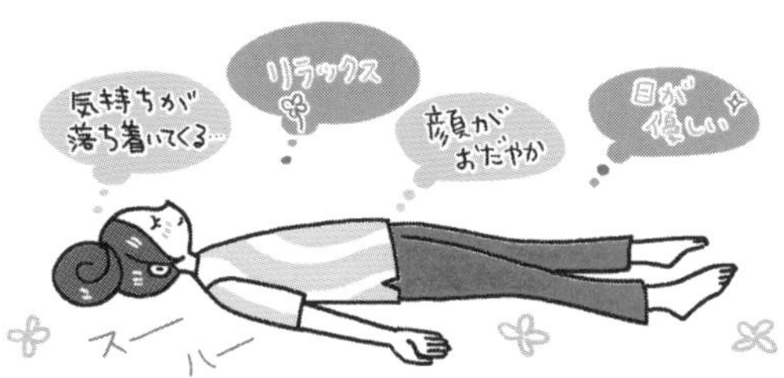

❶ゆったりと深く呼吸する

❷心の中で「リラックス」「気持ちが落ち着いている」とくり返す（1分）

❸心の中で「目が優しい」「顔が穏やか」とくり返す（1分）

4 体をリラックスさせる

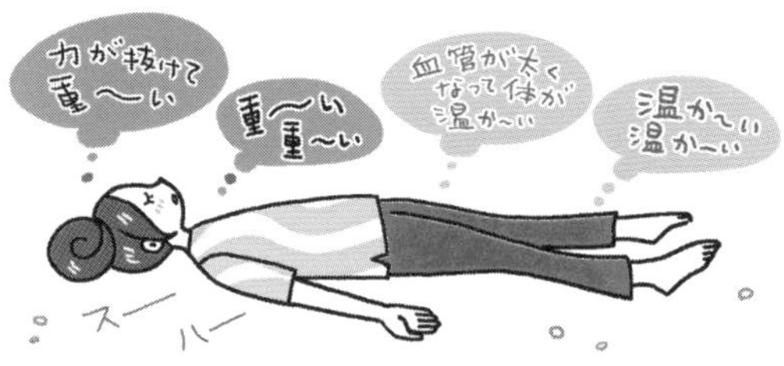

❶心の中で「力が抜けて重ーい」「重ーい　重ーい」とくり返す（1分）

❷心の中で「血管が太くなって体が温かーい」「温かーい　温かーい」とくり返す（1分）

5 穏やかに目覚める

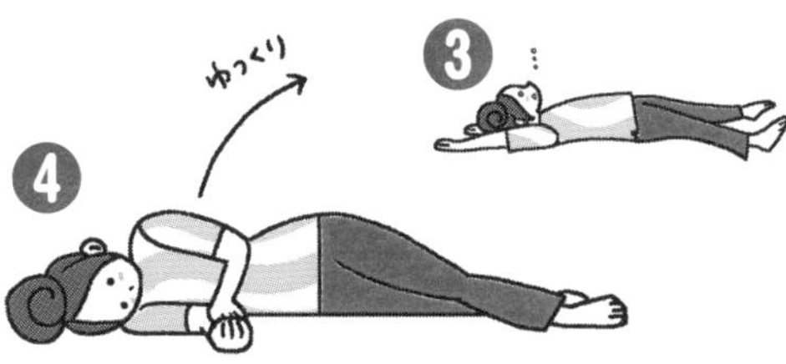

❶頭がはっきりしているとイメージする

❷手や足の指をモゾモゾと動かす

❸吸う息で両手両足を上下に伸ばし、一瞬間を置き、吐く息で脱力する

❹寝返りを打って横を向き、手を使ってゆっくり起き上がる

ポーズができないとき

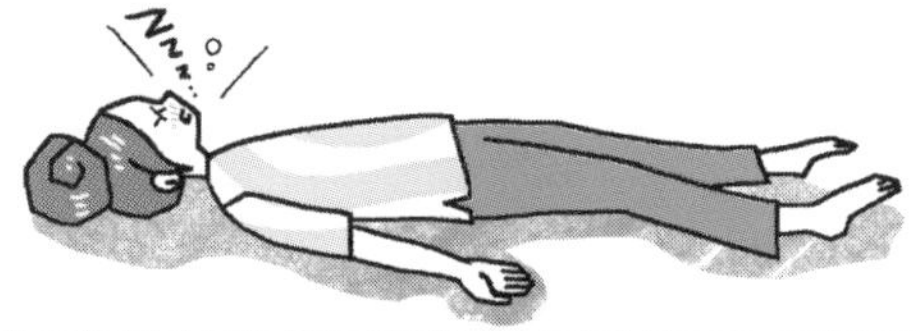

- 寝てしまう
- あれこれ考えごとをする

※ できない理由　寝てしまったり、他のことを考えたりすると、くつろぎの暗示効果がうすれてしまい、深いリラクセーションに到達できません。

！ できるようになるために　体の感覚をしっかり感じることは、集中力を高める練習になります。また、筋肉と脳を休めれば神経が整い、リフレッシュします。深いリラクセーションへの到達を目指して、集中して行いましょう。

ヨガの動きを日常に取り入れよう

✦

第3章

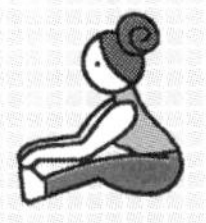
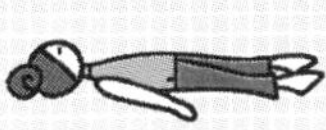
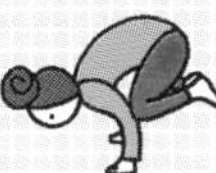
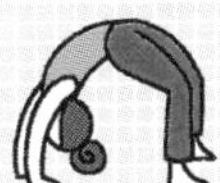
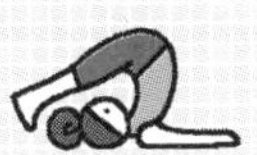
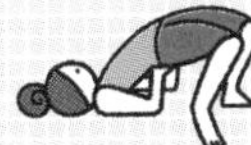
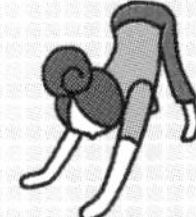
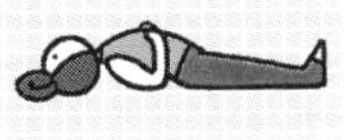
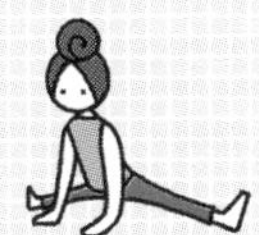
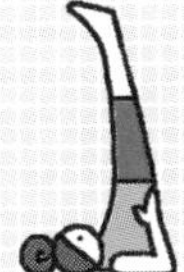
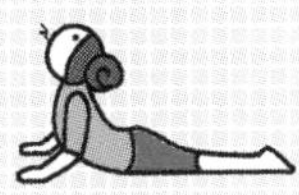
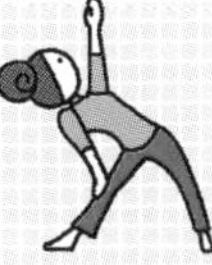

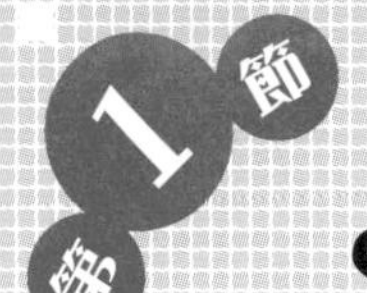

よい姿勢とはどんな姿勢？

筋肉ではなく骨で体を支えよう

私の考える「よい姿勢」とは、安定していて疲れにくい姿勢のことです。そしてまっ先に思い浮かぶ人は、優秀なホテルマンやデパートのベテラン店員さんです。彼ら、彼女らは誰が見ても姿勢がよくて身のこなしもスッキリしていますが、逆に言えば姿勢がよいからこそ長時間立ち続けることができ、また優れた接客ができるのだと思います。

「よい姿勢」というと、ほとんどの人は小学校で教わった「気をつけ」をイメージするでしょう。しかし私たちは、生活の中で気をつけの姿勢でいることはほとんどありません。

歩いたり立ったり、イスに座ったり中腰になったり、しゃがんだりと、状況に応じてさまざまな姿勢をとります。夜になれば布団に寝転び、寝ている間は無意識のうちに寝返りを打つでしょう。そんな中で常に気をつけの姿勢を意識して維持することは不自然ですし、また不可能です。

そう考えると「よい姿勢」とは、単に体を棒のようにまっすぐにすればよいというものではなく、そのときどきの状況に応じて疲れないように工夫した、洗練された体の使い方を指すことになります。

ところでヨガ的な「よい姿勢」といえば、それはまさに「気持ちよくポーズを作っているときの姿勢」でしょう。私たちが気持ちよく動いているとき、体を支えているのは筋肉ではなく骨です。言い換えれば骨で支えるからこそ、私たちは軽やかに、楽に動くことができるのです。

そもそも骨の役割は体を支えることであり、筋肉の役割は骨を動かすことなの

図3-1　疲労をリセットする姿勢

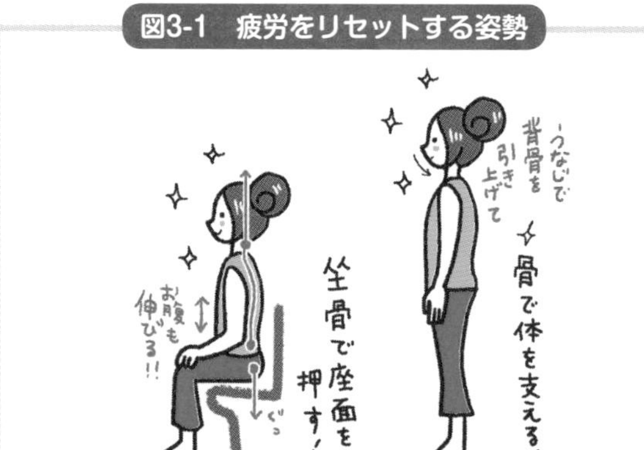

背中や腰がつらくなってきたら、背すじを伸ばします。つらくなるということは筋肉が縮んできている証拠ですから、早めに対処しましょう。

です。ですから、筋肉の力だけで体を支える姿勢は、負担がかかりますし、疲れが出やすいのです。ちなみに私の考える「悪い姿勢」は「よい姿勢」の正反対で、不安定で疲れやすい姿勢のことです。

図3-2　掃除をするときも「よい姿勢」で

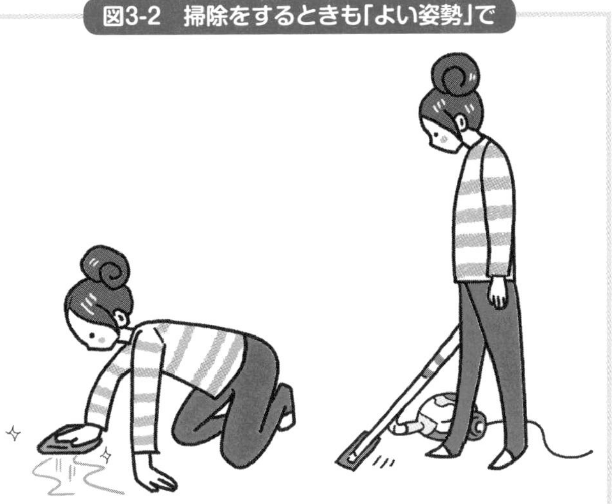

床を拭くときは、①そけい部を締めて腹で上体を支えること、②肋骨を骨盤から引き離すことがポイントです。そけい部を締めると、腹の奥の腸腰筋という大きな筋肉が締まって腰が安定し、背すじが自然と伸びます。掃除機を使うときはホースの柄を長くするなどして調節し、前かがみにならないように背すじを伸ばします。

悪い姿勢をくり返していると、その積み重ねは体をアンバランスにして痛みや疲労を招きますが、現代人の悪い姿勢の典型といえば、なんといっても猫背で行うデスクワークでしょう。

人間の頭の重さは成人で5kg前後と言われていますが、下を向く作業の多いデスクワークでは、その重い頭を支える首や肩、腰が特に疲れやすくなります。その上で、猫背という、背骨や骨盤を痛めつける姿勢を維持していれば、体にかかる負担は相当なものです。

疲労の蓄積を避けるためにも、骨で体を支える時間を積極的にとりましょう。骨で体を支えていると、その間は筋肉は緊張から解放されて楽になります（**図3-1**）。1時間に1分でもこの姿勢になれば、不快な疲労感の蓄積をリセットできます。

またこの際、動くときのクセも見直してみましょう。パソコンのキーを強打したり、必要以上の筆圧で字を書きなぐる人がいますが、そういう人は手指や肘（ひじ）、肩に疲れがたまっています。部分的な緊張は雪崩（なだれ）のように全身に広がって不快な疲労を呼び起こすので、小さな力で済む仕事はできるだけ小さな力で行って、筋肉を無駄な緊張や負担から解放するとよいでしょう（**図3-2**）。

第2節

体を大切にした立ち方・座り方

首と腿の裏側を上手に使おう

イスに座る瞬間、その座り方について意識したことがありますか。

おそらくほとんどの人は、イスから立ったり座ったりすることを何気なく行っていると思いますが、「体を大切にした立ち方・座り方」を意識的に実践すれば、首、肩、腰、膝（ひざ）の負担が激減して、体の感覚がとても楽になります。

一度この楽な感覚を味わうと、それまでいかに体のさまざまな部分が緊張していたかがわかります。中でも首、肩、腰、膝は全身に大きな影響を及ぼすところですので、これから紹介する立ち方・座り方をぜひ実践して楽になりましょう。

では最初に、動くときの原則を確認します。動くときには、

①骨でバランスよく体の重さを支えている感覚

②動くたびに背骨が伸びる感覚

を大切にします。たとえばまっすぐ立つときには、体のあちこちの力みを丁寧（ていねい）にとって、最小限の力で立ちます。上体の角度も、前や後ろに傾けたりして、体の負担がフッと軽くなる一番楽な角度を見つけましょう。

そして、体の重さを引き受けている足の裏を意識します。床を押すよ

図3-3　体を大切にした座り方

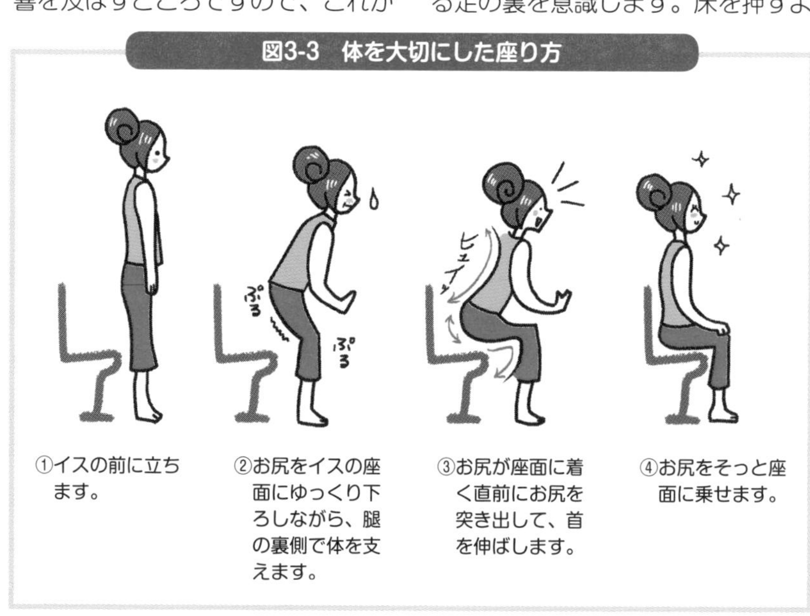

①イスの前に立ちます。

②お尻をイスの座面にゆっくり下ろしながら、腿の裏側で体を支えます。

③お尻が座面に着く直前にお尻を突き出して、首を伸ばします。

④お尻をそっと座面に乗せます。

図3-4　体を大切にした立ち方

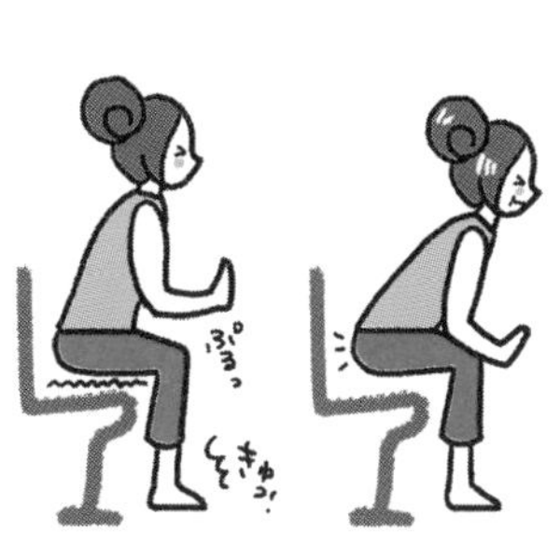

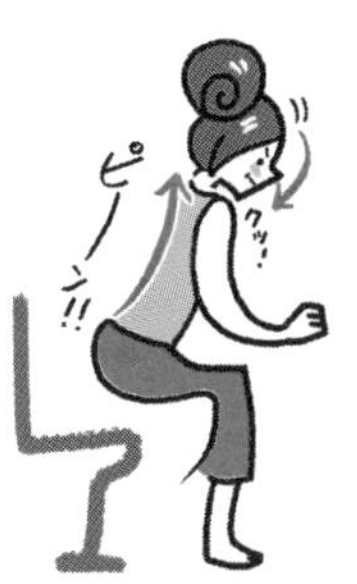

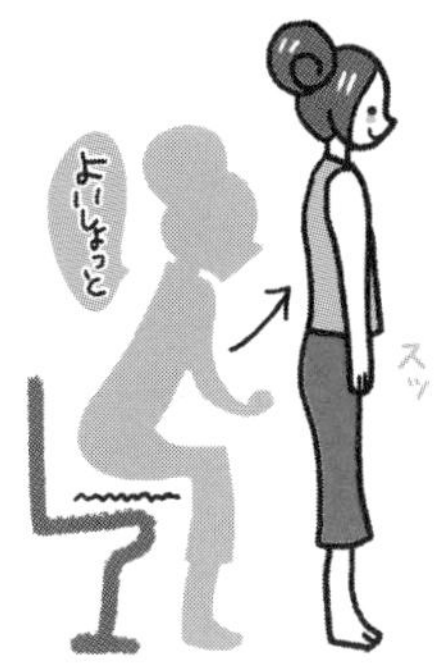

①首を伸ばし、上体を少し前に倒して、足で床を押して腿の裏側を意識します。

②さらに上体を前に倒すと、お尻が座面から少し浮きます。

③あごを引いて、腰から背骨が伸びている感覚を味わいます。

④背骨を伸ばして脚（特に腿）の力で立ち上がります。

うに立つことで、床からはね返ってくる力を感じて、その力が背骨や首をスッと伸ばしてくれる感覚を見つけましょう。イスの座り方と立ち方を**図 3-3**、**3-4** に示しましたので、試してみてください。

これらの手順で数回立ち座りを行ってから、ふだんの自分の立ち座りとの違いを確かめてみましょう。

たとえば、座るときにお尻をドスンと座面に落としていた人は、座った瞬間に首が縮まっていた感覚に気づくはずです。体に強い衝撃が走れば、背中は緊張して丸くなります。背中がいったん丸くなると、そこから改めて背すじを伸ばすということはなかなか難しいのです。

また立つときに、脚の力を使わず首や肩、膝に力を入れて立とうとすると、体のバランスが崩れます。

立つことや座ることなど、大きな力が必要な動きにおいて、主に使うべきは脚や腰などの大きな筋肉です。首や肩、膝などの小さな筋肉は、大きな動きをいつでも微調整できるように、リラックスして緩（ゆる）んでいる状態が理想です。

ふだんとは違う動きを意識的に行うと、自分のクセを自覚して悪いところを改善しやすくなります。体の構造に合った自然な動き方を身につけて、首や肩、腰、膝の不調を改善していきましょう。

第3節

疲れない歩き方=かっこいい歩き方

意識を変えて歩き方を改善しよう

俳優やモデルの歩く姿を見て「かっこいいな」「きれいだな」と感じたことは誰にでもあると思います。彼らがかっこよく見えるのは「人に見られる」ことを常に意識しているからでしょう。街などで人が振り返ったり、大勢の人に見つめられることを意識していれば、一般の人でもスッと背すじが伸びて颯爽（さっそう）とした歩き方になってきます。

逆に「どうせ自分なんて誰にも見られていないし、気にもされていない」という気持ちで歩くと、あごが出て背中も丸くなり、足音もドタドタと重くなるでしょう。

「歩き」とは筋肉の働きによって生まれる動きですが、筋肉だけを意識していてもかっこいい歩き方にはなりません。むしろ「骨」で歩くイメージを描きましょう。ひと言で言えば「がい骨が軽やかに歩く」イメージが理想的です（**図3-5**）。

図3-5　理想はがい骨のイメージ

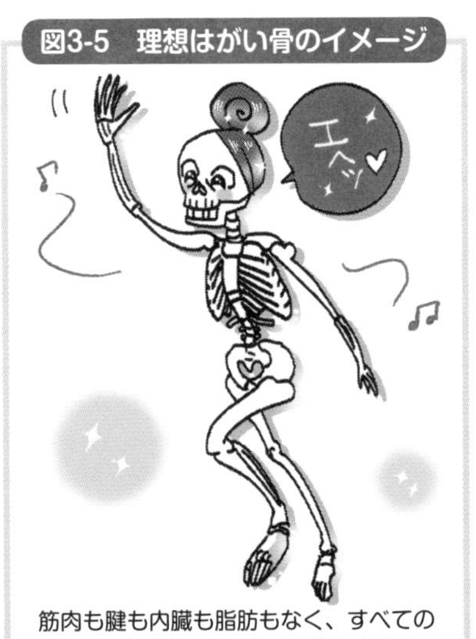

筋肉も腱も内臓も脂肪もなく、すべての制約から解放されたがい骨が歩くイメージは、颯爽として気持ちよさそうです。

それでは試しに「かっこいい歩き方」を練習してみましょう（**図3-6**）。モデルがウォーキングの練習をするときに、頭の上に本を乗せて歩く方法がありますが、本を乗せなくても頭を上に持ち上げるようにすれば同じような姿勢になります。鏡で見て確認しましょう。

脚の使い方ですが、股関節（こかんせつ）から脚が振り子のように前後に振れるイメージで歩きます。膝（ひざ）はロックせずに楽にしましょう。足首や足の甲の力も抜いて、重さにまかせて垂らします。がい骨さんの軽やかな歩きを体現しましょう。

足はかかとから床に着きますが、そのとき体重を足の裏にしっかり乗せます。そして足首の力をフッと抜いて、かかとから床を離れます。

ここで、つま先で床を蹴らないように気をつけてください。つま先で床を蹴る歩き方は、雨降りのときにふくらはぎに泥がはねる歩き方その

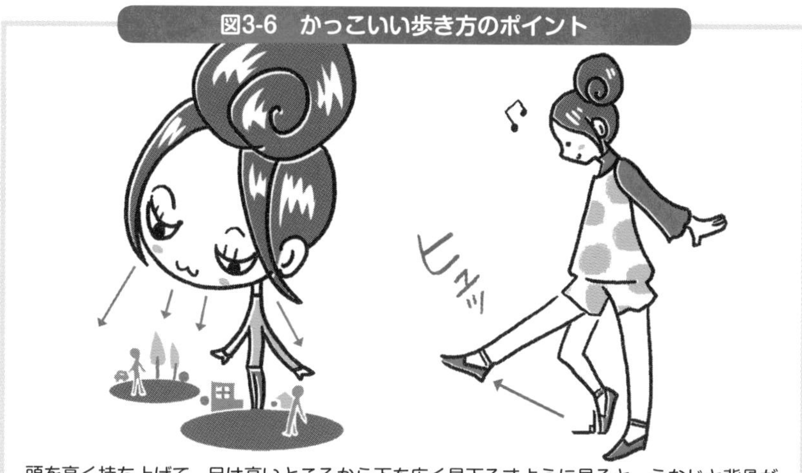

図3-6　かっこいい歩き方のポイント

頭を高く持ち上げて、目は高いところから下を広く見下ろすように見ると、うなじと背骨が伸びます。また、足首や足の甲の力が抜けていれば、膝下が前へ出たときに足の甲が床に対して垂直になります。左右の足の甲が、前方でヒュッヒュッと風を切るイメージで歩くとよいでしょう。

ものです。泥がはねない歩き方が、かっこいい歩き方につながります。つま先はまっすぐ前へ向けるのが基本ですが、ほんの少し外側に向ければ力強い歩き方になります。

腕の状態も振り子を意識して、重さにまかせて楽に垂らしましょう。うなじで背骨を引き上げるようにすることと、頭を上に持ち上げる感覚を大切にしてください。

内股（うちまた）や外股といった歩き方のクセは、原因として股関節の硬さが考えられます。また、歩くときに肩がやけに揺れたり、歩く姿がなんとなく不自然に見える場合も、全身の硬さやつながりの悪さが大きく関係しています。

全身をまんべんなく緩（ゆる）めると、かっこいい歩き方が自然とできるようになります。また全身がうまくつながるので、かっこいいだけでなく、疲れにくくもなるのです。

小学生ぐらいの子どもたちは、全身のつながりがよく柔らかく、歩く姿もきれいでイキイキとしています。しかし大人になるとほとんどの人が「ただ何となく」歩いてしまうようです。同じ歩くのであれば街で振り返られるような、きれいでかっこいい歩き方をしてみたいものです。

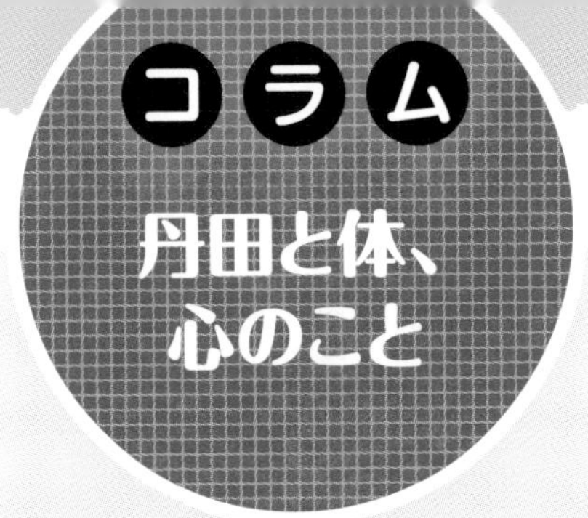

『角川漢和中辞典』で丹田の「丹」の字を調べたところ、「赤色の土」という意味がありました。またこの字には「真心」という精神的な意味もあるそうです。

そこで改めて「丹田」という言葉を考えると、文字通りには「赤の田んぼ」、つまり腹に満ちた血の海ということになるのでしょうか。

ちなみに私のイメージでは、丹田とは「命のおおもと」「人間性の基本となる場所」という意味を持った特別なエリアなのだと思います。

一方、私の学んだ沖ヨガでは、「丹田」は「仏性（＝仏のような尊い心）」と密接に関係した場所だと考えていました。丹田を鍛えることが仏性の向上につながるとして「丹田力強化法」を頻繁に行っていました。これはインドのヨガとはまったく別の訓練法で、沖先生が日本の禅の発想を取り入れながら独自に開発したものです。

カエルの動きや金魚前進といった、動物の動きからヒントを得たメニューを精力的に行って、丹田の強化を目指しました。動きの中で丹田を意識的に使えるようにし、同時に精神のトレーニングとしても役立てようとしたのです。

沖先生はよく、「体だけ磨いても仕方がない、心も一緒に磨きなさい」「（強化法の動きは）できなくてもいいが、やろうとする心構えが大事なんだ。心が動けば体が変わるんだよ」と常々仰っていました。受講生たちは、先生の言葉に背中を押されながら心身の強さを養って、行法（沖ヨガの講座）が終了するころには、道場に来た当初とは別人のような顔つきで颯爽と道場を後にしていました。

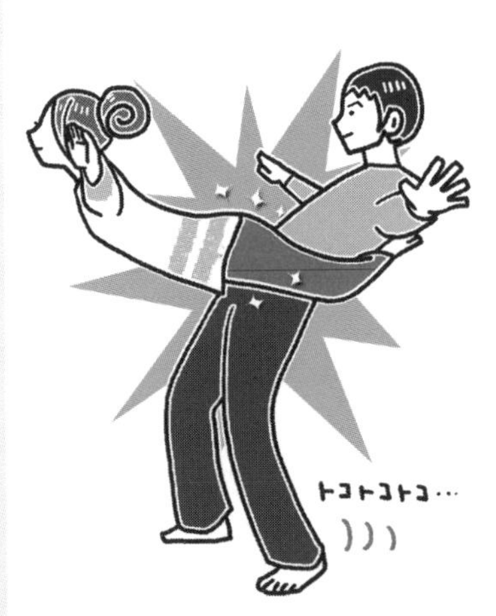

「飛行機」という丹田力強化法です。

第II部

エクストラレッスン

Extra Lesson

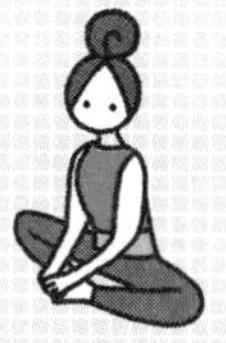

エクストラレッスンを はじめる前に

第Ⅱ部は「Extra Lesson」です。第Ⅰ部の「Basic Lesson」でご紹介した私のヨガの考え方を基盤として、「Extra Lesson」はその考え方をどのように実技面に生かすかを詳しく解説しています。

第１章では、私の主宰する水野ヨガ学院のプログラムから、人気のプログラムをピックアップして紹介しています。そしてその内容は、体が硬い方でも安心して取り組めるように再検討して、できる限り改善しました。

第２章では、体の硬い方がご自分の体と向き合って丁寧（ていねい）に観察できるように、ポーズ研究の場を設けました。ここで取り上げた４つのポーズは、見た目にもやさしく基礎的なものばかりですが、だからこそ自分の体の状態を確認しやすく、変化のきっかけをつかみやすいと私は考えています。ポーズの形という「外見」だけではなく、筋肉や骨の感覚や呼吸のしやすさといった「中身」の様子も見ていただければと思います。そして、ご自身の体の使い方のクセや、硬く縮まった部分を見つけて、よい方向に変えるきっかけをつかんでいただければ幸いです。

第３章では、少々特別なプログラムを紹介しました。その名も「コアヨガ」といいます。

「コアヨガ」とは私・水野健二の造語で、「コア（体の芯）を活用するヨガ」という意味です。背骨や丹田（たんでん）など、体の中心部分を意識して使う動きがたくさんあることから、このような名前にしました。また、心と体の両方の「コア」に働きかけ、強さやしなやかさを育てる訓練法であってほしい。そんな思いもこの名前には込めています。

コアヨガの大もとになった動きは、私の所属する沖（おき）ヨガというヨガの流派の中で「強化法」や「修正法」と呼ばれる動きです。強化法や修正法には、体力的・技術的に厳しいものや難易度の高いものが多く含まれています。以前、学院のレッスンで強化法や修正法を行ったところ、受講生たちから「疲れる」「難しすぎる」「自分にはできない」と大不評を買ったので、それ以来気持ちがくじけ、長いこと封印していました。

しかしここ数年は、受講生たちに嫌がられてもめげずに強化法や修正法を取り入れてきました。なぜなら、私自身が実践してきたヨガを含め、日本で普及しているヨガがあまりにも「リラックス一辺倒」「やわらかさ至上主義」に傾いていることを危惧したからです。

体を緩めることは、リラックスのためにはもちろん大切ですが、締めることも緩めることと同じくらい大切なのです。むしろ体を締める力は、これからの時代を生きるためにはぜひとも必要な力だと確信しています。「心身の強さとしなやかさを養う」というヨガ本来の目的を、改めて問い直したいと考えています。

私のヨガの師である故・沖正弘先生が使われていた言葉のひとつに、「最後心」というものがありました。「これが最後だ！　最後心で行け！　必死でやれ！」と、先生はよく発破をかけておられたものです。できないことを必死でやろうとすることに大きな意味がある、という考え方でしたから、沖ヨガ道場で怠けていたり、チャラチャラと適当にやっている人を見つけると、先生自ら竹刀を振り回してはその人を追い掛け、叱り飛ばしていたものでした。

今は竹刀を振り回せる時代ではありませんし、私もそこまではしたくありませんが……それでも、沖先生が伝えてくださった「最後心」の精神は大切にしたいと思っています。「これが最後だと思って真剣にやる」という気持ちで積み重ねたプロセスが、強く新しい自分に出会うための扉を開くと信じています。

体が硬い人のためのヨガ・プログラム

第1章

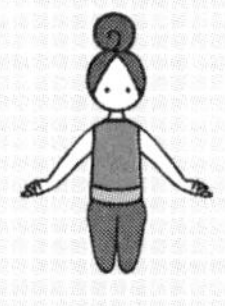
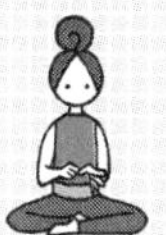
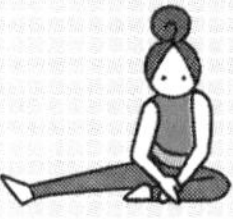
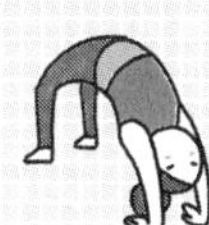
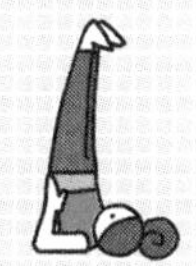
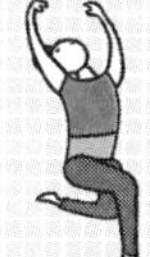
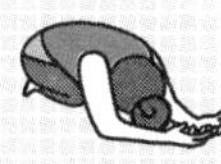
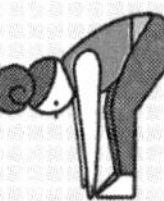
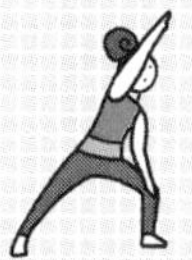
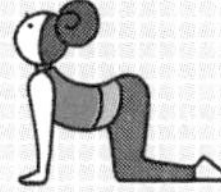
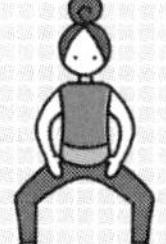
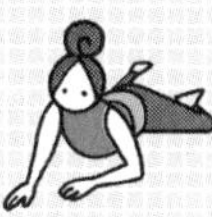

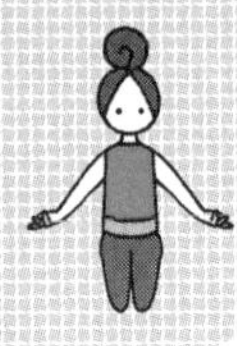

ヨガ・プログラムの特徴と意義

この章で紹介するプログラムは、私の主宰(しゅさい)する水野ヨガ学院で実際に使っているプログラムから作成しました。私の40年以上にわたるヨガ指導で定番となったものをはじめ、人気のあるもの、効果の高いもの、最近発見した自信作を中心にピックアップしました。また、忙しい現代人である皆さんの心身が何を求めているのか、自分なりに考えてテーマを立てたつもりです。

水野ヨガ学院のレッスンは、１コマが90分間となっています。最初は挨拶(あいさつ)から始まり、次に全身をほぐす動きを行います。ちなみにこのときには「１－１」「１－２」のプログラムをセットで行うことが多いです。

全身がほぐれて温まったところで、その週のテーマ・ポーズを中心にレッスンを進めます。テーマ・ポーズはたとえば「伸びネコ／ワシ／ラクダ」や「カメ／四股(しこ)立ち／弓」のように、だいたい３ポーズを１セットとします。「１－３」～「１－７」のようなプログラムを、時間をかけて行うのです。それから二人組といって、二人一組になって体をほぐしたり、ポーズを補助し合う時間を設けることもあります。90分というと長い時間のように感じますが、私にとってレッスンの90分は「今の動きをあの動きとつなげたら、どうなるかな」「このポーズとの組み合わせを試したい」といった思いつきの連続で、あっという間に終わります。

ポーズに至るプロセスは、日によって、あるいは状況によって変わります。たとえば同じイヌのポーズを作るとしても、元気で若い方が多いクラスでは立った状態から始める一方で、シルバー世代の方が多いクラスでは、寝そべった状態から始めたりもします。完全に同じ内容のレッスンは二度とできませんし、するつもりもありません。同じことをくり返すよりも、いろいろな可能性を模索しながらヨガを楽しみたいのです。

ちなみに本書に掲載したプログラムは、本書のタイトルに則(のっと)って、体の硬い方でも安心して行っていただけるようにプロセスを組み立てました。

ご自身の体力と目的に合わせて、無理なく、無駄なく、続けていただければと思います。

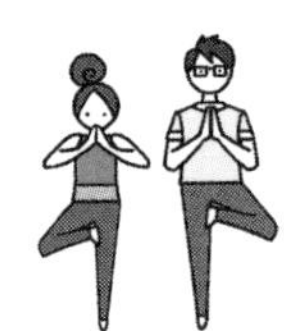

第１章のプログラムの内容一覧

タイトル	内　容	時　間	難易度
1-1 末端をほぐして 全身を温める（手編）	●時間をかけて手指や手首をほぐし、脳や全身の筋肉に刺激を送る	6分	★
1-2 末端をほぐして 全身を温める（足編）	●足指や土踏まずをほぐす ●ふくらはぎのセルフマッサージ ●冷えやむくみを緩和する	10分	★
1-3 大きく深く 呼吸できる体を作る	●呼吸のタイミングに合わせて、首・肩・腕の筋肉をじっくりと動かしてほぐす	9分	★
1-4 体を活性化して パワフルになる	●腰と背中を緩める動きを多く行い、体がパワーを発揮しやすい状態に整える	14分	★★★
1-5 神経の流れを スムーズにする	●背骨周辺の筋肉を集中的に動かすことで、全身の神経を活性化させる	13分	★★★
1-6 太陽礼拝 ～集中力を高めて 元気を引き出す	●複数のポーズをつなげて行う ●「太陽」の名の通り、イキイキとしてダイナミックな動きで構成されている	4分	★★
1-7 月の礼拝 ～若々しく、 みずみずしい体を作る	●複数のポーズをつなげて行う ●「月」の名の通り、おだやかで流れるような動きで構成されている	4分	★

★………特に練習しなくても簡単にできる

★★……落ち着いて行えばできる

★★★…少し練習すればできる

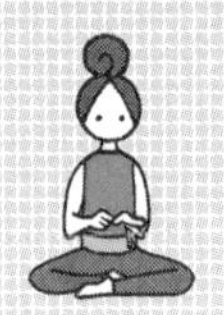

1-1 末端をほぐして全身を温める（手編）

プログラムの目的

ヨガでは、「部分が全体を現している」と考えます。
手足の指などの末端を刺激すると、その刺激が全身に行き渡って活性化します。気分もすっきりするでしょう。手指の硬くなったところや冷たい部分を見つけて、丁寧（ていねい）にほぐしましょう。

プログラムの流れ

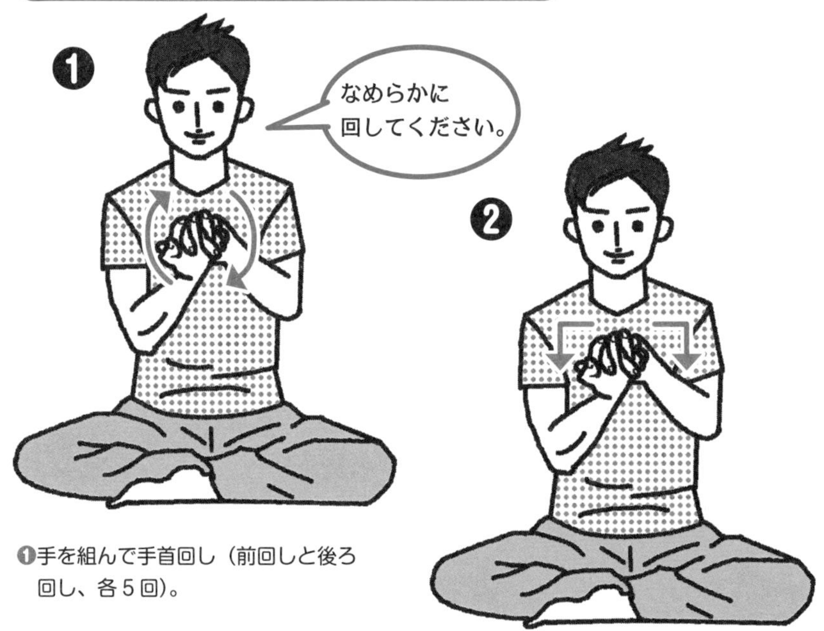

❶手を組んで手首回し（前回しと後ろ回し、各５回）。

❷手を組んで、手首を左右に折り曲げる（左右１セットで合計５セット）。

動きのポイント

ヨガでは、息を吐くタイミングで動きます。息を吐きながら動くことで、筋肉はほぐれやすくなります。

❸

自分で意識しないと、いつの間にか
肩が上がり、背中も丸くなります。
気づいたら直しましょう。

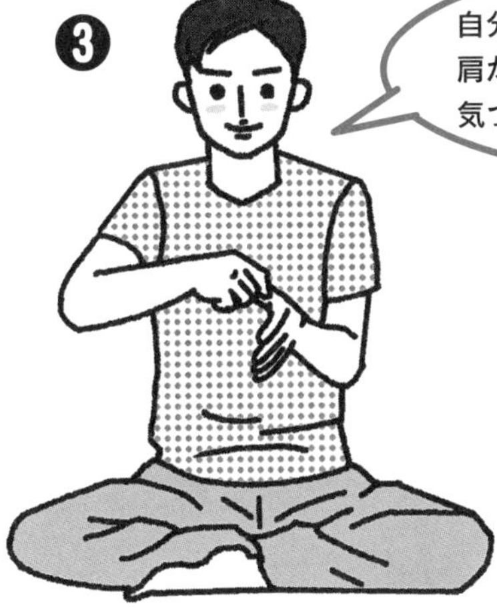

❸左手の指回し（親指から小指へ、5回ずつ）。

❹

❹左手指の反（そ）らしと曲げ（親指から小指へ、5回ずつ）。

❺右手の指回し（❸と同じ要領で行う）。
❻右手指の反らしと曲げ（❹と同じ要領で行う）。

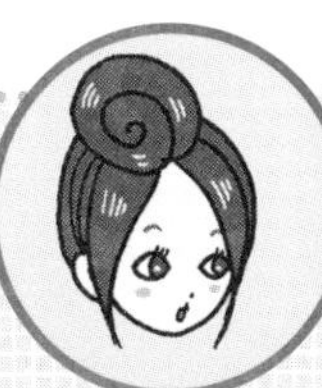

教えて！ 先生！ Question

「動画の中で『指を回すときには、肘（ひじ）を使って回してください』と指示されていましたが、なぜですか？」

Answer

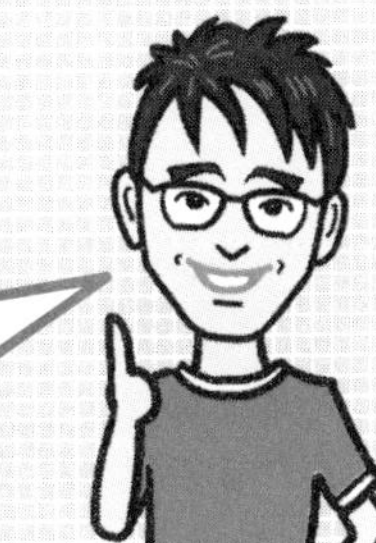

指回しをするときに、**指先ばかりを意識すると、腕全体に力が入ってきて動きが硬くなります。**肘を意識して使うと、腕の緊張が抜けて、肩も楽になるのです。どこを意識するかで、動きの質が変わってきますよ。

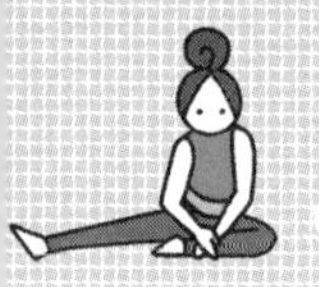

1-2 末端をほぐして全身を温める（足編）

プログラムの目的

足の指や土踏まず、ふくらはぎをほぐします。脚の血行やリンパの流れがよくなって、全身が温まる効果が期待できます。冷え性の方や、むくみが気になる方にもオススメです。脚全体が柔らかくなって気持ちがよいので、水野ヨガ学院では長年にわたって人気の高いプログラムです。

プログラムの流れ

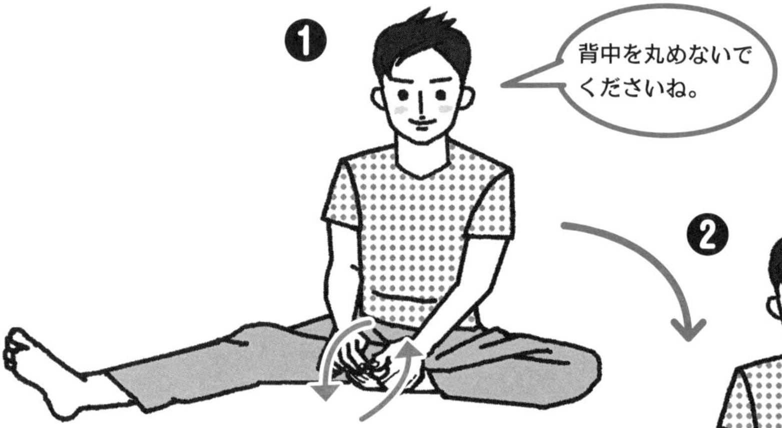

❶

背中を丸めないでくださいね。

❶左足を引き寄せる。隣同士の足指をペアで持ち、前後に開く（各ペア10回ずつ）。

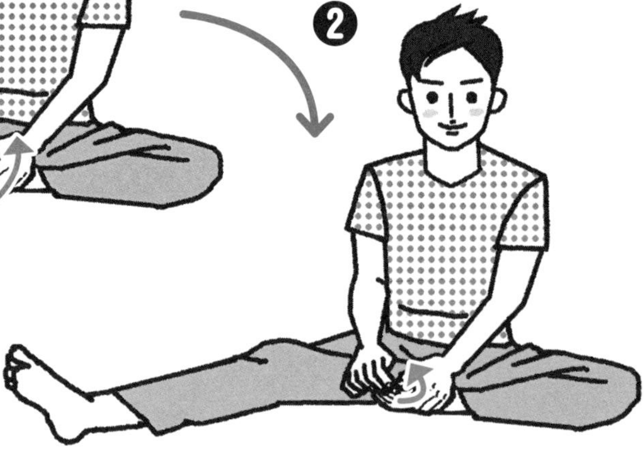

❷

❷左足の指回し（親指から小指へ、5回ずつ）。

動きのポイント

股関節が硬い人は、曲げた方の膝下（ひざした）にクッションを入れて行いましょう。腰のまわりの緊張がとれて、背すじが伸び、脚ほぐしに集中できます。

❸

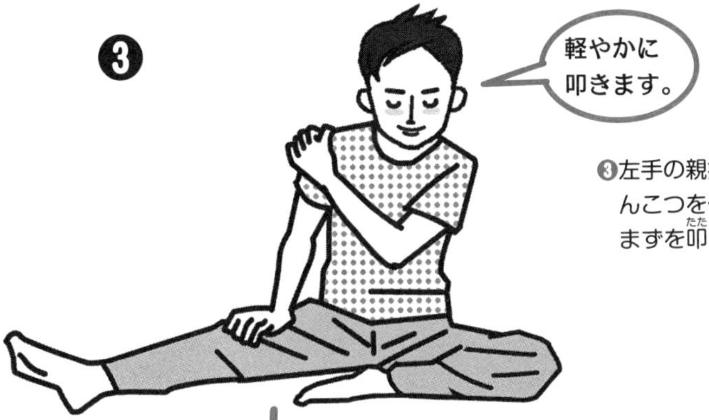

軽やかに
叩きます。

❸左手の親指を外側にしてげんこつを作り、左足の土踏まずを叩く（20回）。

❹

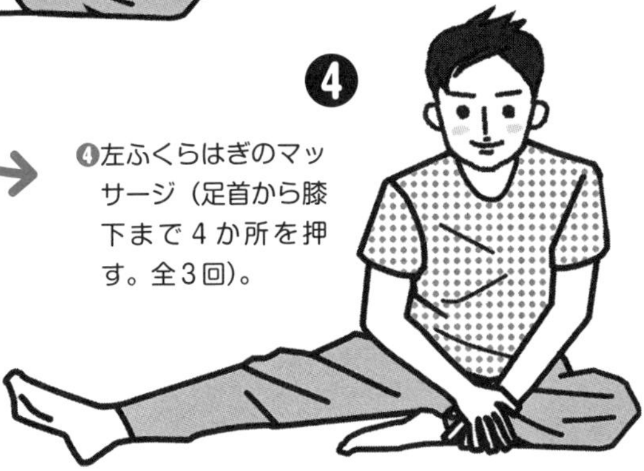

❹左ふくらはぎのマッサージ（足首から膝下まで４か所を押す。全3回）。

❺右足の指開き（❶と同じ要領で行う）。
❻右足の指回し（❷と同じ要領で行う）。
❼右足の土踏まず叩き（❸と同じ要領で行う）。
❽右ふくらはぎのマッサージ（❹と同じ要領で行う）。

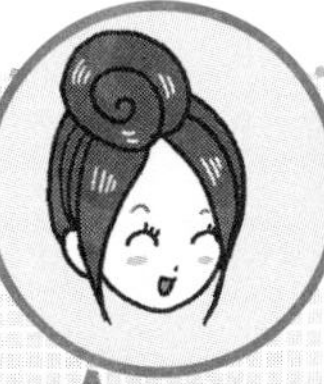

教えて！ 先生！ Question

「❸でげんこつを作るとき、親指を外側にするのはなぜですか？」

Answer

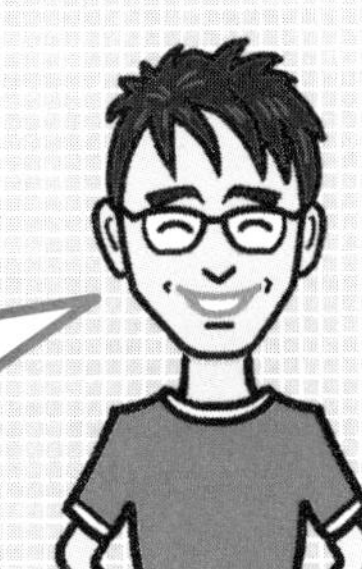

柔らかいげんこつを作るためです。逆に、親指を内側に入れてげんこつを作ると、力強いげんこつになります。実際に両方作って、比べてみてください。
土踏まず叩きは、腕全体の弾みやリズムを意識して、軽やかに叩くと効果的です。

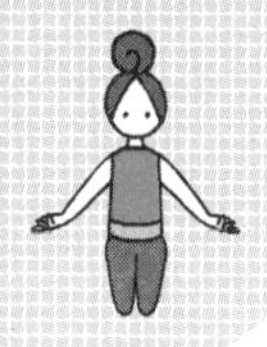

1-3 大きく深く呼吸できる体を作る

プログラムの目的

息を吸ったり吐いたりするタイミングに合わせて、首・肩・腕を動かします。胸と背中の緊張がほぐれますので、姿勢がよくなって、呼吸がしやすくなります。また、時間をかけて深い呼吸をくり返しますので、体の内側がマッサージされて、内臓から若返るでしょう。

プログラムの流れ

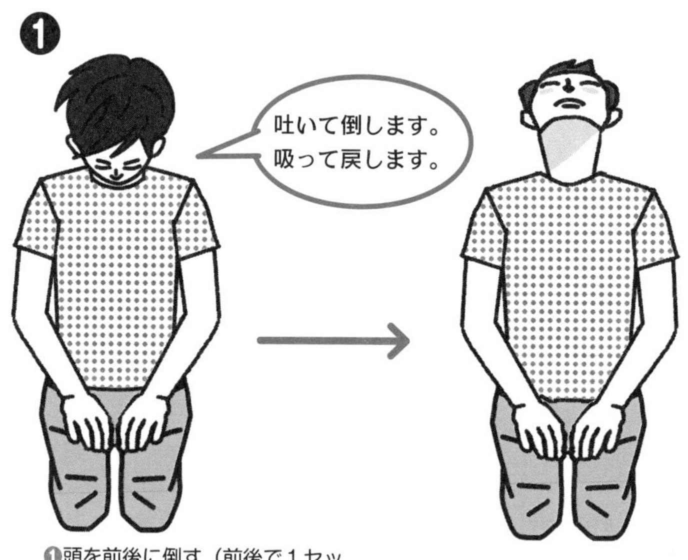

❶頭を前後に倒す（前後で1セット、合計3セット）。

動きのポイント

筋肉は息を詰めるとギュッと縮み、緊張状態が続くと硬くなってしまいます。ポーズ中は呼吸を止めないように意識してください。

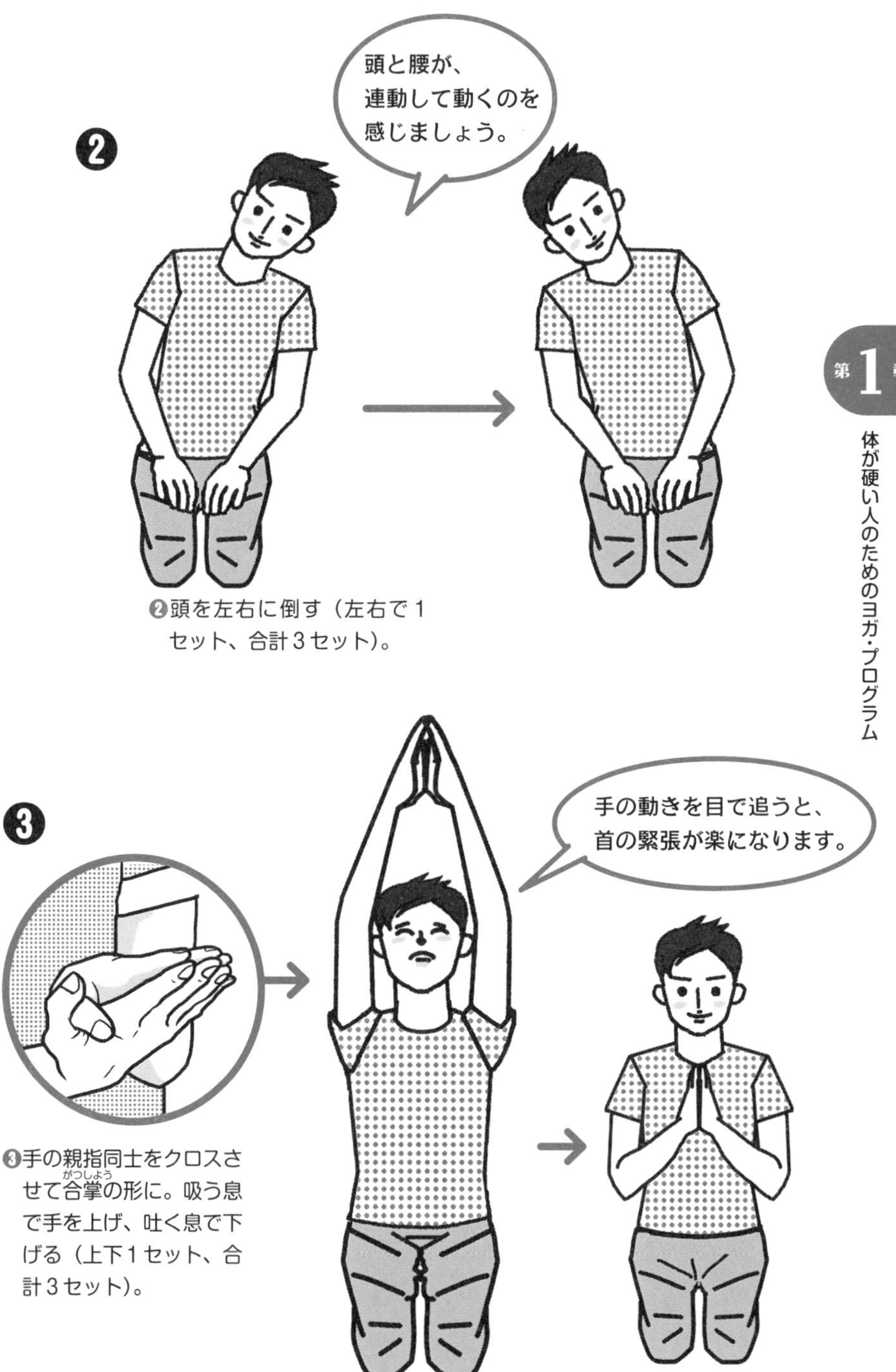

❷頭を左右に倒す（左右で1セット、合計3セット）。

❸手の親指同士をクロスさせて合掌（がっしょう）の形に。吸う息で手を上げ、吐く息で下げる（上下1セット、合計3セット）。

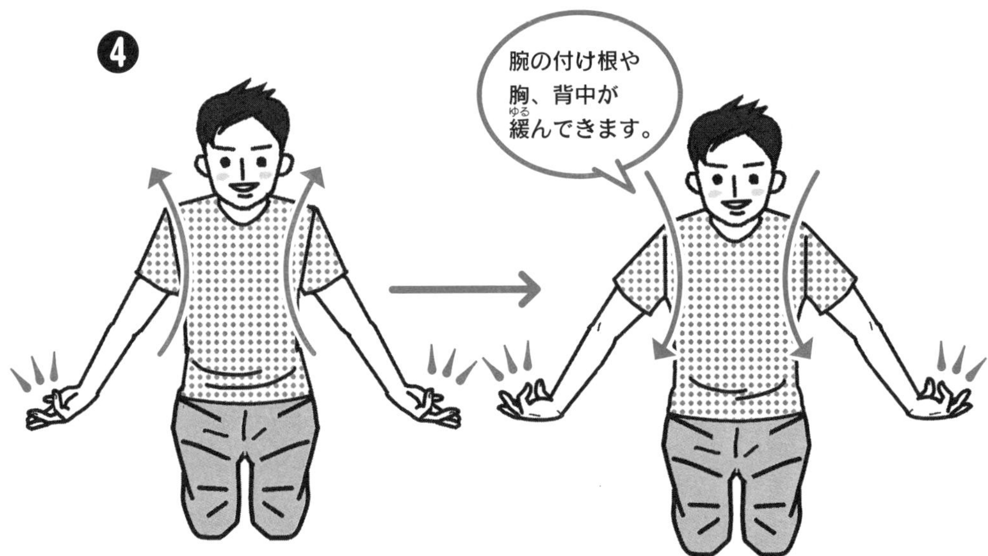

❹吸う息で腕を左右に広げて、小指を立てる。吐く息で腕を返して、親指を立てる。続けて、吸いながら小指を立てる動きと、吐きながら親指を立てる動きを3回ずつ行う。

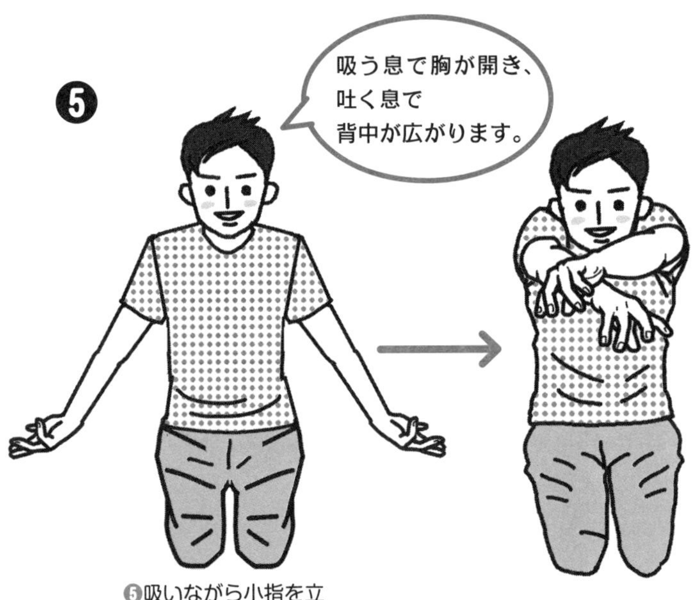

❺吸いながら小指を立てて腕を広げる。吐きながら両腕を前に持ってくる。この動きを3回行う。

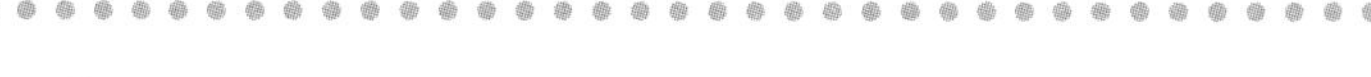

❻

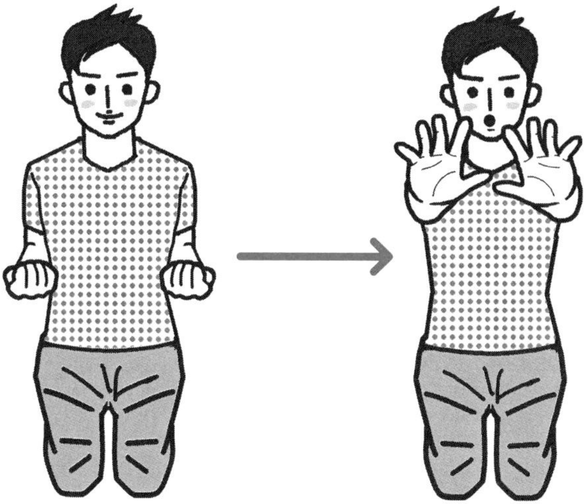

❻親指を内側に入れてげんこつを作り、吸いながら肘を引く。吐きながら手のひらを前に出す。この動きを２回行う。

❼

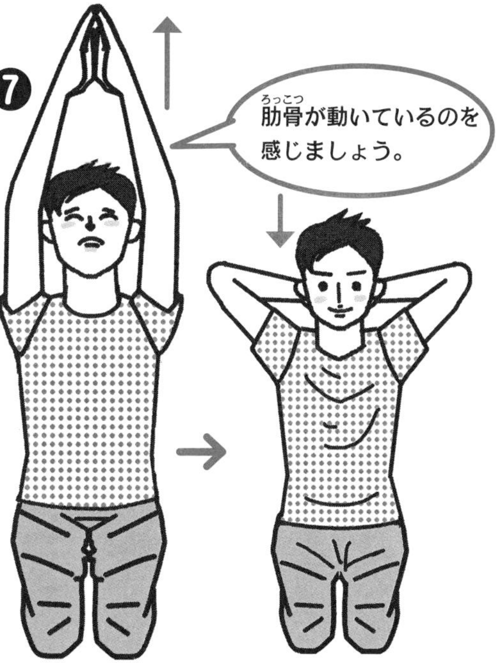

❼手を合掌の形（P.141 ❸参照）にして、吸う息で手を上げる。吐く息で肘を曲げて手を下げる。この動きを２回行う。

8
後ろへ
引く
腕と一緒にあごも引きましょう。うなじがしっかり伸びます。
9
斜め後
ろへ引く

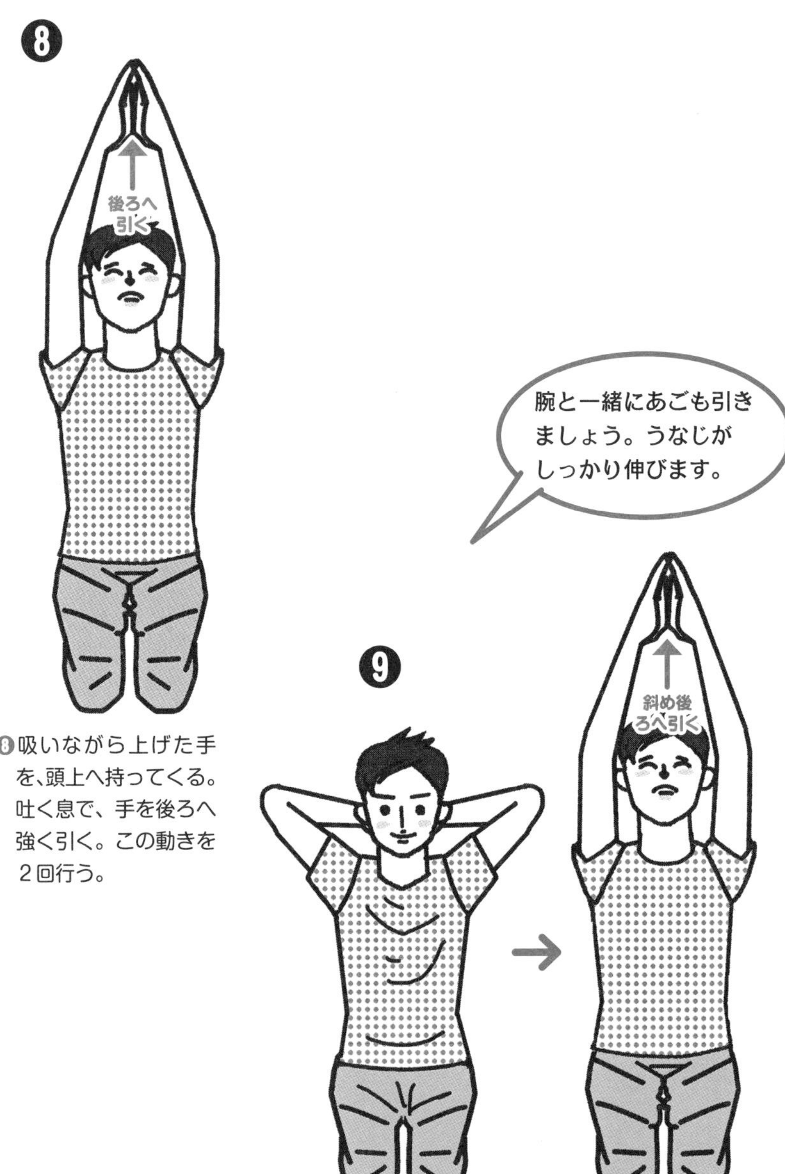

❽吸いながら上げた手を、頭上へ持ってくる。吐く息で、手を後ろへ強く引く。この動きを２回行う。

❾肘を曲げ、合掌した手を頭の後ろへ。いったん息を吸って腕を伸ばし、吐きながら手を斜め後ろへ強く引く。この動きを２回行う。

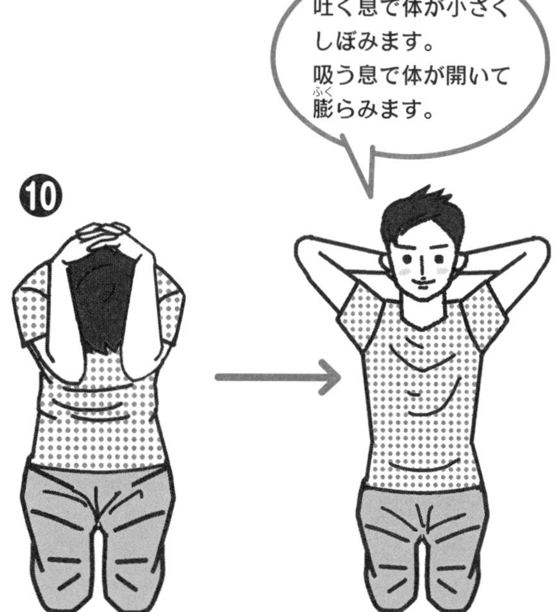

⑩頭の後ろで指を組み、吐く息で肘を締めて頭を下げる。吸う息で頭を上げて、肘と胸を開く。この動きを３回行う。

⑪
肘におもりが
ついていて、
下に引っ張られる
イメージで
行いましょう。

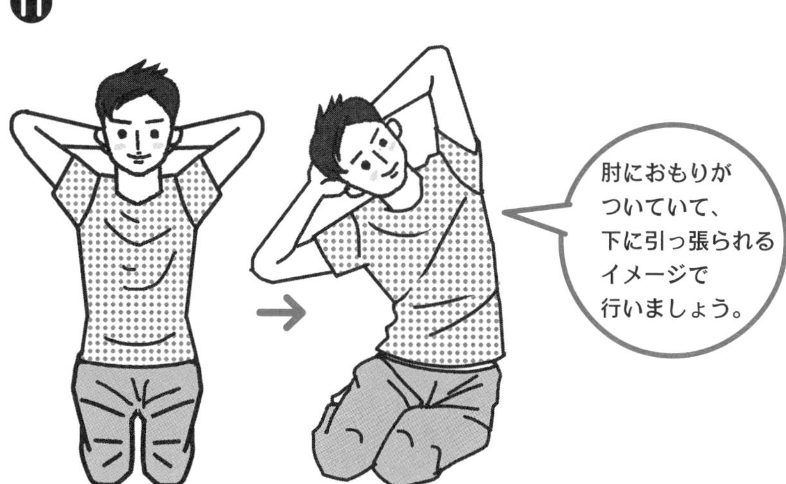

⑪お尻を左にずらす。頭の後ろで指を組んで、吐く息ごとに体を右へ倒す（３呼吸分）。吸う息で元に戻る。

⑫⑪の反対側も行う。

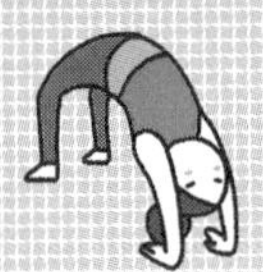

1-4 体を活性化してパワフルになる

プログラムの目的

下半身に力がこもる動きをたくさん行います。すると相対的に、上半身の無駄な力が抜けて全体のバランスが整います。武道などで理想とされる「上虚下実（上半身の力が抜けて、下半身の力が充実している）」の状態に近づくわけです。首や肩の力が抜けて丹田や脚に力がこもると、体を効率的に動かせるようになります。

プログラムの流れ

❶

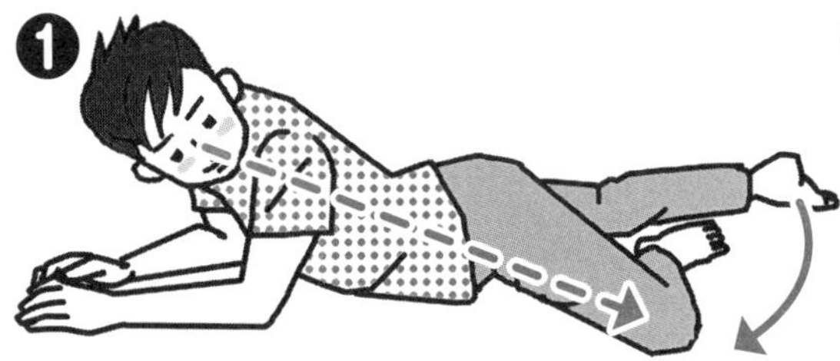

❶うつぶせになり肘を床につき、片方の膝を前に出す。目は出した方の膝を見る（左右で1セット、合計3セット）。

❷

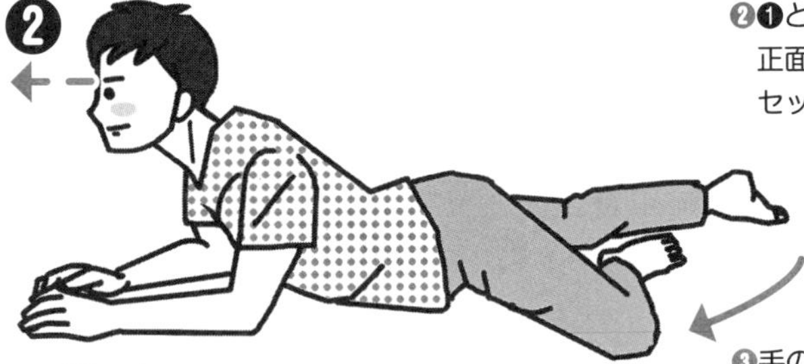

❷❶と同じ要領で動き、目は正面を見続ける（左右で1セット、合計2セット）。

❸ ⓑ ⓒ ⓐ ⓓ

❸手のひらを上に向け、肘を手前に引いてコブラのポーズの準備を行う。
ⓐ胸をそっと前へ出し、腰骨と肋骨の間を引き離す。
ⓑ吐く息で頭を上下に動かし、首を緩める。
ⓒ吐く息で頭を左右に動かし、首を緩める。
ⓓかかとをお尻に近づける。

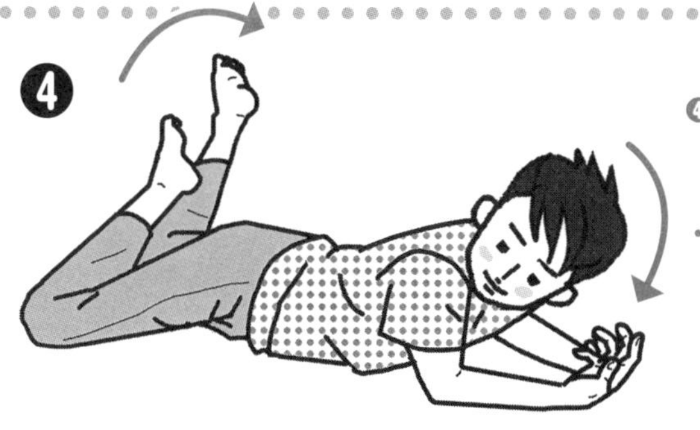

❹腰を緩（ゆる）めるために、以下の流れを２回行う。

- かかとを左へ倒し、顔は右を振り返る→かかとと顔を元に戻す→かかとを右へ倒し、顔は左を振り返る→かかとと顔を元に戻す。

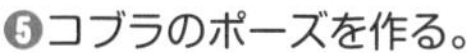
❺コブラのポーズを作る。

- 小指で床を押して肘を締める→吐く息で肘を伸ばす→吸う息で肘を緩める（３呼吸分）。
- 片頬を床につけて一休み（約２呼吸分）。

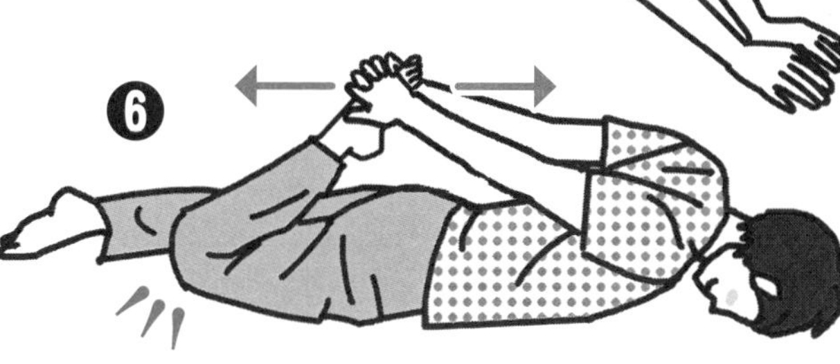

❻腰を緩めるために、以下の流れを行う。

- おでこを床につける→右膝を曲げて、足を両手でつかむ→吐く息で右膝を伸ばす（３呼吸分）。

❼左手を耳の横に添えて伸ばし、頭を持ち上げる。吐く息で上の膝を伸ばし、体を横に大きく広げる。うつぶせになって一休み（約２呼吸分）。

❽❻❼の反対側の動きを、同じ要領で行う。

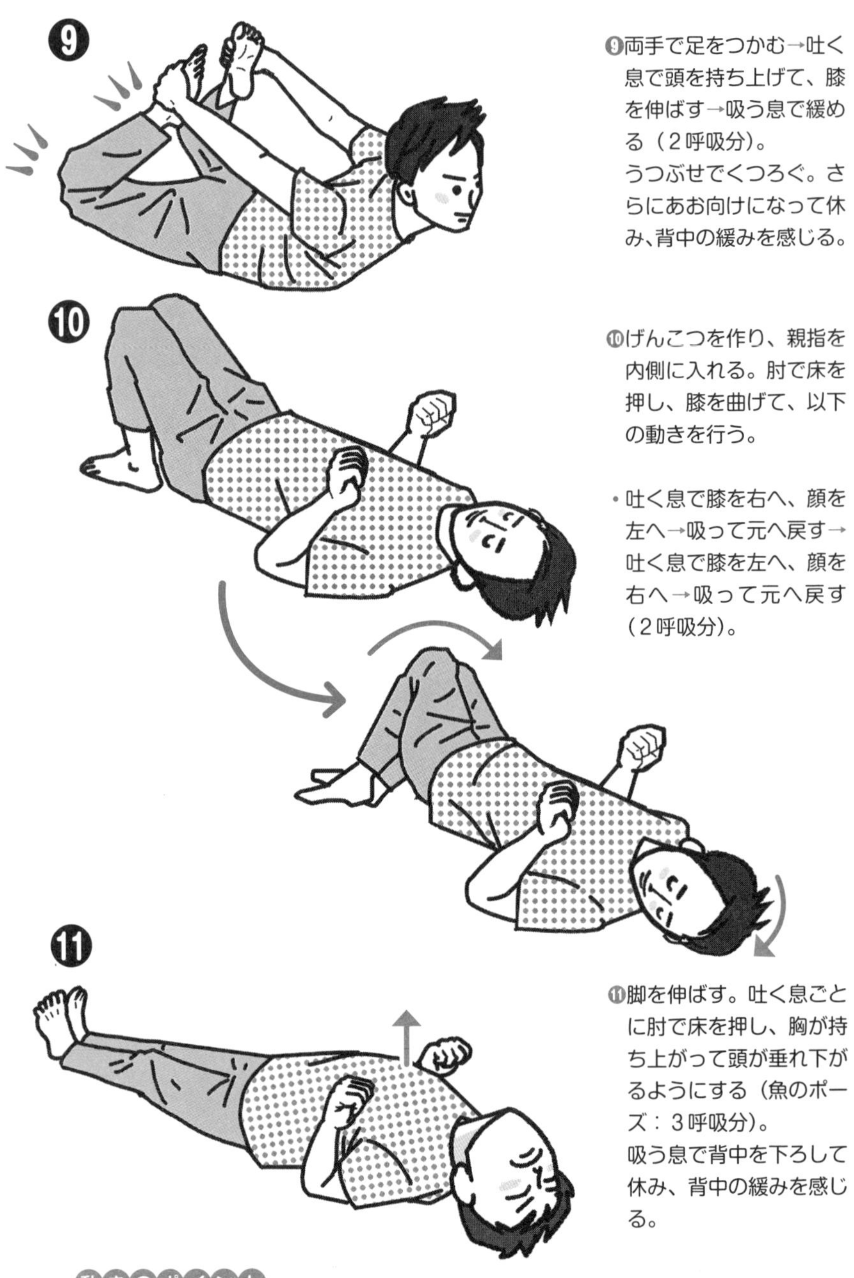

❾両手で足をつかむ→吐く息で頭を持ち上げて、膝を伸ばす→吸う息で緩める（2呼吸分）。
うつぶせでくつろぐ。さらにあお向けになって休み、背中の緩みを感じる。

❿げんこつを作り、親指を内側に入れる。肘で床を押し、膝を曲げて、以下の動きを行う。

・吐く息で膝を右へ、顔を左へ→吸って元へ戻す→吐く息で膝を左へ、顔を右へ→吸って元へ戻す（2呼吸分）。

⓫脚を伸ばす。吐く息ごとに肘で床を押し、胸が持ち上がって頭が垂れ下がるようにする（魚のポーズ：3呼吸分）。
吸う息で背中を下ろして休み、背中の緩みを感じる。

動きのポイント

⓫の魚のポーズがうまくできていると、あごが高く上がります。あごが高く上がるということは、胸が開いて首が緩んでいる何よりの証拠です。

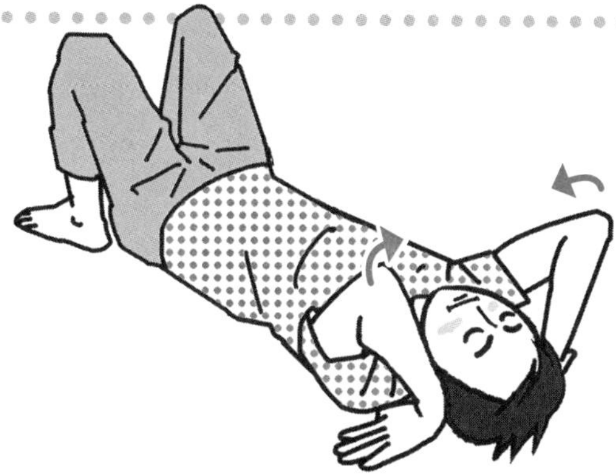

⑫膝を立てて、かかとをお尻に近づける。手は耳の横に置き、指先は脚の方へ向け、肘を締める。

⑬尾骨を巻くようにしながらお尻を上げる。吐く息で、頭のてっぺんと足で床を押す（頭をついたアーチのポーズ：3呼吸分）。
吸う息で背中を床に下ろす。

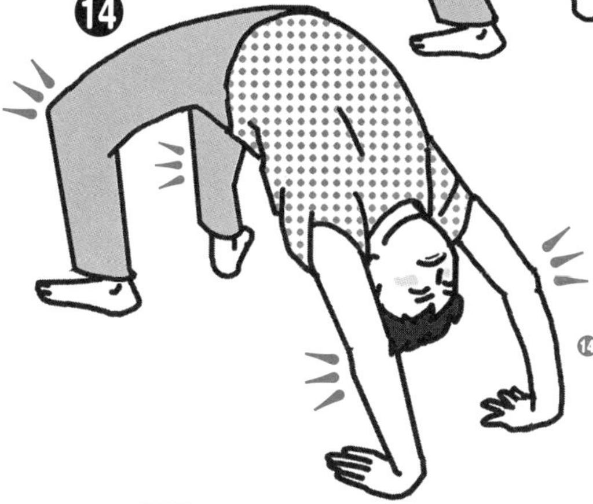

⑭指先を床につけ、尾骨をそっと上げていく。吐く息で肘を伸ばして床を押す（アーチのポーズ：2呼吸分）。
吸う息で背中を床に下ろして、くつろぐ。

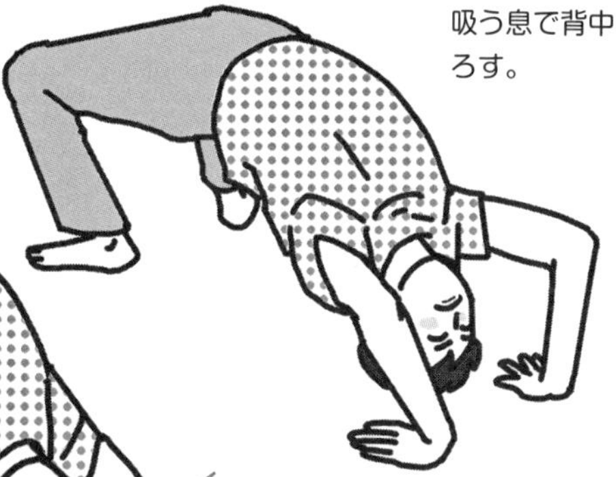

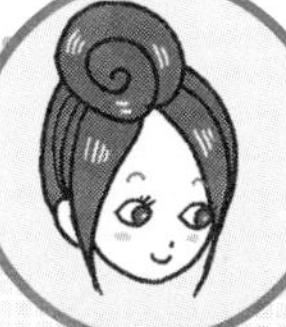

教えて！ 先生！ Question

「アーチのポーズができる気がしません…
うまくいくコツはありますか？」

Answer

腰を持ち上げることだけを意識すると、首や肩が緊張して、背中も硬くなります。それだと失敗しやすいですね。
膝や肘を伸ばすよう意識すると、首・肩・背中の緊張が軽減します。また、あごを突き出すと肩が楽になります。首や肩が緩めば、綺麗（きれい）なアーチが作れるはずです。

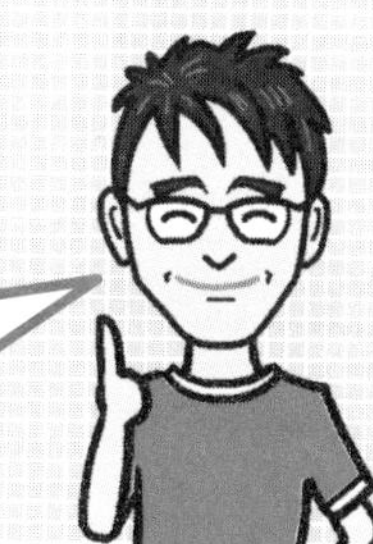

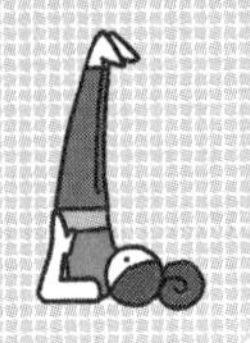

1-5 神経の流れをスムーズにする

プログラムの目的

神経を活性化するためには、神経がたくさん通っている筋肉をほぐすことが有効です。筋肉に軽く小さな動きをたくさんさせましょう。また背骨周辺をしっかり動かすことで、背骨のまわりの重要な神経群が目覚めます。背骨周辺の感覚を味わいながら取り組んでください。

プログラムの流れ

❶

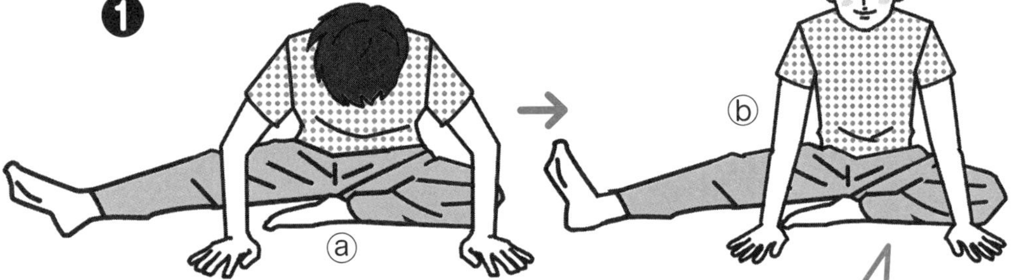

ⓐ

ⓑ

❶右脚を伸ばして左膝を曲げる。
ⓐ恥骨(ちこつ)を床に近づけ、ⓑ坐骨(ざこつ)を床につける動きを３回行う。

この❶の動きでは、胸を前に出して腰を反(そ)らせるように意識するとよいでしょう。恥骨が床により近づきやすくなります。

❷

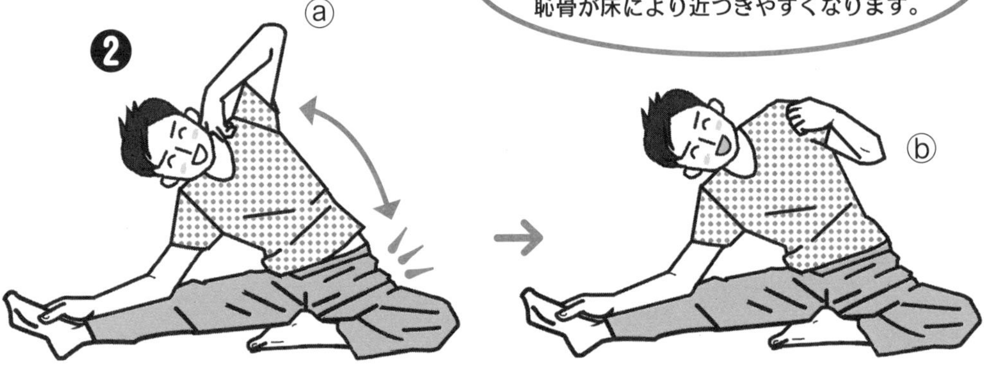

ⓐ

ⓑ

❷右手を脚の上に置いて、吐く息ごとに体を右下へ下げて腰を伸ばす（３呼吸分）。
さらに左手を肩に当てて、ⓐ吸う息で肘を上げ、ⓑ吐く息で下げる（３呼吸分）。

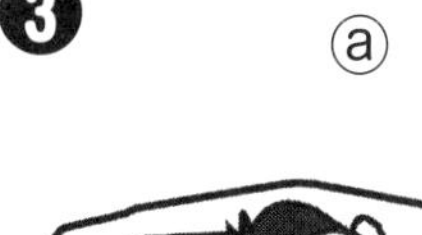

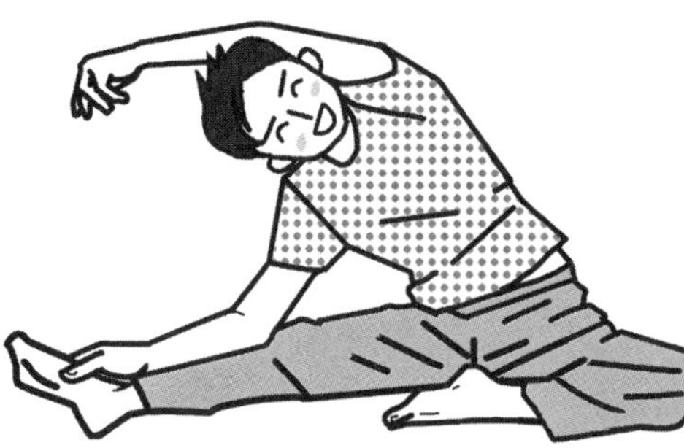

❸ⓐ吐く息で肘を伸ばし、ⓑ吸う息で肘を引く（2～3呼吸分）。もう一度、吐く息で肘を伸ばして3呼吸分キープ（稲穂のポーズ）。顔は正面、目は天井に向ける。
呼吸による体の膨らみと沈みをしっかり感じる。
左手で頭を持って重さを受け止め、そのまま吸う息で起き上がる。

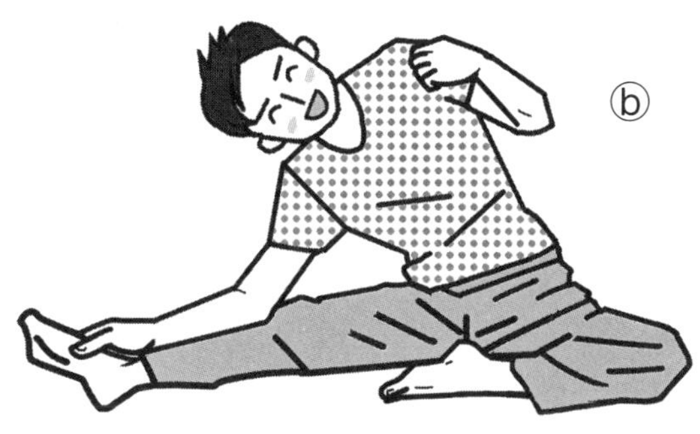

❹❶～❸の反対側の動きを、同じ要領で行う。
脚を前に揃えて伸ばし、その状態で一休みする。そのあと、あお向けになってさらに一休み。

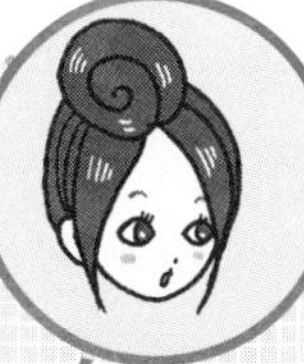

教えて！ 先生！ Question

「❸ⓐの動きをするとき、動画では『小指を意識して伸ばすと、脇が伸びやすくなります』と言ってましたが、なぜですか？」

Answer

手指の形をいろいろな状態にして試したところ、❸ⓐの動きでは、**小指への意識がわき腹をしっかり伸ばすことにつながる**ことがわかりました。
ためしに、小指を伸ばしてみてください。腕がしっかり伸びて、お腹に力が入りやすくなります。肩も楽に動くようになって、わき腹が伸びやすくなるのです。

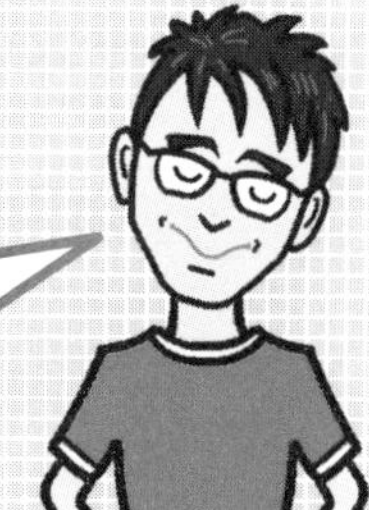

❺

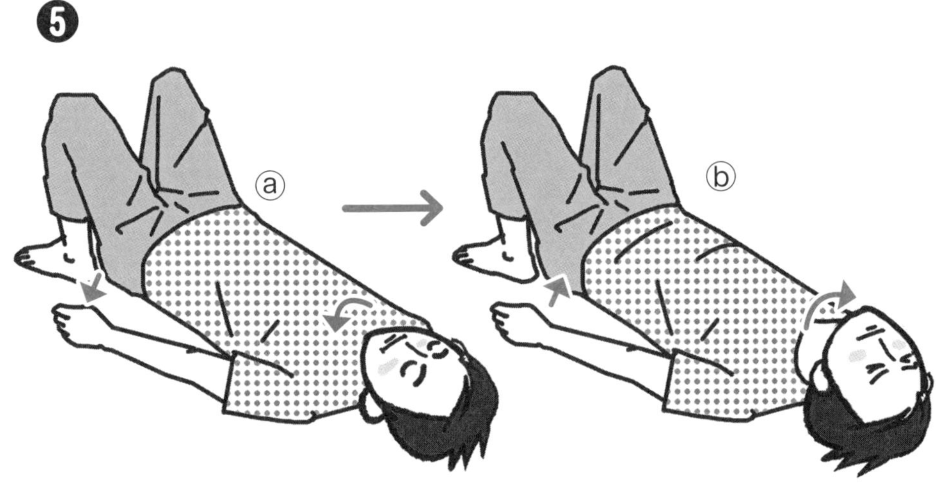

❺あお向けから膝を立て、足をお尻へ近づける。以下の流れを軽く５回行う。

ⓐ吐く息で尾骨を床につけ、あごを引く。

ⓑ吸う息で尾骨を浮かせ、あごを出す。

❻

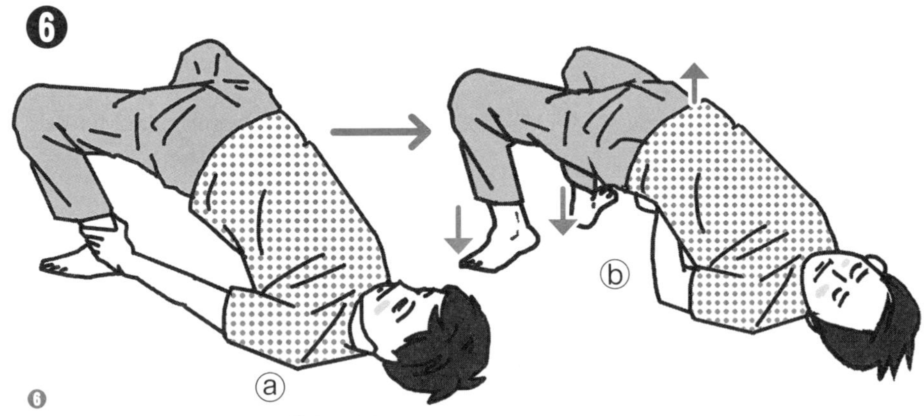

❻

ⓐ肩で歩いていって、手で足首をつかむ。
首を左右に３回揺らして緩（ゆる）める。

ⓑ足で床を押して、腰骨を上げる（橋のポーズ）。
吐く息で腰骨を上げて、吸う息で緩める（４呼吸分）。

動きのポイント

❻ⓐで首を軽く揺らすのは、首の筋肉を緩めるためです。首が緩めば、背中が緩み、さらに腰が緩んできます。全身がつながっているからです。筋肉を緩めるためには、軽く小さく、楽な範囲で動くことがポイントです。

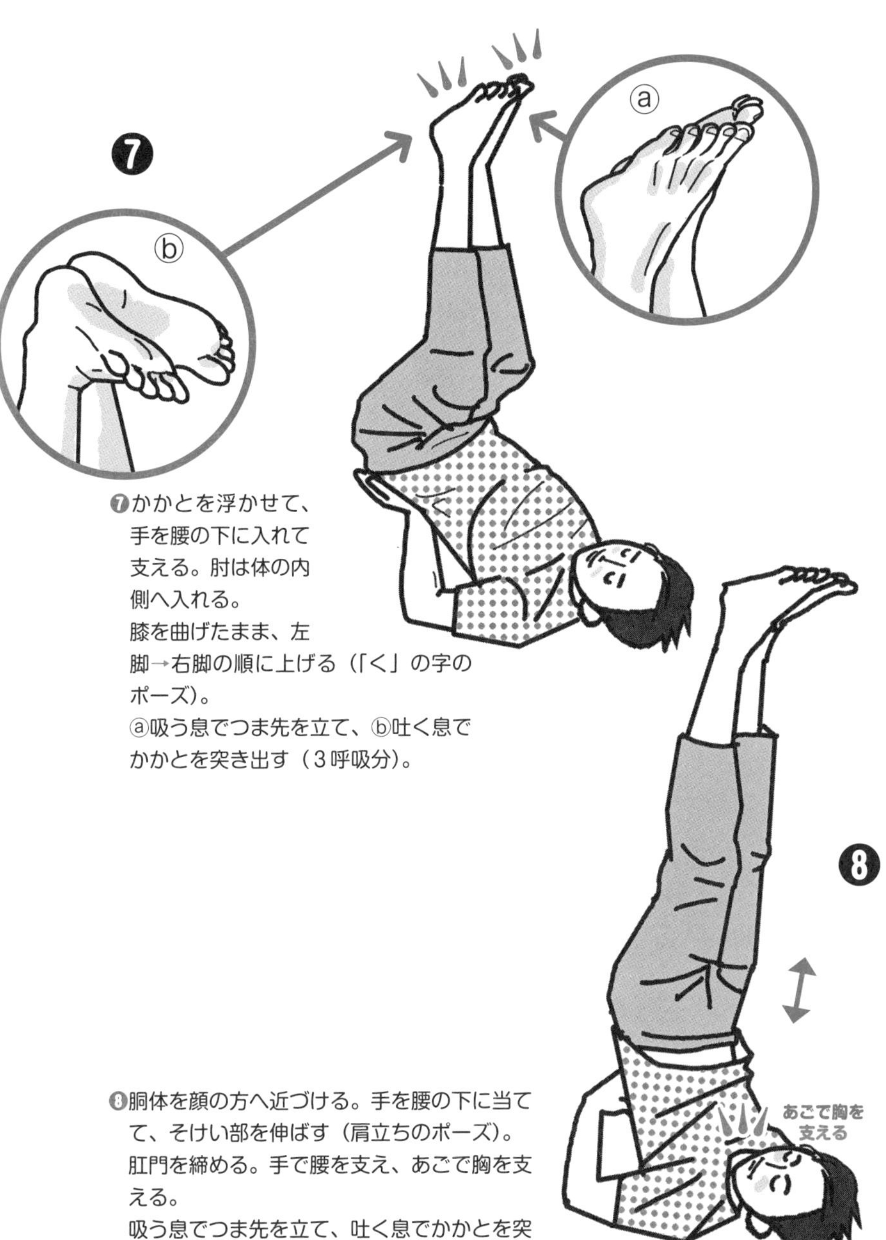

❼かかとを浮かせて、手を腰の下に入れて支える。肘は体の内側へ入れる。
膝を曲げたまま、左脚→右脚の順に上げる（「く」の字のポーズ）。
ⓐ吸う息でつま先を立て、ⓑ吐く息でかかとを突き出す（3呼吸分）。

❽胴体を顔の方へ近づける。手を腰の下に当てて、そけい部を伸ばす（肩立ちのポーズ）。
肛門を締める。手で腰を支え、あごで胸を支える。
吸う息でつま先を立て、吐く息でかかとを突き出す（3呼吸分）。

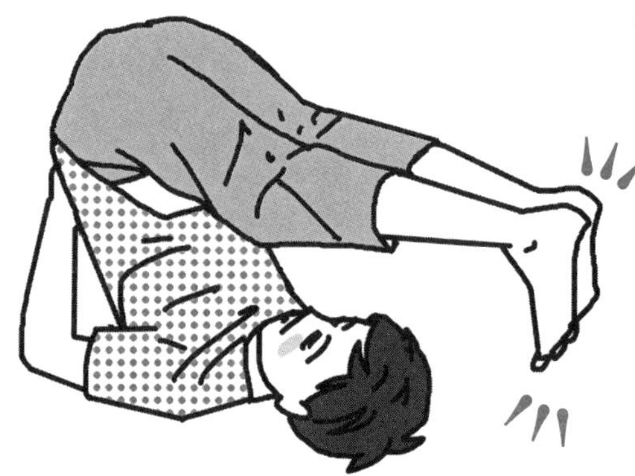

❾吐く息で左脚→右脚とゆっくり下ろし、脚を床と平行にする。
吸う息でつま先を出し、吐く息でかかとを出す（3呼吸分）。
そけい部が締まっているのを感じる。また、あごを引くことで喉（のど）が締まり、うなじが伸びているのを感じる。

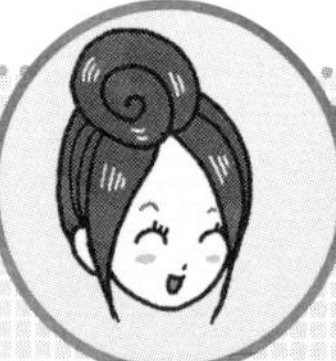

教えて！ 先生！ Question

「肩立ちのポーズをすると苦しいのですが、なぜでしょうか？」

Answer

首に力が入っていることが、苦しさの原因だと考えられます。あごを引いてうなじを伸ばしましょう。そして「うなじを伸ばす」という意識を、ポーズ前もポーズ中も保ってください。
ちなみに私の経験では「橋のポーズ」「『く』の字のポーズ」に続けて「肩立ちのポーズ」を行うと、成功する確率が上がります。首が緩みやすくなるのがよいのでしょうね。

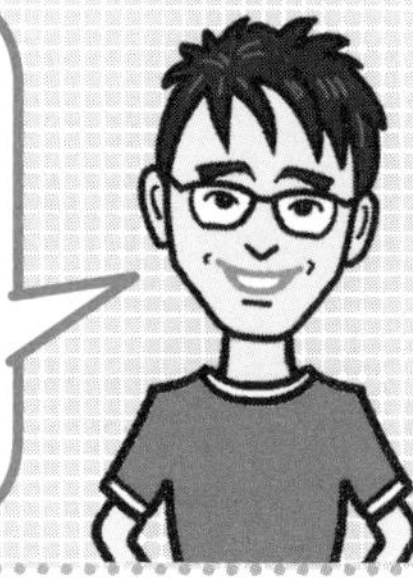

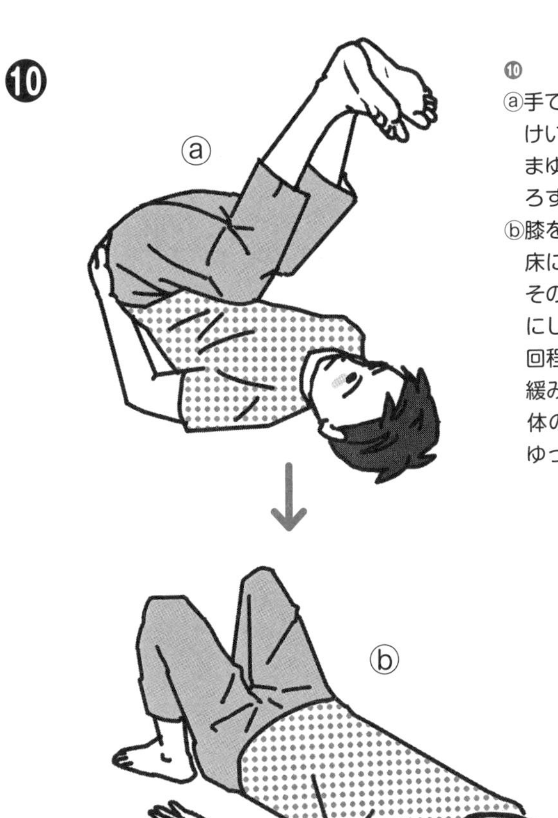

⑩
ⓐ手でお尻を支えて、そけい部と喉を締めたままゆっくり脚を床に降ろす。
ⓑ膝を曲げて、足の裏を床につける。
その後、手のひらを上にして脚を伸ばす。3回程度深呼吸し、体の緩みと重さを感じる。
体の右側を下にして、ゆっくり起き上がる。

動きのポイント

寝て行うポーズの後で起き上がるときには、体の右側を下にしてから起きることをおすすめします。心臓の側（左側）を下にしないことで、心臓への圧迫を減らし、体に負担をかけないように配慮しています。

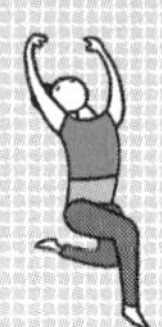

1-6 太陽礼拝
～集中力を高めて元気を引き出す

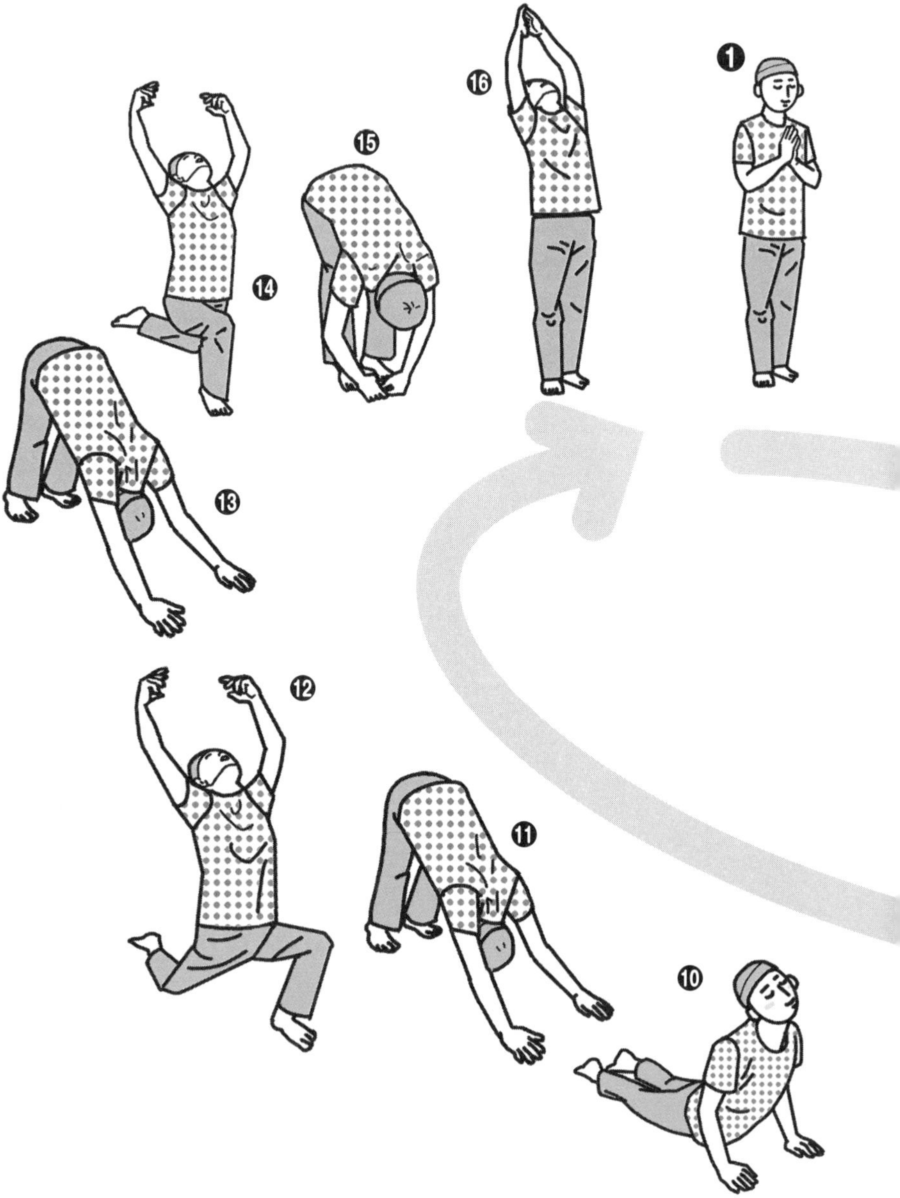

❶ ⑯ ⑮ ⑭ ⑬ ⑫ ⑪ ⑩

プログラムの目的

「太陽礼拝」とはその名の通り「太陽に感謝の気持ちをささげる動き」です。さまざまなポーズをつないだ一連の流れで、パワフルな動きが特徴的です。太陽礼拝は、ヨガの流派ごとに少しずつ異なりますが、本書では沖ヨガ式の太陽礼拝を紹介します。

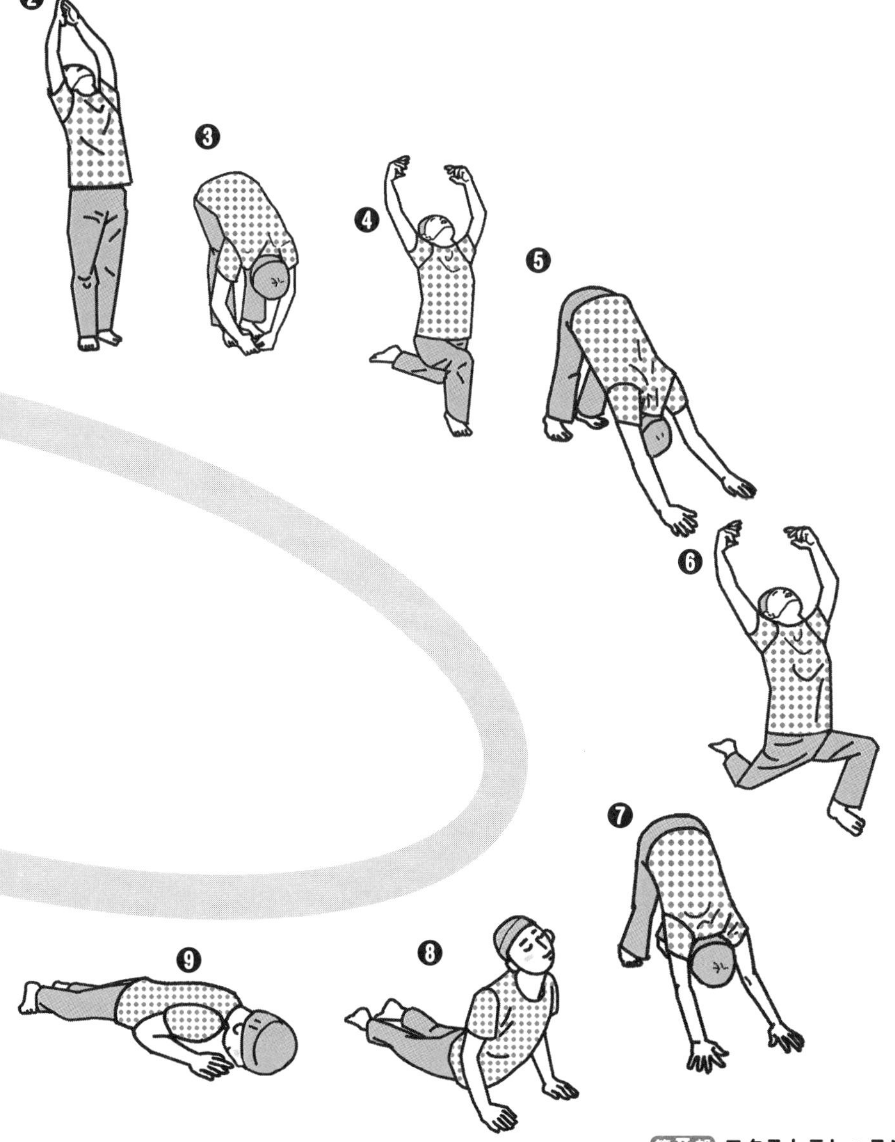

プログラムの流れ

膝を曲げて、背中の緊張を緩めましょう。
右膝を少し前に出すと、バランスが安定します。

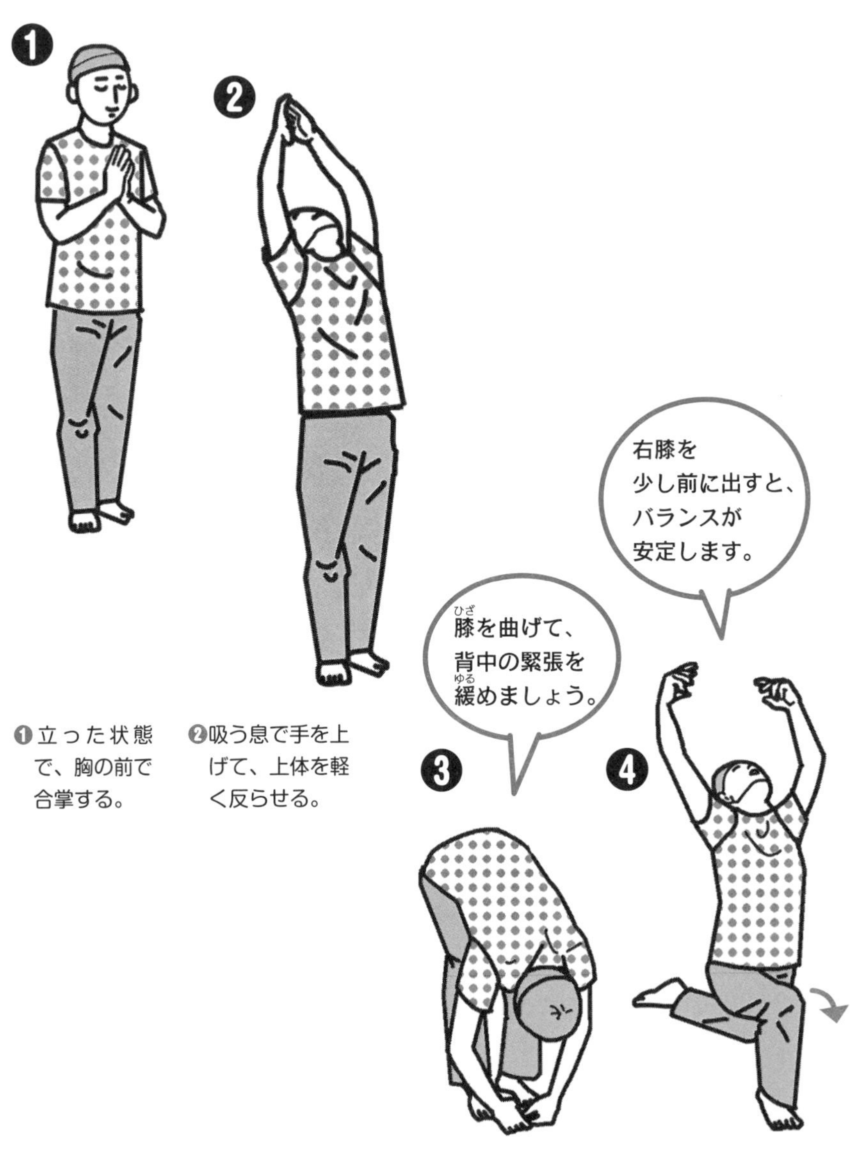

❶立った状態で、胸の前で合掌する。

❷吸う息で手を上げて、上体を軽く反らせる。

❸吐く息で、膝を曲げながら上体を下ろして、立ち前屈のポーズ。

❹吸う息で左脚を後ろへ引いて、膝をつく。吐く息で腕と上体を起こす（ヒバリのポーズ）。

5
6
7
8
膝を曲げて、吐く息で背中を伸ばすのがポイントです。
丹田に力を入れます。首と肩の力は抜きましょう。
ⓐ
ⓑ
このときに恥骨が床から離れると、腰が痛くなるので気をつけて！

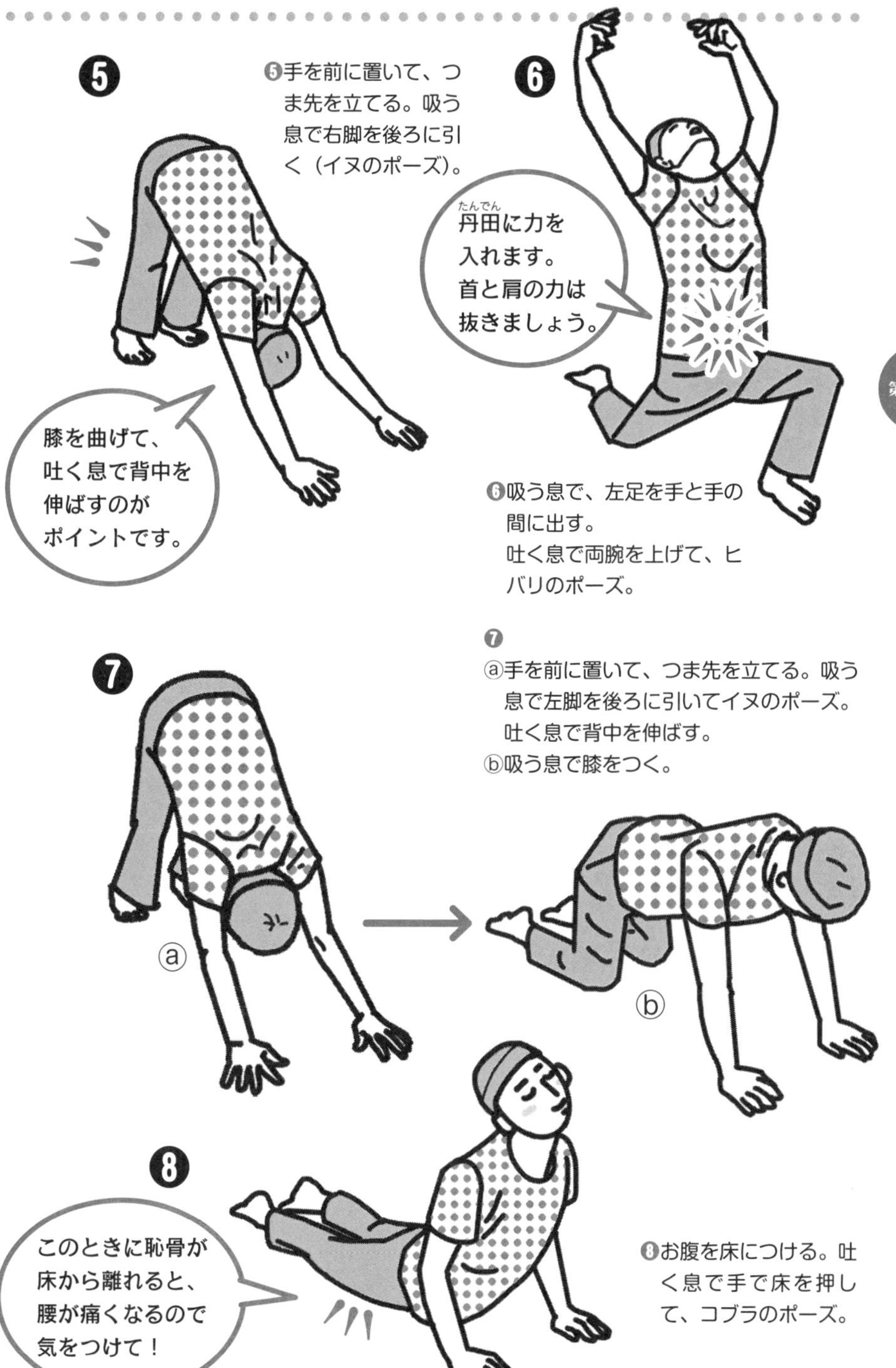

❺手を前に置いて、つま先を立てる。吸う息で右脚を後ろに引く（イヌのポーズ）。

❻吸う息で、左足を手と手の間に出す。
吐く息で両腕を上げて、ヒバリのポーズ。

❼
ⓐ手を前に置いて、つま先を立てる。吸う息で左脚を後ろに引いてイヌのポーズ。吐く息で背中を伸ばす。
ⓑ吸う息で膝をつく。

❽お腹を床につける。吐く息で手で床を押して、コブラのポーズ。

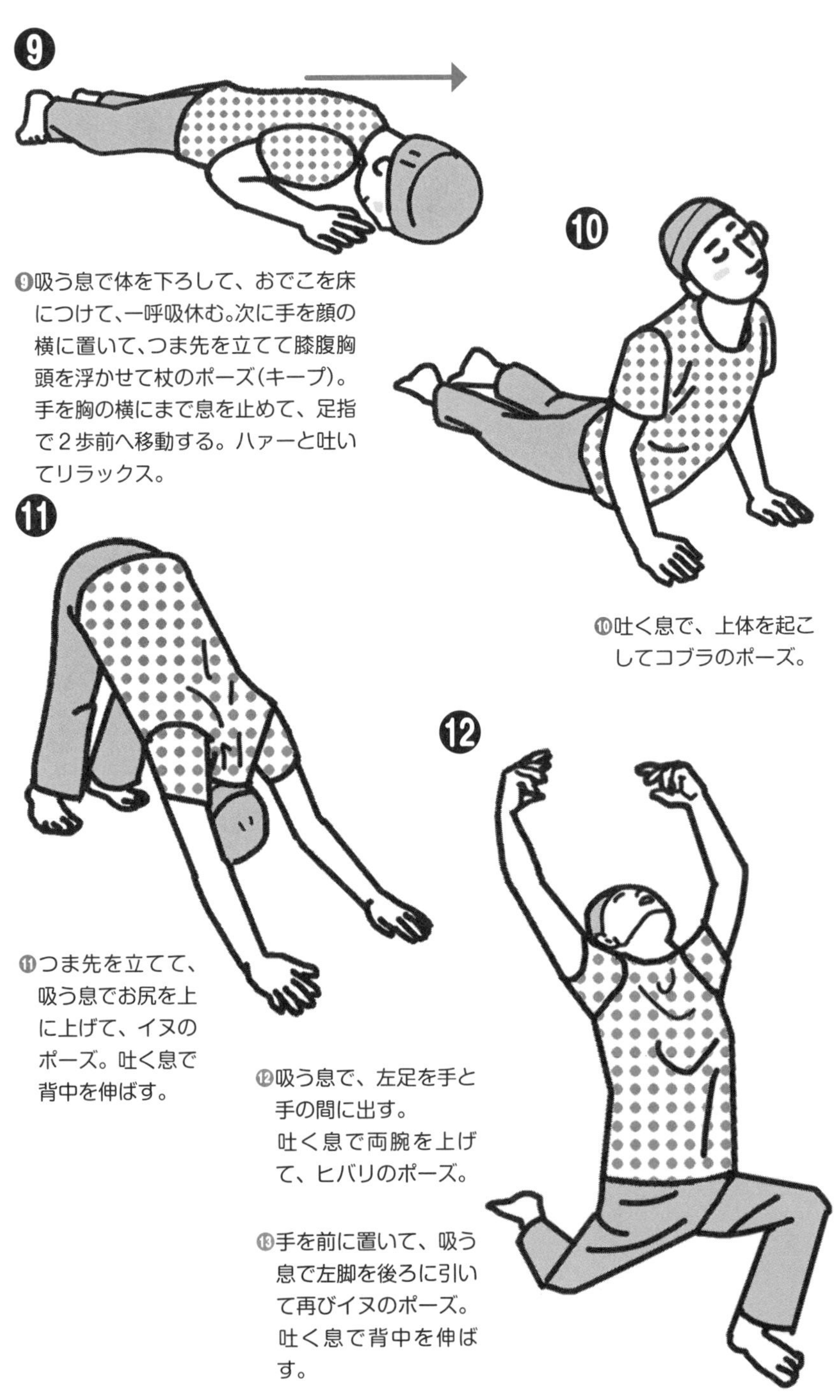

❾吸う息で体を下ろして、おでこを床につけて、一呼吸休む。次に手を顔の横に置いて、つま先を立てて膝腹胸頭を浮かせて杖のポーズ（キープ）。手を胸の横にまで息を止めて、足指で２歩前へ移動する。ハァーと吐いてリラックス。

❿吐く息で、上体を起こしてコブラのポーズ。

⓫つま先を立てて、吸う息でお尻を上に上げて、イヌのポーズ。吐く息で背中を伸ばす。

⓬吸う息で、左足を手と手の間に出す。
吐く息で両腕を上げて、ヒバリのポーズ。

⓭手を前に置いて、吸う息で左脚を後ろに引いて再びイヌのポーズ。
吐く息で背中を伸ばす。

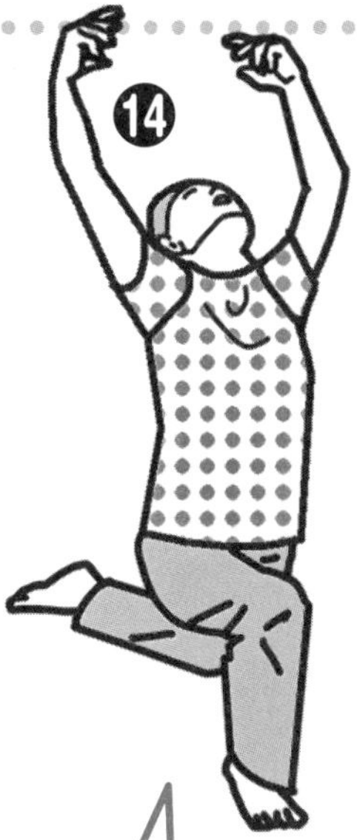

⑭吸う息で、右足を両手の間に置く。
吐く息でヒバリのポーズ。

余裕がある人は、
少し上体を
反らせてみましょう。

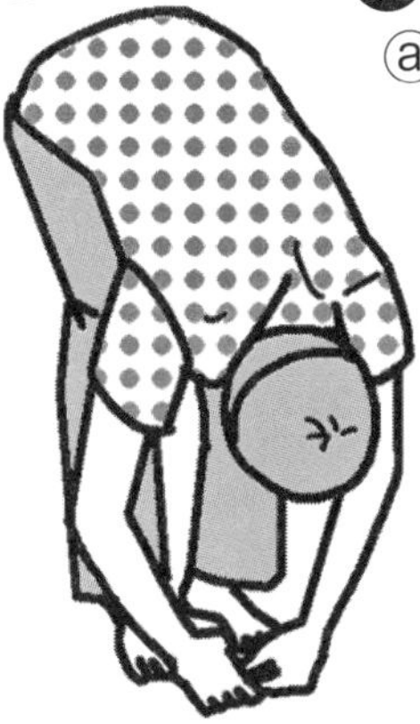

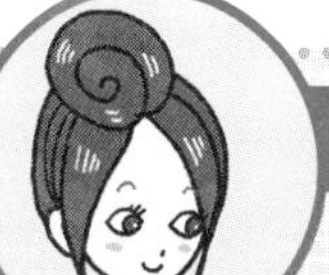

⑮吸う息で、後ろの脚を前に寄せて揃えて、立ち前屈のポーズ。

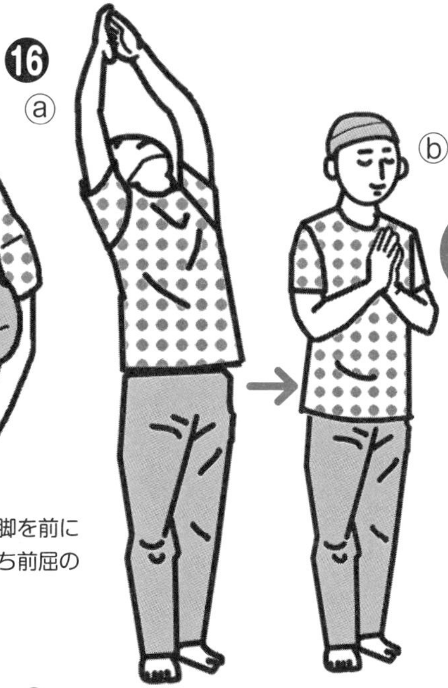

⑯
ⓐ手を合掌にして、吸う息で上体を起こす。
ⓑ吐く息で手を胸の前に下ろす。

教えて！ 先生！ Question

「イヌのポーズで膝を曲げるのは、どうしてですか？」

Answer

背中の筋肉をしっかり伸ばすためです。膝を伸ばすと腰まわりの筋肉が緊張しますが、このとき背中の筋肉も緊張します。結果的に全身がこわばりますので、体の硬い方には逆効果です。
膝を緩めれば背中はほぐれますし、吐く息で伸ばせば、さらに緩みます。背中が柔らかくなれば、いろいろなポーズが楽にできるようになります。

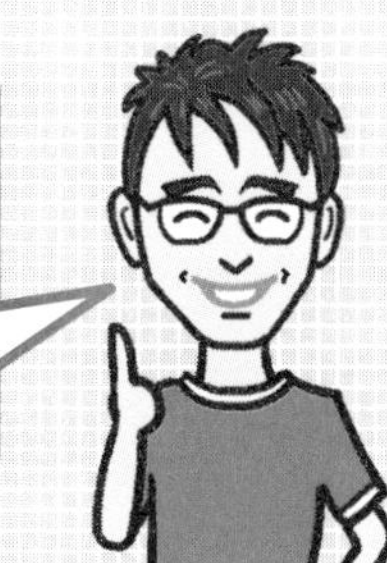

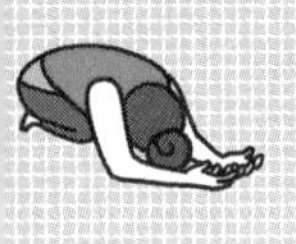

1-7 月の礼拝
～若々しく、みずみずしい体を作る

❶ ⓬ ⓫ ⓾ ❾ ❽

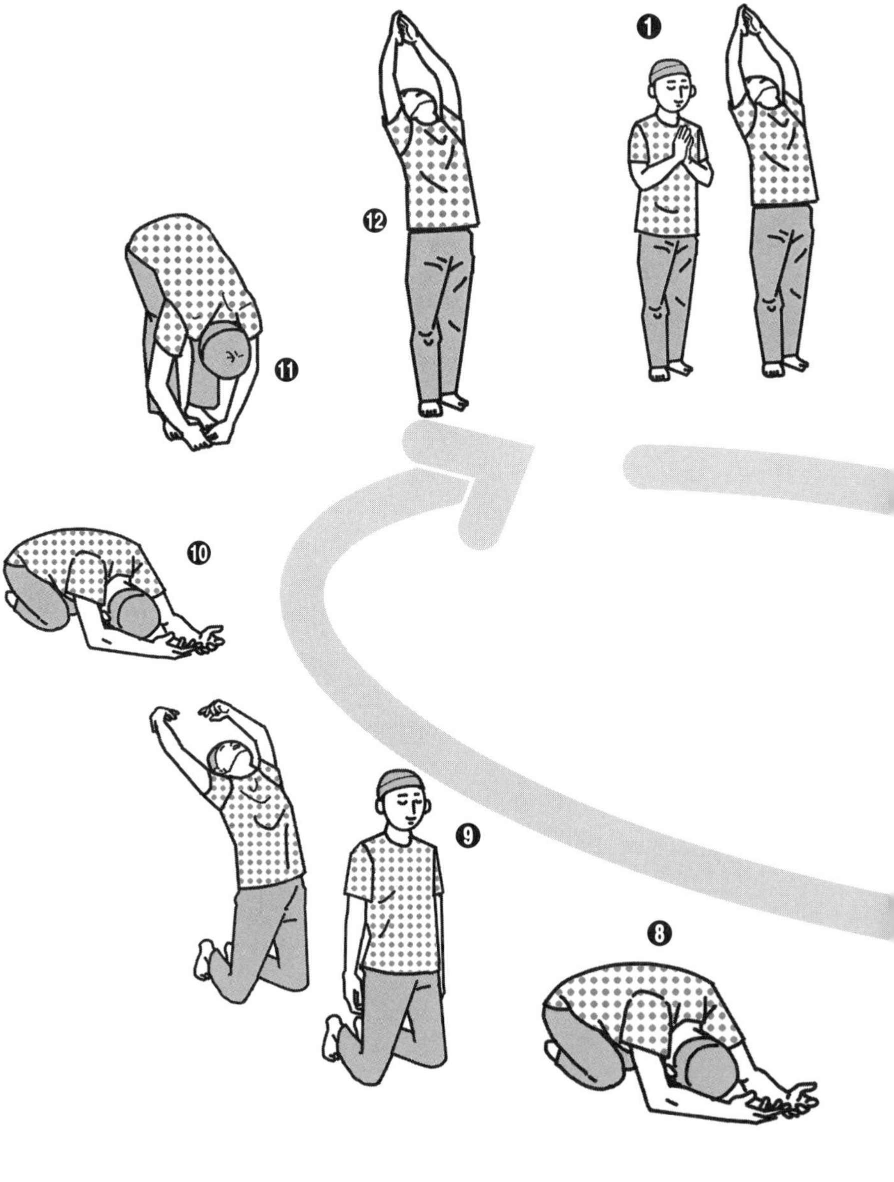

プログラムの目的

「月の礼拝」は、いろいろな動物のポーズと祈りのポーズを組み合わせた動きです。そこには「すべての生き物は月を見ると心が安らぎ、感謝の気持ちがわく」という意味合いが込められているように思います。実際、この体操を行うと心が落ち着きます。また、体の柔軟性を増す効果も期待できます。

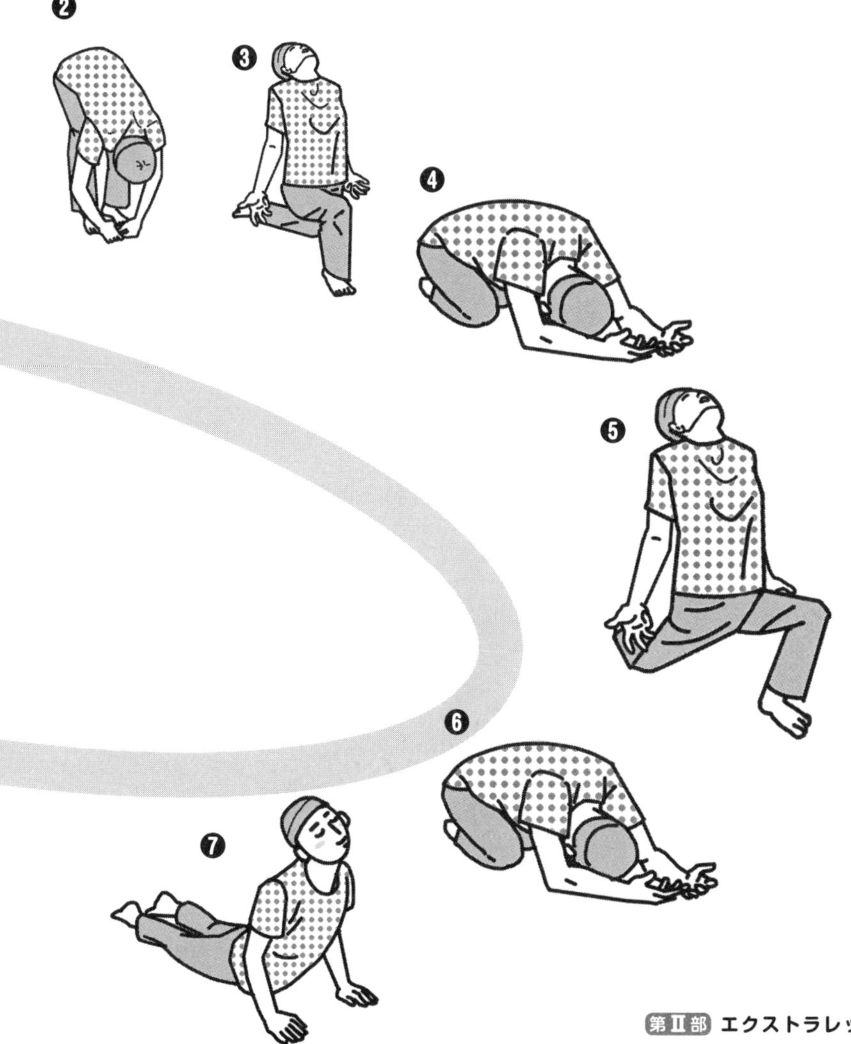

プログラムの流れ

❶
太陽礼拝のときとは違って、両手を左右に広げます。
❷
❸
上半身の力を抜いて、脚の力で体を支えます。

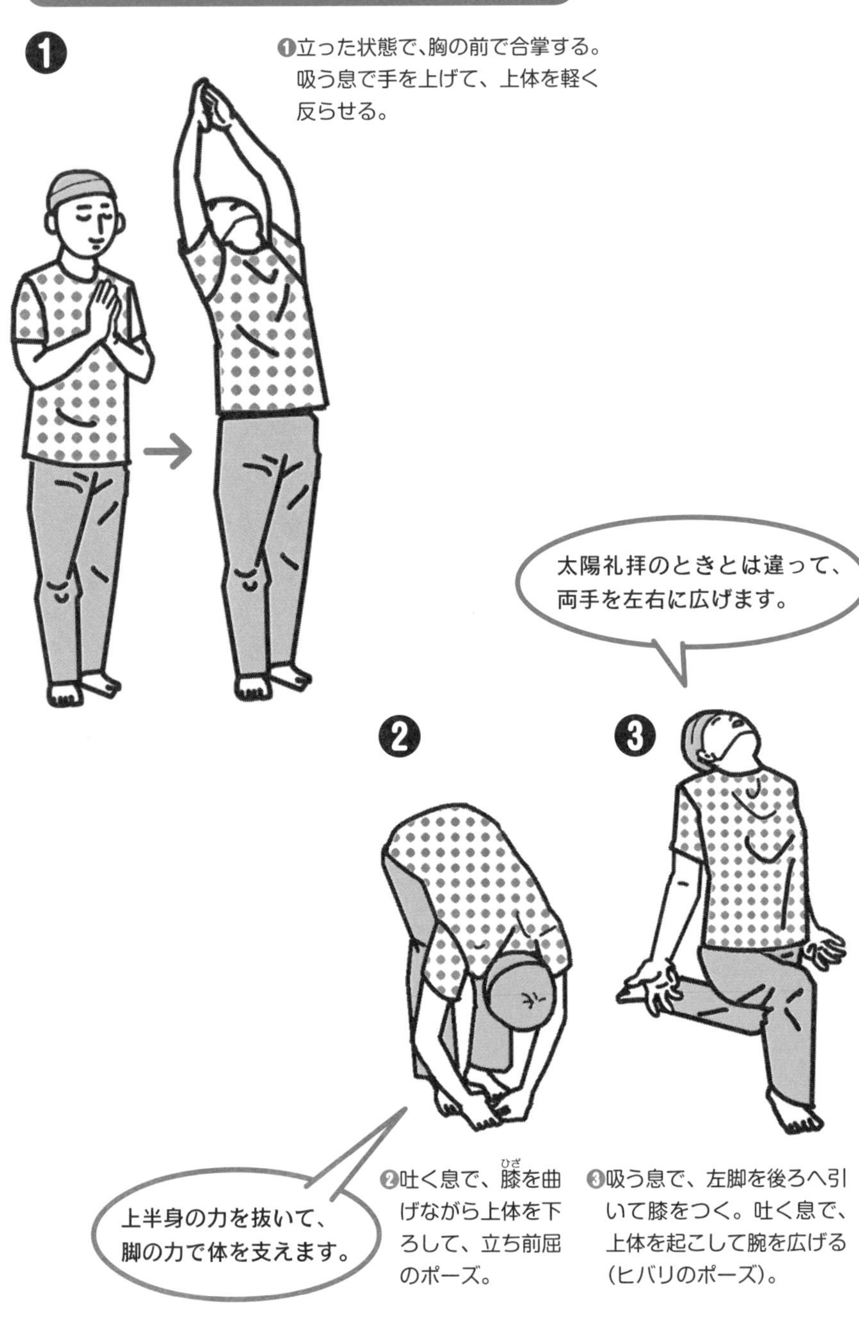

❶立った状態で、胸の前で合掌する。吸う息で手を上げて、上体を軽く反らせる。

❷吐く息で、膝(ひざ)を曲げながら上体を下ろして、立ち前屈のポーズ。

❸吸う息で、左脚を後ろへ引いて膝をつく。吐く息で、上体を起こして腕を広げる(ヒバリのポーズ)。

❹
息を吐くときにそけい部
を締めてみましょう。
背筋が伸びます。
❺
小指を立てて胸を前に出すと、
胸が大きく広がります。
❼

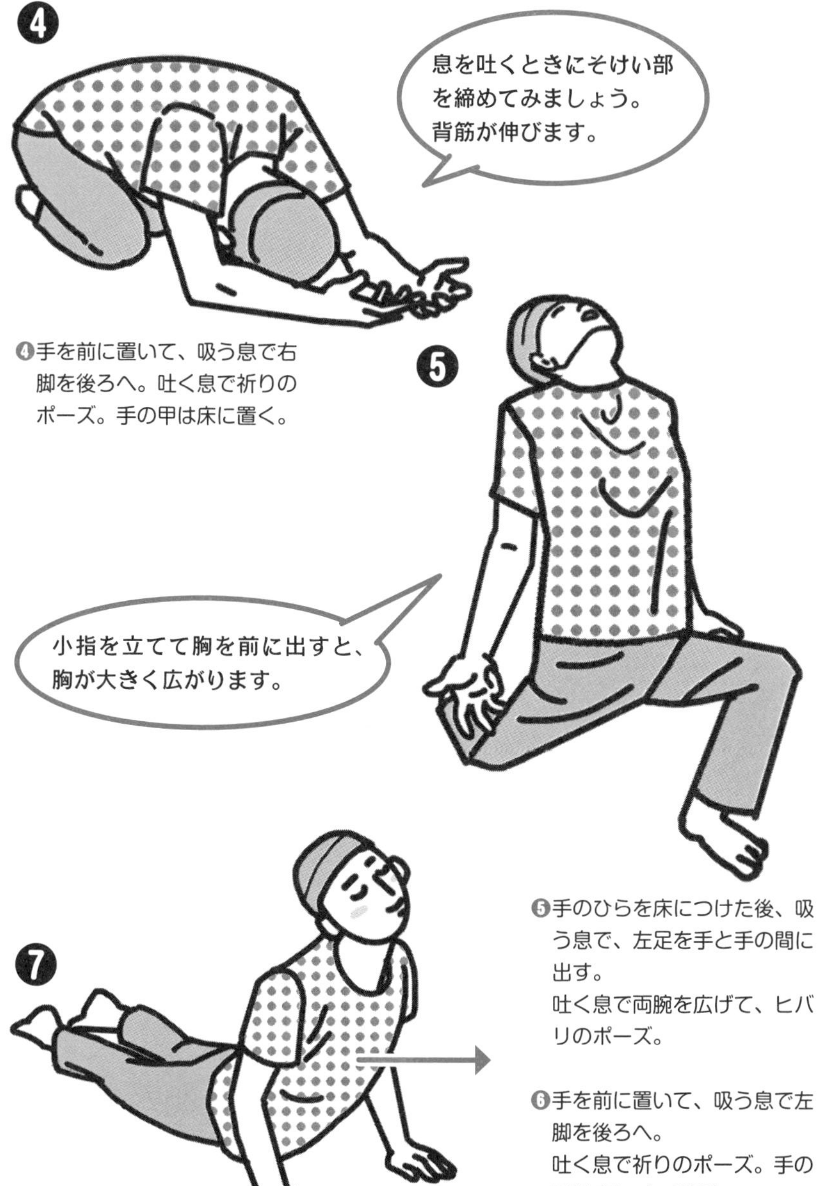

❹手を前に置いて、吸う息で右脚を後ろへ。吐く息で祈りのポーズ。手の甲は床に置く。

❺手のひらを床につけた後、吸う息で、左足を手と手の間に出す。
吐く息で両腕を広げて、ヒバリのポーズ。

❻手を前に置いて、吸う息で左脚を後ろへ。
吐く息で祈りのポーズ。手の甲は床に（一呼吸）。

❽息を吸って、お尻を引いて祈りのポーズ。手の甲を床につけて一呼吸（❹参照）。

❼手のひらを床について、お腹も床につける。
吐く息で、胸を前に出してコブラのポーズ。

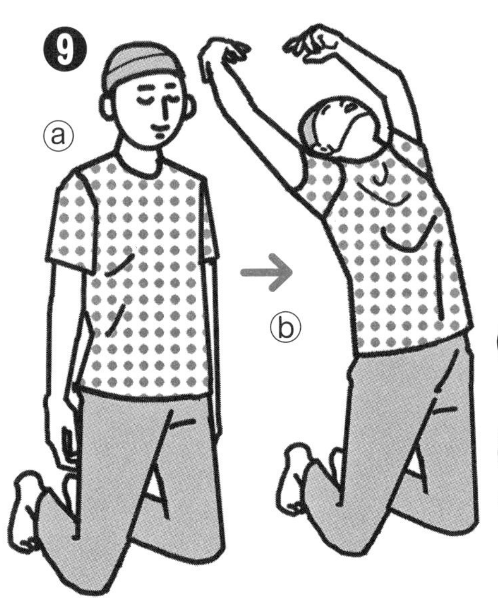

❾ⓐ吸う息で膝立ちになる。
ⓑ吐く息で両手を上げる（ラクダのポーズ）。余裕があれば上体を軽く反らせる。
吐く息で両腕を下げて、ⓐの状態に戻る。

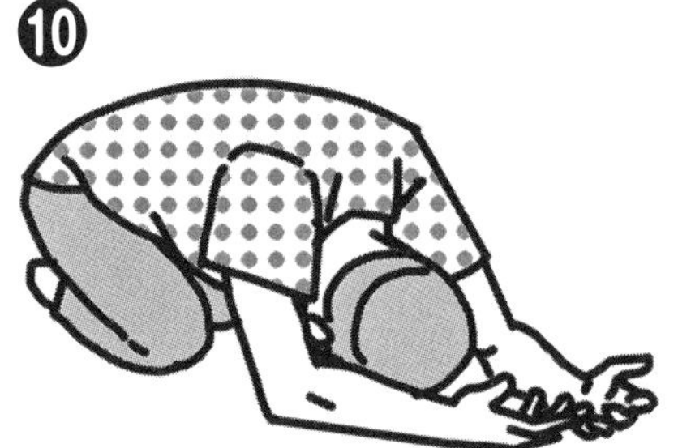

❿吐く息で、お尻を引いて祈りのポーズ。手の甲を床につけて一呼吸。

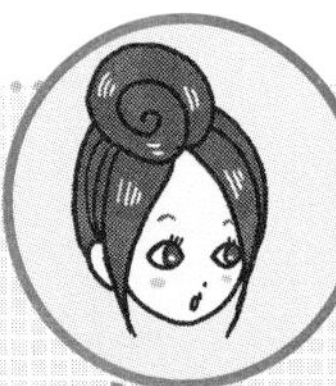

教えて！ 先生！ Question

「太陽礼拝と、月の礼拝の一番大きな違いは何ですか？」

Answer

この２つは、一見すると似た動きなのですが、**太陽礼拝はパワフルでイキイキ**としています。対照的に、**月の礼拝はおだやかで静かな印象**ですね。実際に行ってみると、太陽礼拝の方がより汗をかきやすい動きだと私は感じています。一方、月の礼拝は、大地に体を預けて、頭を低くする「祈りのポーズ」が入っているからか､気持ちの上でもクールダウンしやすいのかもしれません。
朝に行うなら「太陽礼拝」、夜行うなら「月の礼拝」と、時間帯で使い分けてもよいでしょう。
また、礼拝体操の動きに慣れてきたら、何回か続けて行うとよいでしょう。動きがだんだん洗練されてきますし、心身の強さとしなやかさを養うことができます。

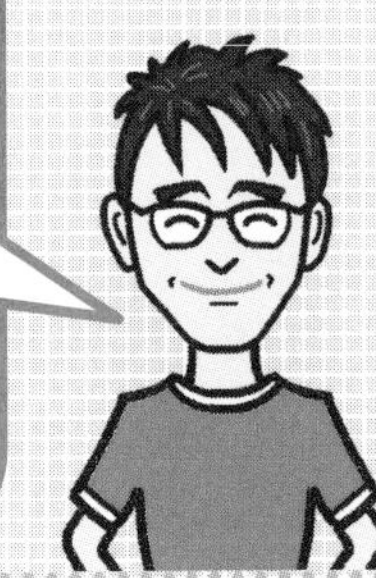

⓫ ⑪手を膝の横に置く。吸う息でつま先立ちから尻を上げ立ち前屈に戻る。
手は床、膝は曲げたまま吐く息で上体を下に垂らす。

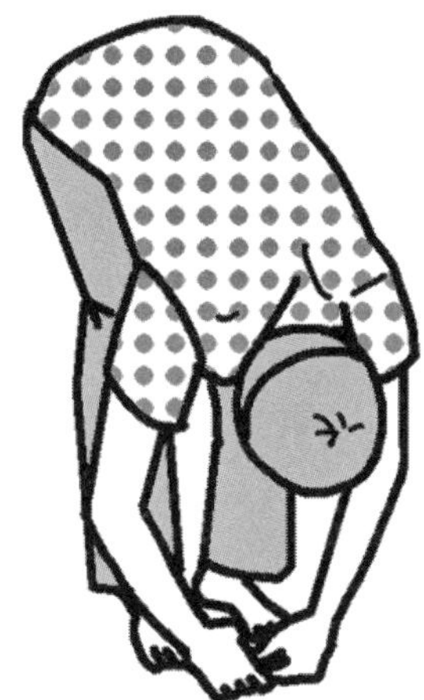

⓬ ⑫手を合掌にして、吸う息で上体を起こして軽く反らせる。
吐く息で、胸を手の前に下ろす。

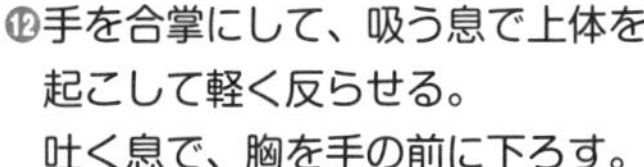

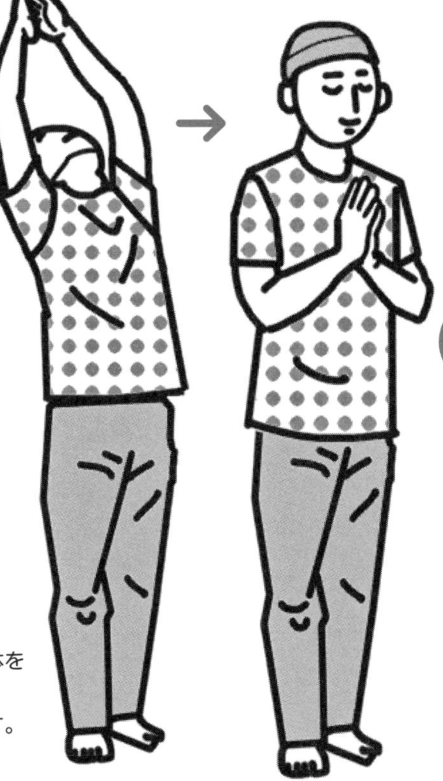

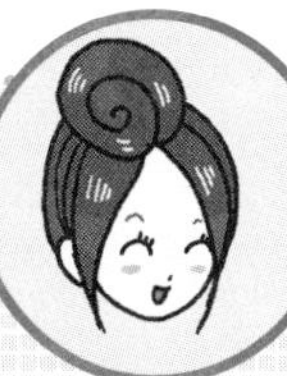

教えて！ 先生！ Question

「同じ『ヒバリのポーズ』でも、太陽礼拝のときは両手を上に上げて、月の礼拝では両手を左右に広げていましたが、どうして形が違うのでしょうか？」

Answer

太陽礼拝の方では、手を上げることで力強さを表現しています。また、この形ではお腹に力が入りやすくなり、よりパワフルなポーズになります。
一方、月の礼拝では、両腕を下げて左右に広げることで静けさを表現しています。この月の礼拝のヒバリのポーズは、胸が前に出てなめらかに伸びますので、柔軟性もさらに増すと思います。

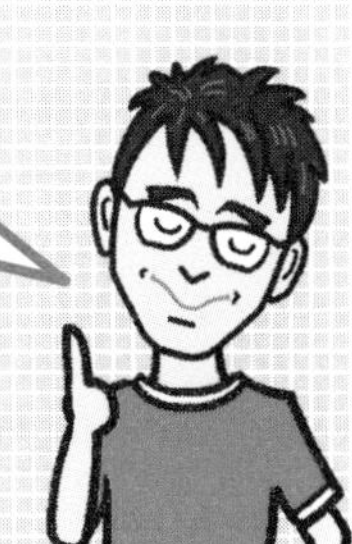

体の硬さと向き合うポーズ研究

✦

第2章

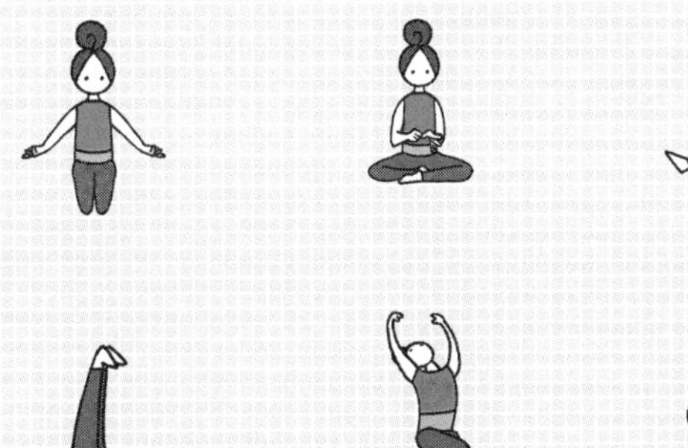
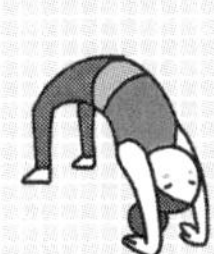
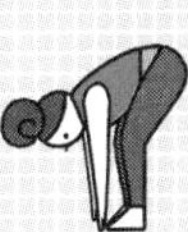
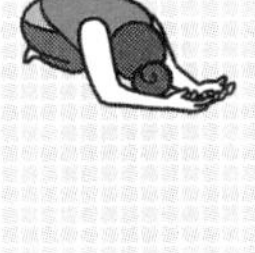
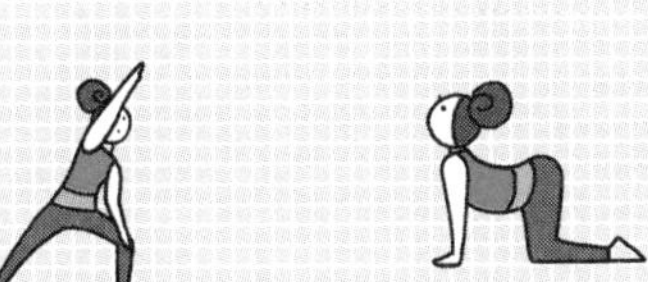

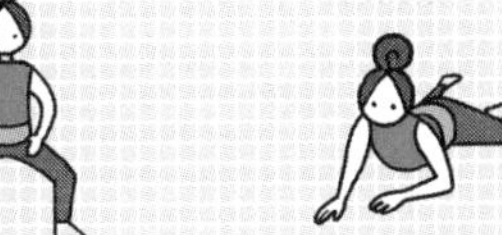

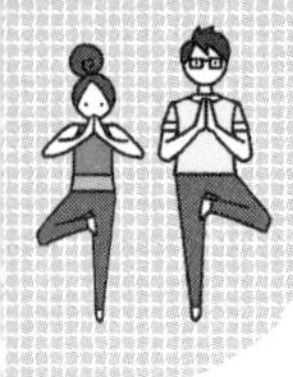

ポーズ研究の大切さ

第２章では、体が硬いとお悩みの方に、じっくり行ってほしいポーズを４つ選びました。「ネコのポーズ」「立ち前屈のポーズ」「アレンジ三角のポーズ」「四股（しこ）立ちのポーズ」です。

体が硬いという状態についてはさまざまな原因が考えられますが、体の硬い人が共通して持つ特徴が一つあります。それは「不自然な力（りき）み方をするクセを持っている」ということです。

体が硬い人は、本来使うべき筋肉を使うべき場面であまり活用していません。加えて、無意識のうちに特定の部位に負荷をかけ続ける傾向が見られます。完璧に体を使えている人などもちろんいませんが、筋肉がガチガチに固まっている人は、体の使い方が合理的なあり方から極端に外れているケースが多いようです。

ふだんあまり使われない筋肉はどうなるかというと、老化が進み、硬く縮んでしまいます。一方で、ふだん酷使している筋肉は、疲労がどんどん蓄積するために痛める可能性が高くなります。

そのようなバランスの乱れから体を解放して楽になるために、本章では、４つのポーズに取り組んでいただきたいのです。身体的に言うならば、ヨガのポーズと呼吸を通して、自分の体のクセを観察し、改善するきっかけをつかんでほしいのです。そのための道筋を、この本と動画でたくさんご紹介しています。

第４章でも触れますが、学院の受講生からよく受ける質問の一つに、学院で私のレッスンを受けていた最中は特に問題なくポーズができたのに、家で一人で練習したときにはなぜかできなかった、というものがあります。

私のレッスンでポーズが完成形にこぎつけたことには、神秘的な理由は何一つありません。それは単に、その人の体が完成形に至るために必要としていたプロセスを、一つずつきちんと積み重ねたからうまくいったのです。

たとえば「歩く」という動作は、片方の足を前に出してからもう片方の足を出します。その動作を交互に行うプロセスをつなげて、初めて「歩く」ことができますが、ヨガのポーズづくりも同じなのです。正しいプロセスの積み重ねが決め手となります。

もちろん、歩くことよりもヨガポーズのプロセスのほうが、より工程が多く複雑に見えますが、プロセスを積み重ねることで目標に到達できるという意味では、理屈は同じなのです。

体と向き合い、楽になるコツをつかむことの面白さを、この章を通して少しでも見出していただければと願います。

第2章のプログラムの内容一覧

タイトル	内 容	時 間	難易度
2-1 ネコのポーズ	●背骨を丸めたり、反(そ)らせたりする動きを何度も行うことで、全身がどのように変化するのかを観察する	8分	★
2-2 立ち前屈のポーズ	●呼吸と重力の力で、体が自然にほぐれていくプロセスを観察する	5分	★
2-3 アレンジ三角のポーズ	●下腹部を締(し)めて背骨を伸ばすという、理想的な状態のコツをつかむ	4分	★★
2-4 四股立ちのポーズ	●上半身の力を抜く一方で、下半身でしっかり体を支える練習をする	6分	★★★

★………特に練習しなくても簡単にできる
★★……落ち着いて行えばできる
★★★…少し練習すればできる

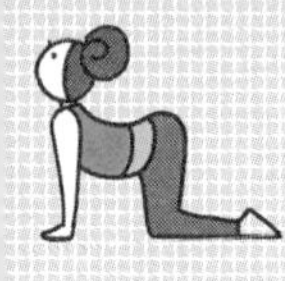

2-1 ネコのポーズ

0 ポーズの意味・効用

背骨には「体を支える」という大切な役割があります。また背骨の周辺には、たくさんの重要な神経が集まっています。ネコのポーズでは、この背骨を積極的に動かします。動きを通して全身の感覚がどのように変化していくのか、観察しましょう。

1 ポーズの作り方

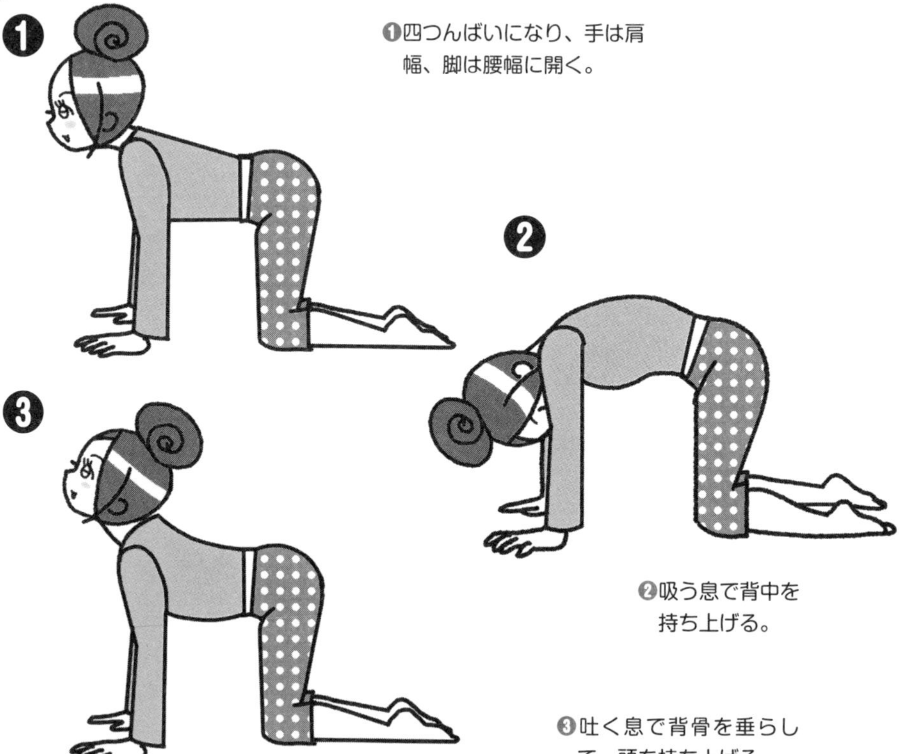

❶四つんばいになり、手は肩幅、脚は腰幅に開く。

❷吸う息で背中を持ち上げる。

❸吐く息で背骨を垂らして、頭を持ち上げる。

動きのポイント

□手は肩幅、脚は腰幅に開いていますか？
（体が安定します）

□手と膝で、床をしっかり押していますか？
（体と床の接点が安定していると、胴体の動きがしなやかになります）

②ポーズのNGポイントと改善方法

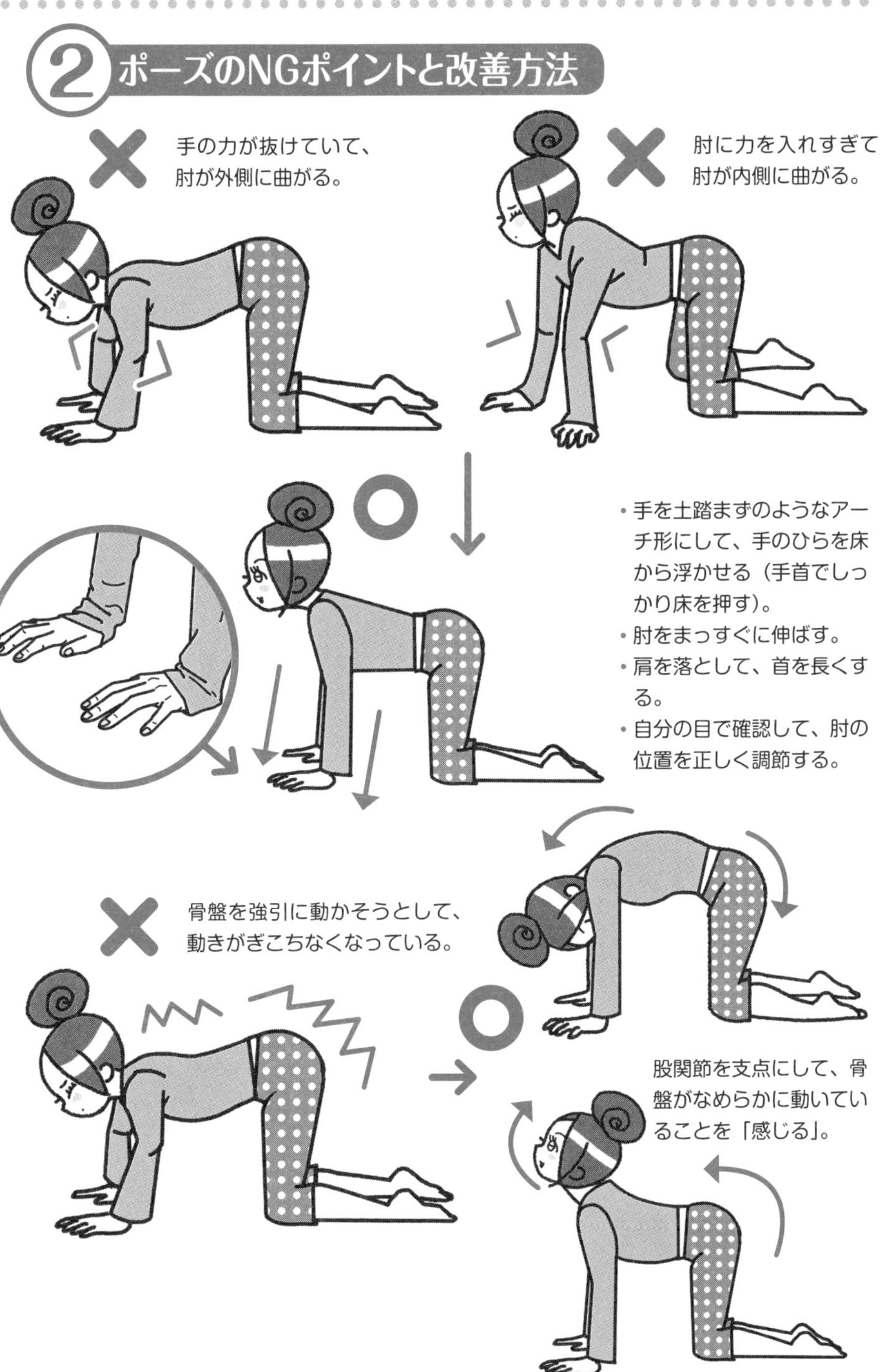

3 呼吸のポイント

1 自然な呼吸でのネコのポーズ

❶
❷
この呼吸の仕方で
ネコのポーズをすると、
体を楽に、自然に
動かすことができます。

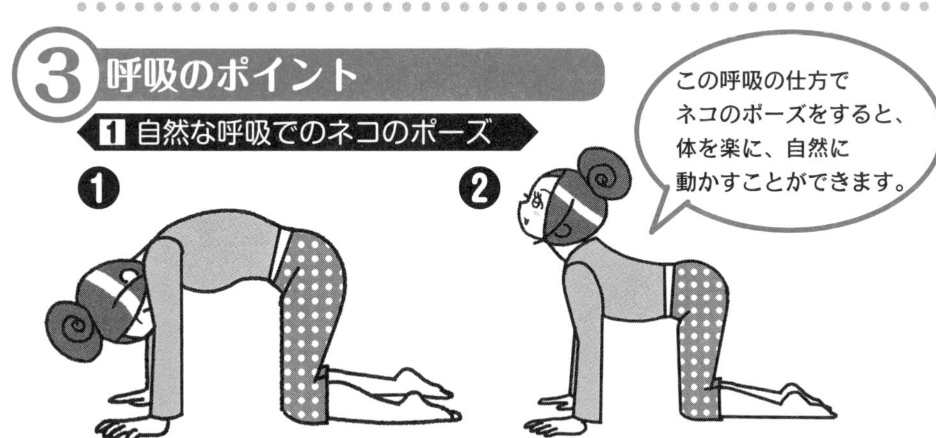

❶手と膝で床をしっかり押しながら、吸う息で背中を持ち上げる。

❷吐く息で背骨を脱力させて、頭を持ち上げる。

2 集中する呼吸でのネコのポーズ

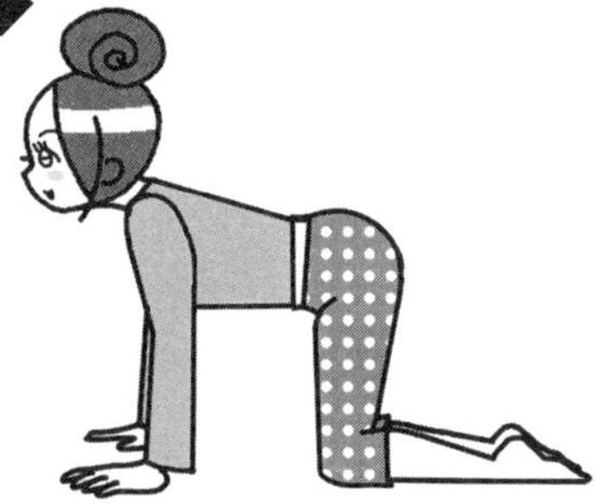

❶吐く息で背中を持ち上げる。

❷吸う息で背中を床と平行にする。

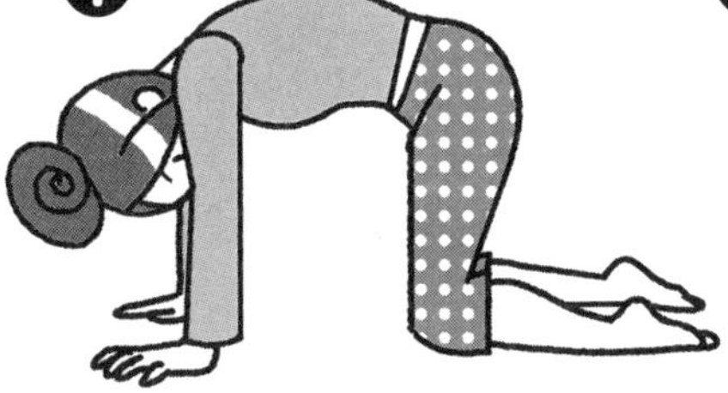

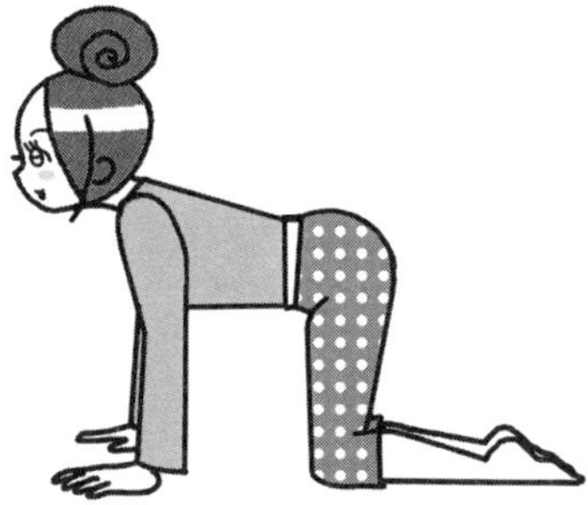

❸吐く息で背中を下げて、頭を上げる。

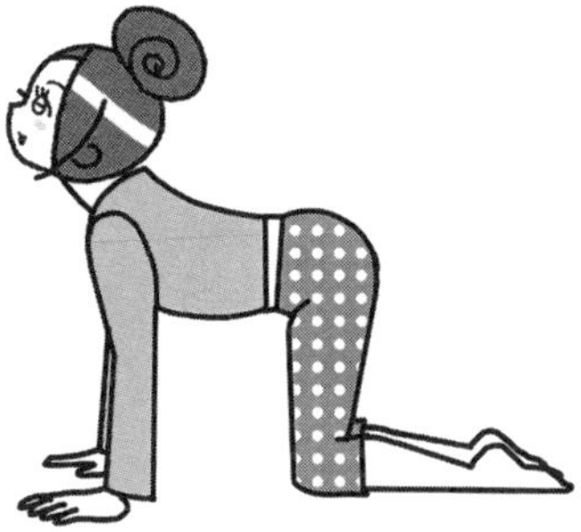

❹吸う息で背中を床と平行にする。

この呼吸の仕方でネコのポーズをすると、
「背中の筋肉を動かしている！」という強い実感が得られます。

④ チャレンジポーズ

1 片方伸びネコのポーズ

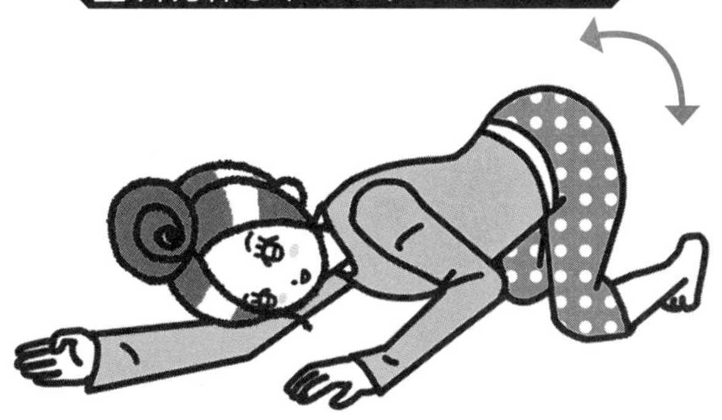

- 四つんばいの状態から、右手を前に伸ばす。
- 動きの支点を右肘に置いて、骨盤をゆらゆらと左右に揺らす。
- 右膝に重心を乗せて、右のわき腹がそーっと伸びていくことを感じる。

※反対側の動きも同じ要領で行う。

2 伸びネコのポーズ

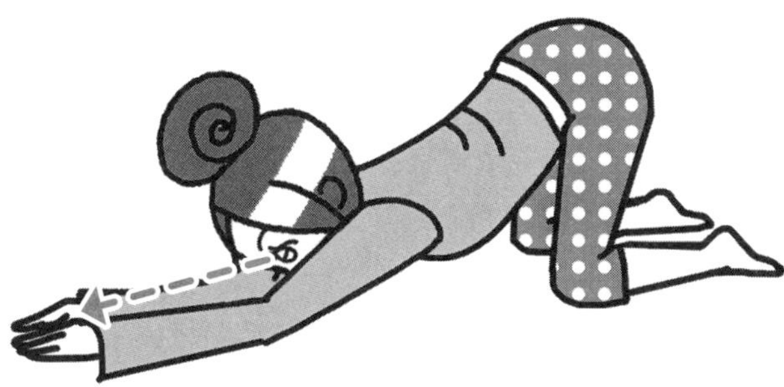

- 四つんばいの状態から、両手を前に伸ばす。
- 目線は手と手の間を見る。
- お尻や背中をモゾモゾ動かす（慣れない姿勢からくる緊張を取る）。
- 手のひらを上下に返して、肩甲骨の動きを感じる。
- 深い呼吸をくり返すことで胸が緩（ゆる）むのを感じる。

3 伸びネコのポーズで合掌の上下

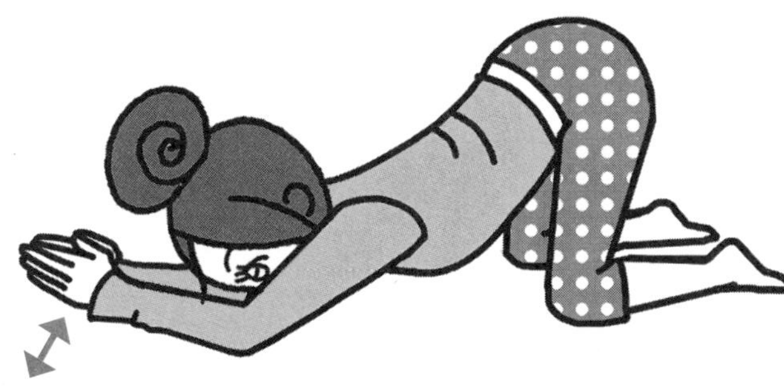

- 「2伸びネコのポーズ」の状態から､両手を合わせる。
- 肘を支点に両手を数回上げ下げして、肩甲骨を柔らかくする。
- 骨盤を左右に揺らす。首に余裕がある人は、あごを床につけて、頭を揺らす（首を緩めることができる)。
- 吸う息で、体を丁寧（ていねい）に起こす。

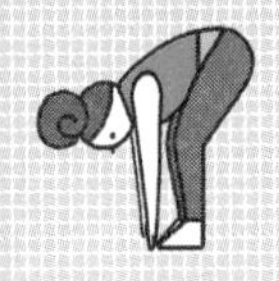

2-2 立ち前屈のポーズ

0 ポーズの意味・効用

立ち前屈は決して「苦しいだけの不快なポーズ」ではありません。上半身をほぐして姿勢をよくするのに最適なポーズだと私は考えています。ここでは、体が硬い方でも安心して行えるように膝(ひざ)を曲げたやり方をご紹介します。呼吸と重力を使うことで、体が変化する様子を観察しましょう。

1 ポーズの作り方

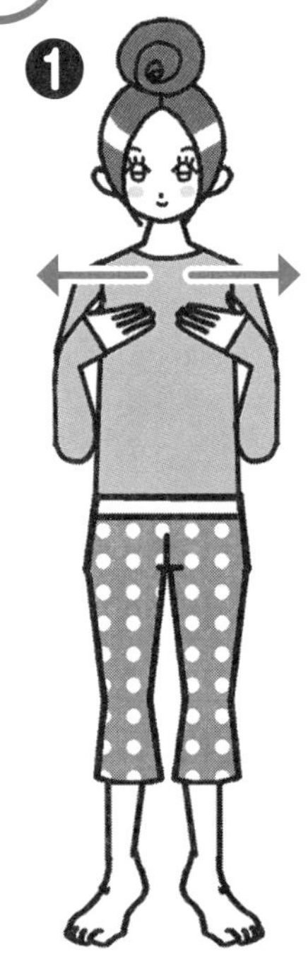

❶胸の中央に手を当てる。肘を引いて、胸を広げる。

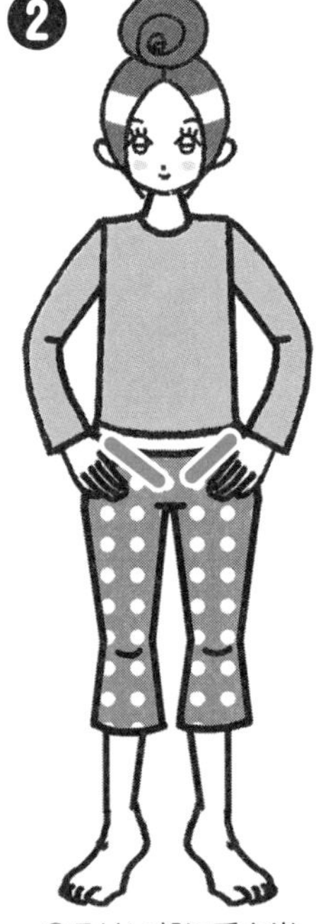

❷そけい部に手を当てて、膝を深く曲げる。

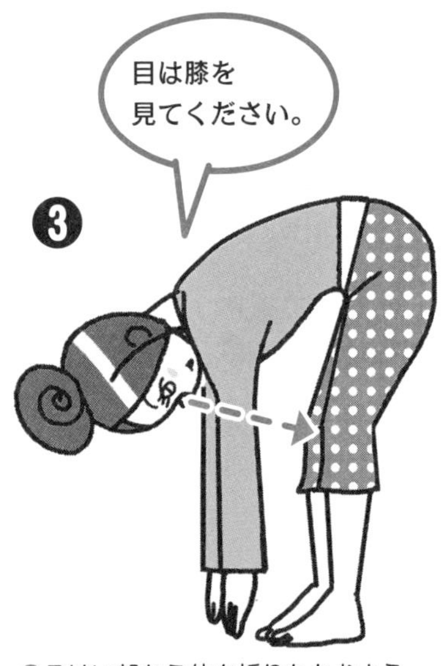

❸そけい部から体を折りたたむようにして前屈。腕を下ろすときは、肘を下へ突き出すようにする。

動きのポイント

立ち前屈から戻るときは、吸う息でゆっくりと起き上がりましょう。膝を曲げたまま、背骨を下から一つずつ、丁寧に積み上げていくイメージをもつとよいでしょう。最後に、頭を肩の上に乗せるようにすることで、柔らかさを保った状態で起き上がれます。

②ポーズのNGポイントと改善方法

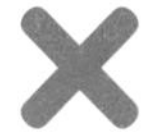

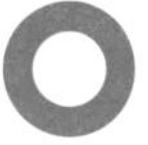

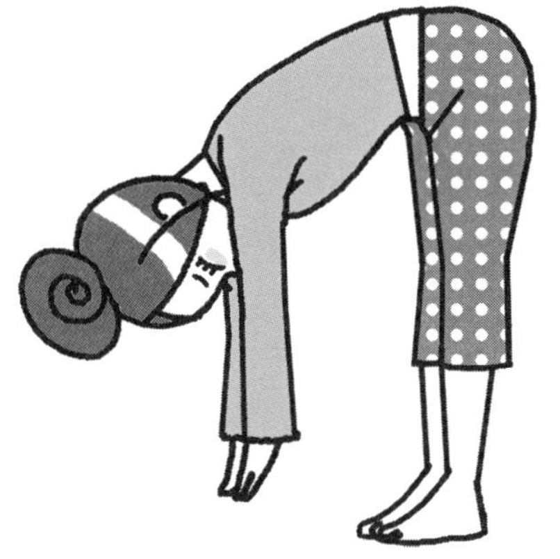

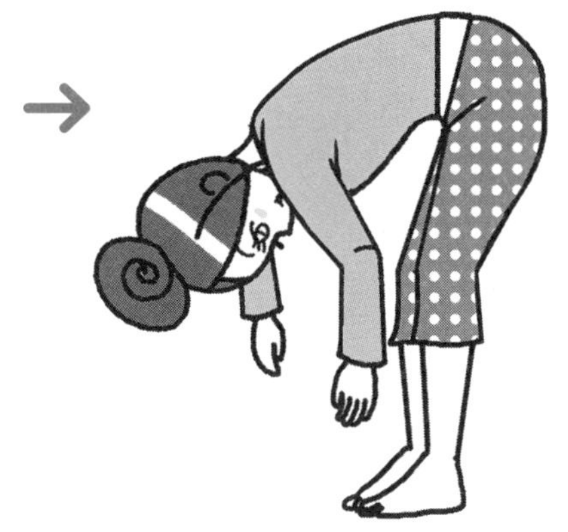

立った状態から、いきなり上半身を倒した前屈。膝がガチガチに伸びている。
背中が張って呼吸が苦しい。

背中が楽になる角度まで膝を曲げる。肘(ひじ)の力を抜く。また、脚の方に重心をしっかり乗せ、上半身の力は抜いて、頭、腕の重さを意識する。

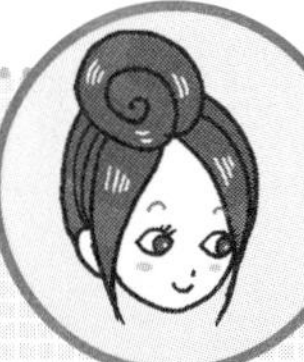

教えて！ 先生！ Question

「楽に立ち前屈ができるような、裏技的テクニックがあれば教えてください！」

Answer

今回動画でご紹介した動きは、どれもオススメです。肘を曲げて、内→外と軽やかに動かしていると、腕や肩甲骨の緊張が抜けます。腕まわりがほぐれれば背中も楽になります。ささいな動きに見えますが、効果は大きいですよ！
また、口や目を大きく開閉することも有効です。顔のこわばりを取ると、脳がリラックスして、全身の筋肉がほぐれてきます。ぜひ取り入れてください。

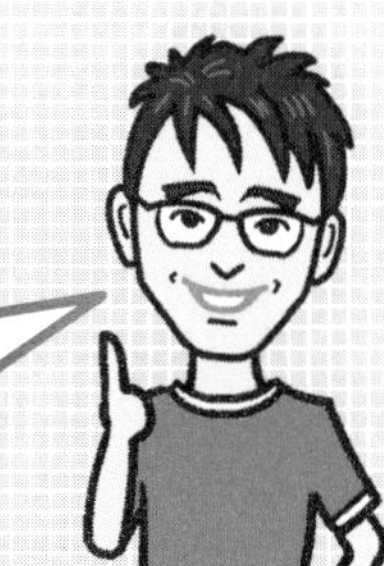

③ 呼吸のポイント

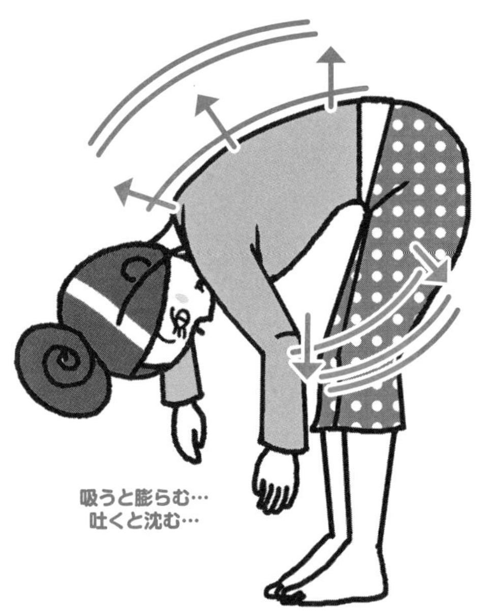

吸うと膨らむ…
吐くと沈む…

・①のプロセスでポーズを作る。

❶
❷
❸
目は膝を見てください。

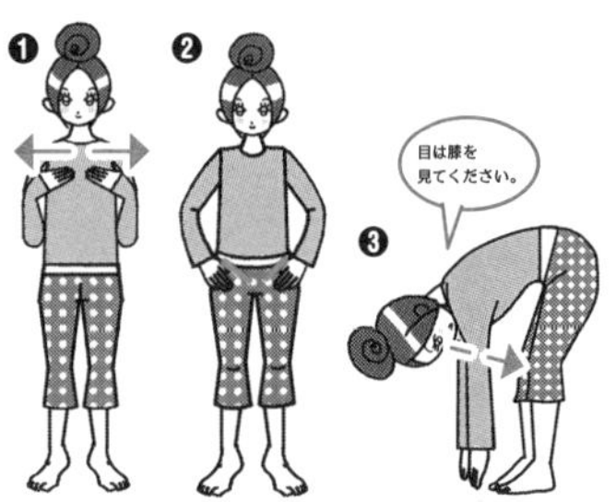

・吸う息で背中やお腹が膨(ふく)らみ、上半身が浮くのを感じる。
・吐く息で全身が小さくなり、上半身が沈むのを感じる。

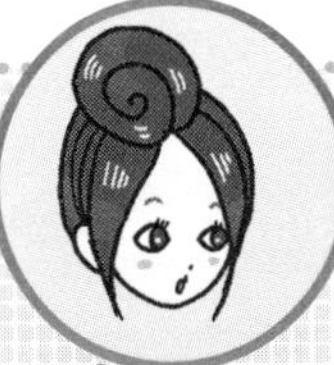

教えて！ 先生！ Question

「ヨガポーズで上手に体をほぐすためには、どんなことに気をつけるとよいでしょうか？」

Answer

感覚を丁寧に味わい、変化を細かく観察することで体はほぐれていきます。
第１部でもかなり詳しく述べましたが、「感じる」ということが本当に大切です。
呼吸によって筋肉は大きく引き伸ばされたり、小さく縮んだりします。また重力に引っ張られることで、上半身の筋肉は無理なく引き伸ばされていきます。
立ち前屈は、そういった体の変化を観察しやすい、絶好のポーズといえるでしょう。

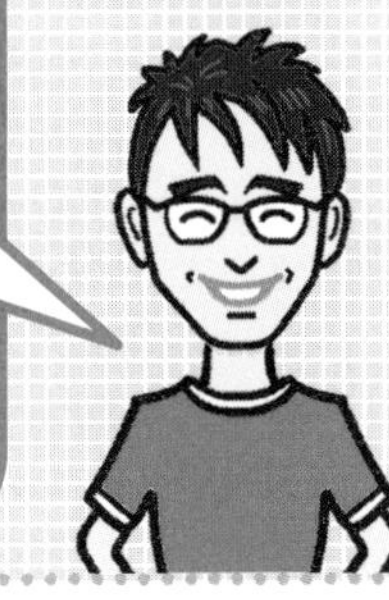

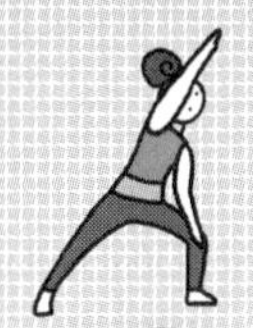

2-3 アレンジ三角のポーズ

0 ポーズの意味・効用

アレンジ三角のポーズは、「パールシュワ・コーナアサナ（釣り針変形のポーズ）」とも呼ばれています。このポーズを練習すると、下腹部を締めて背骨をしっかり伸ばすコツがつかみやすくなります。また、体を支える脚の力が鍛えられます。強くしなやかな体づくりに、最適のポーズです。

※このポーズは、左右ともに同じ要領で行ってください。

1 ポーズの作り方

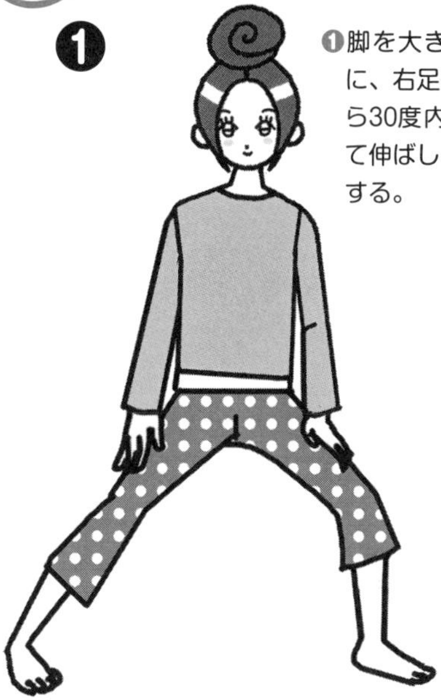

❶

❶脚を大きく開く。左足先は左横に、右足のかかとは足先が正面から30度内側へ。腕を左右に開いて伸ばし、肩を落として首を長くする。

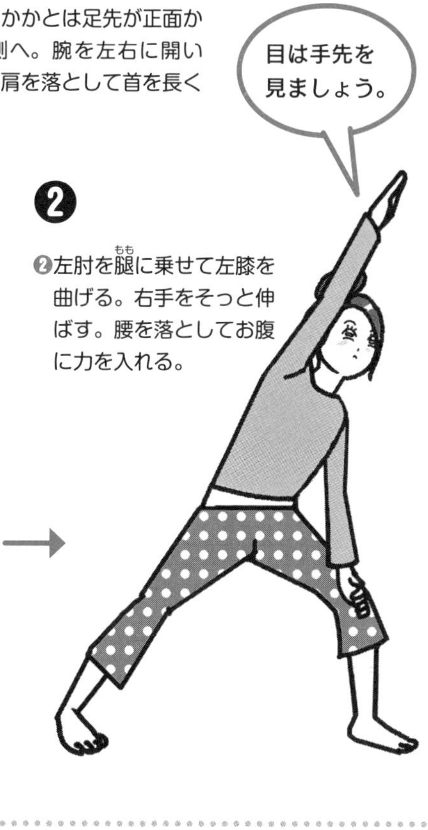

目は手先を見ましょう。

❷

❷左肘を腿に乗せて左膝を曲げる。右手をそっと伸ばす。腰を落としてお腹に力を入れる。

第2章

体の硬さと向き合うポーズ研究

動きのポイント

ポーズを終えて元に戻るときは、吸う息で上体を元に戻します。開いていた足は、逆八の字→八の字の形をくり返して近づけていき、閉じましょう。

② ポーズのNGポイントと改善方法

×

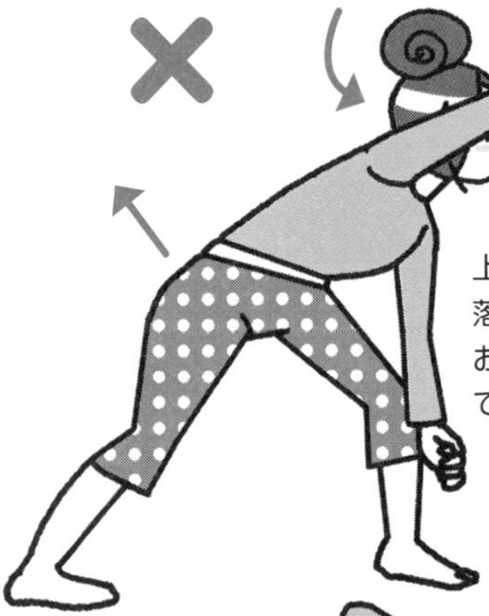

上体が前に倒れて、落ちている。
お尻が後ろに突き出ている。

○

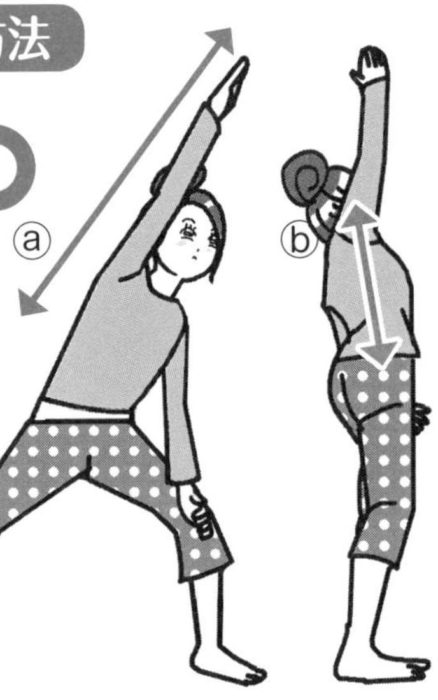

ⓐ肩を後ろへ引いて、背すじを伸ばす。
ⓑ体の背面を壁にくっつけるようなイメージで、体を微調整する。

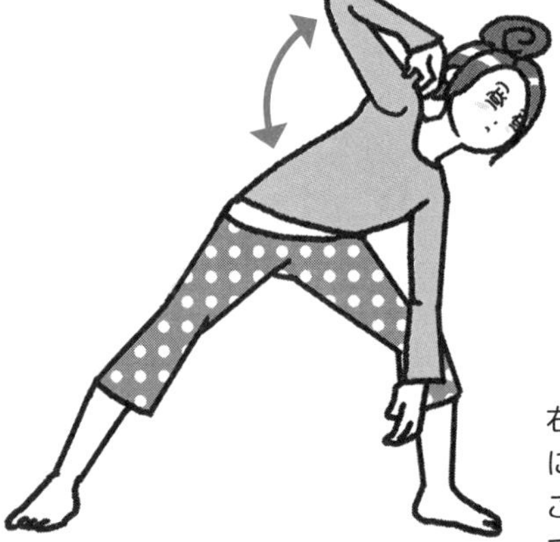

右手を肩に当てて、右肘を上下に軽やかに小さく動かす。
この動きによって肩まわりがほぐれるので、右手をしっかり伸ばせるようになる。

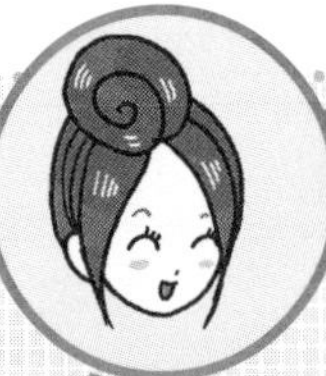

教えて！ 先生！ Question

「元に戻るとき、逆ハの字→ハの字と足を閉じるのはどうしてですか？」

Answer

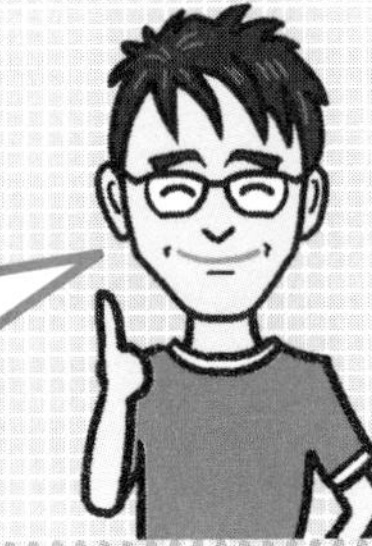

ポーズを通して得た体のリラックス感をキープするためです。片足ずつドタドタ戻すと、下半身が緊張します。両足を少しずつ動かしていって、静かに元に戻るこの方法はおすすめですよ。

③ 呼吸のポイント

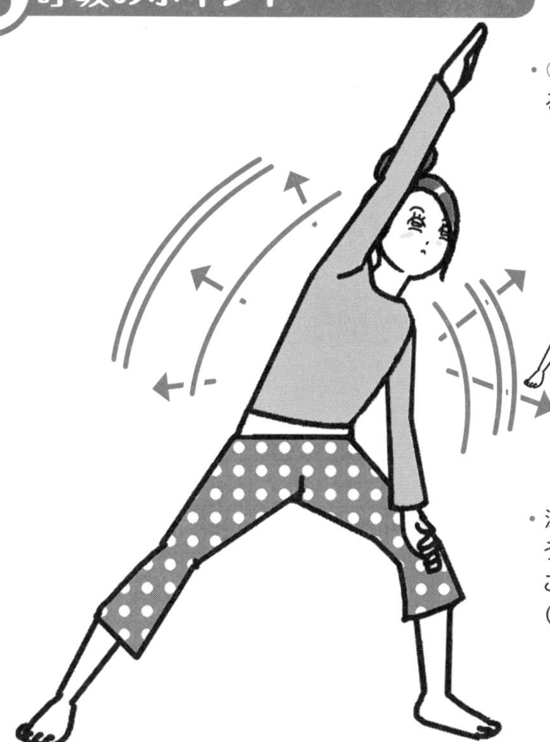

・①のプロセスでポーズを作る。

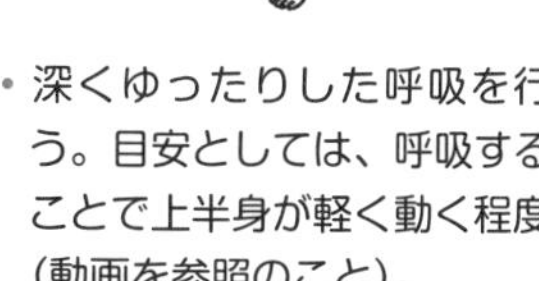

・深くゆったりした呼吸を行う。目安としては、呼吸することで上半身が軽く動く程度(動画を参照のこと)。

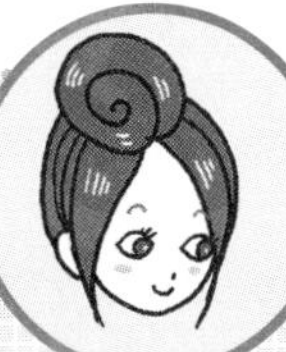

教えて！ 先生！ Question

「ポーズを作るとき、上の手を伸ばしたり、手先を見たりすることがどうして大事なのでしょうか？」

Answer

上の手をしっかり伸ばさないと、背骨が伸びきらなくて、ポーズがきゅうくつになってしまいます。
手が伸びない原因としては、肩の詰まりが考えられるので、②の最後でご紹介した動きを行ってみてください。
手先を見る理由は、頭が下に落ちることで頭の重みに耐えきれず、首が痛くなるのを防ぐためです。また、背骨をより一層伸ばしやすくするためでもあります。

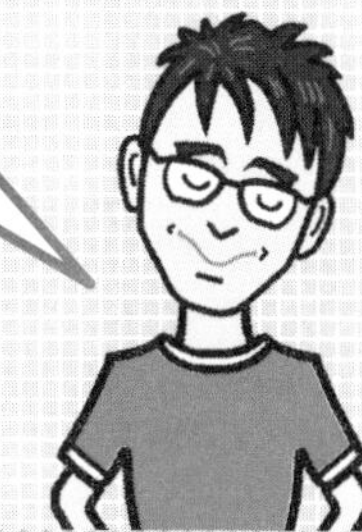

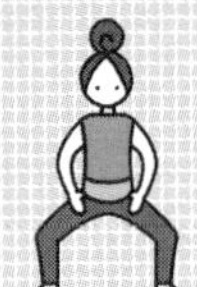

2-4 四股立ちのポーズ

動画で確認

0 ポーズの意味・効用

四股立ちのポーズは、上虚下実（上半身の力が抜けて、下半身の力が充実している）の体を作るのにピッタリのポーズです。また、腿の筋肉が鍛えられるので、たるんでいた腿が引き上がり、膝の軟骨のぶつかりが軽減されます。膝の痛みの緩和が期待できるポーズです。

1 ポーズの作り方

そけい部を
手で押さえると、
腰が落としやすく
なります。

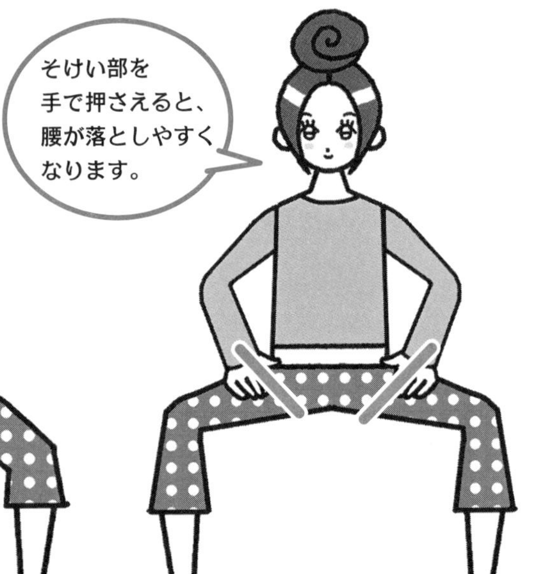

❶脚を大きく開いて、足先は外側へ向ける。肛門を締めて、膝を外側に広げる。

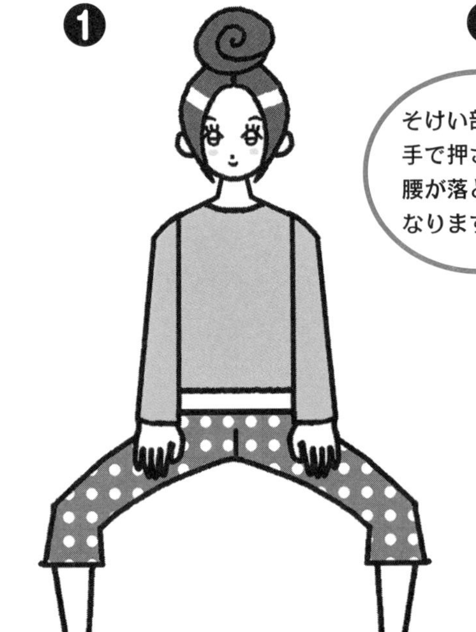

❷そけい部を手で押さえて、腰を落とす。背すじを伸ばして、その状態を10秒キープ。

動きのポイント

元に戻るときは、吸う息で膝を伸ばしましょう。
また、開いていた足は、逆八の字→八の字の形へとくり返し動かして、静かに閉じましょう（体を丁寧に扱う習慣をつけましょう）。

② ポーズのNGポイントと改善方法

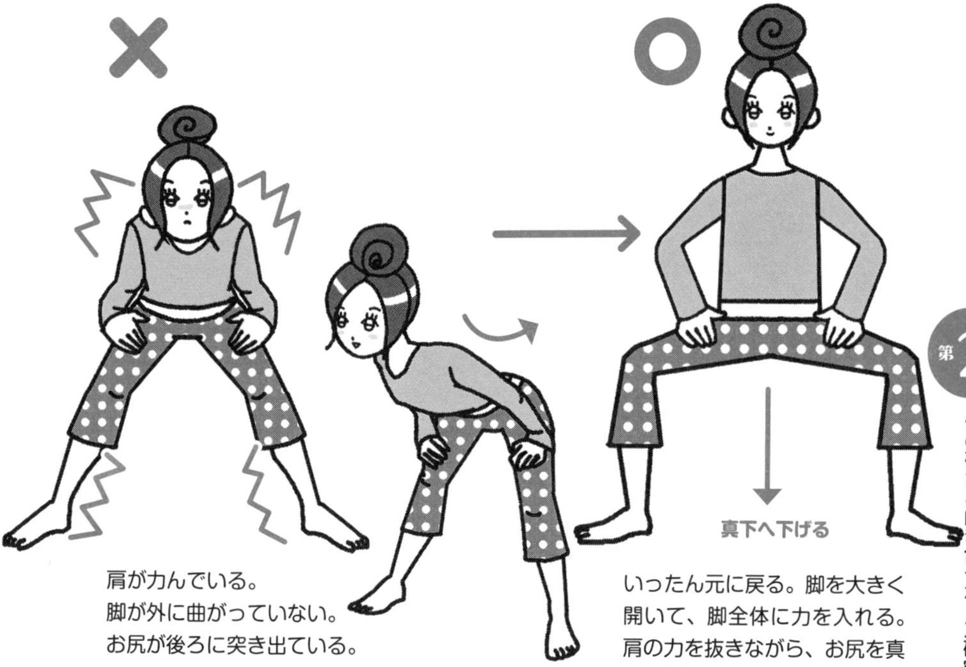

×

肩が力んでいる。
脚が外に曲がっていない。
お尻が後ろに突き出ている。

○

真下へ下げる

いったん元に戻る。脚を大きく開いて、脚全体に力を入れる。肩の力を抜きながら、お尻を真下へ下げていく。胸を張る。

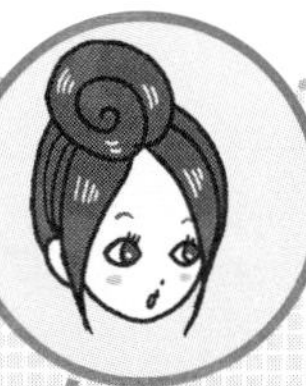

教えて！ 先生！ Question

「動画の中で、四股立ちのポーズの状態で10ずつ数えたのには、どういう意味があるのですか？」

Answer

声を出すことでお腹に力が入り、キツさや辛さを吹き飛ばす、という効果を狙っています。
四股立ちのポーズは、腿の力が弱い現代人にとって苦手なポーズの一つで、キープするのが難しいのです。
けれど両手を上に上げたり、横に広げたりしながらカウントをとれば、肩の力みが抜けて丹田(たんでん)に力がこもります。すると、より長い時間この姿勢をキープできます。
また、手を伸ばすと背すじが伸びやすくなりますので、一石二鳥(いっせきにちょう)だと思います。

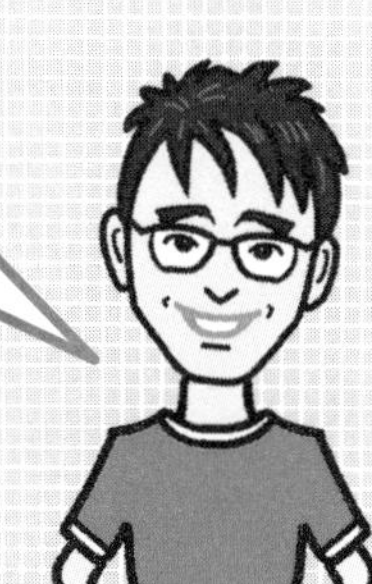

③ 呼吸のポイント

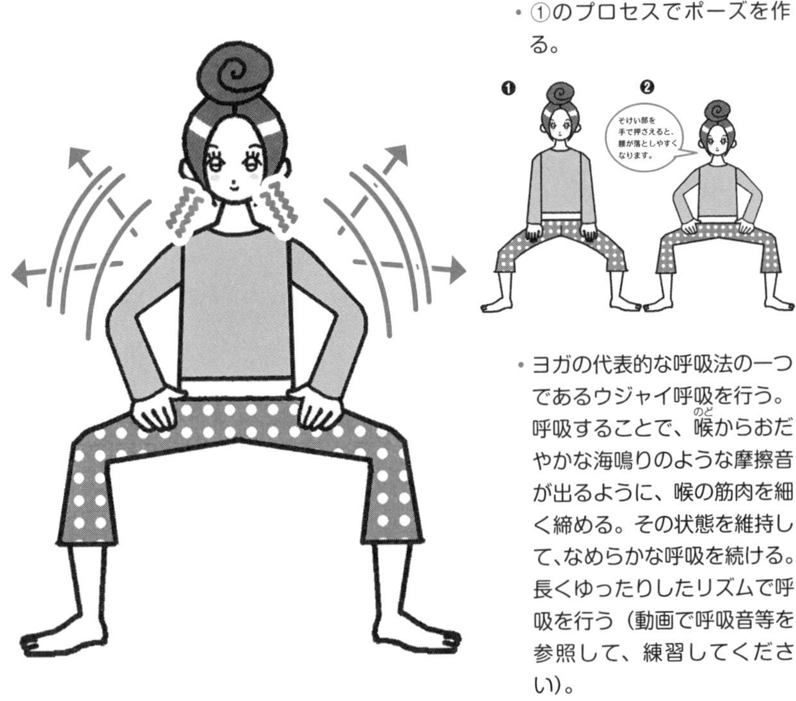

- ①のプロセスでポーズを作る。

- ヨガの代表的な呼吸法の一つであるウジャイ呼吸を行う。呼吸することで、喉（のど）からおだやかな海鳴りのような摩擦音が出るように、喉の筋肉を細く締める。その状態を維持して、なめらかな呼吸を続ける。長くゆったりしたリズムで呼吸を行う（動画で呼吸音等を参照して、練習してください）。

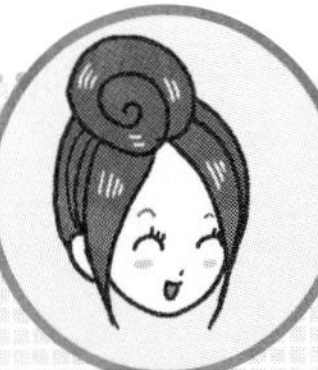

教えて！ 先生！ Question

**「動画で、
四股立ちの状態で呼吸に合わせて
突っ張りの練習をしたのは
どうしてですか？」**

Answer

四股立ちをしながら突っ張りを行うと、丹田の位置を実感しやすいのです。また体の軸をしっかり意識できますし、首や肩の余分な緊張を抜くコツもつかめます。
さらにウジャイ呼吸も行いますので、**脳を含めた全身をフル活用するトレーニング**になります。
この四股立ちでの突っ張りは、煮詰まったときの気分転換にもなりますので、ぜひ日常にも取り入れてください。

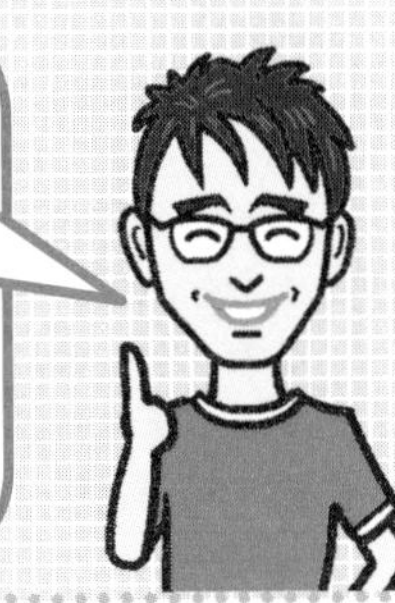

ヨガ指導者という仕事をしていると、人からはよく特殊なイメージで見られることがあります。

最初にお断りしておきますが、私は聖人君子でも仙人でもありません。食事では肉や魚もいただきますし、お酒も好きな方です。仕事や家庭、健康については年相応の悩みもありますし、くだらないことで怒ったり、顔から火が出るような恥ずかしい思いもたくさんしてきました。要するにふつうの、どこにでもいるおじさんです。

ただ、企業で仕事をしている一般的な人たちと比べれば、私は職業柄、精神的なテーマについて考える機会が多い方かもしれません。**自分や学院スタッフや受講生の心と体をよくしたくて、そのきっかけになりそうなテーマをいつも探して歩いています。**強(し)いて言えばそういうところが、ふつうのおじさんとは少し違うところかもしれません。

水野ヨガ学院の通常レッスンでは、受講生にとって関心の高い健康のことや、ヨガポーズとからめた体のしくみについてよく話題にします。一方、月１回開催する学院のヨガ研究会や、年４回行う指導者養成コースなどの学びの場では、心と体のつながりや、心のあり方についての話題がほとんどを占めます。体だけでなく心も重視している理由は、私のヨガの師である故・沖正弘(おきまさひろ)先生の教え、**「体を変えたければ心を変えなさい。心を変えたければ体を変えなさい」**という考え方を受け継いでいるからです。

あるときのヨガ研究会では「自分を好きになる」というテーマを取り上げたことがありました。

このときの研究会では、まず４人で１グループを作って、グループ内で自分の長所を発表しました。「私は段取りが上手」とか「きれい好きで、整理整頓に自信がある」「ヨガの練習を毎日やっている」などです。誰かが長所を述べるたびに、残りの３人は「それはすごい！」「なるほど、あなたには確かにそういうところがあるよね」とその人の長所を受け入れ、ほめていくことを行いました。

日本の社会では昔から、「自分をほめる」という行為にはあまりよいイメージがありません。そこには、傲慢（ごうまん）な人間だと思われる危険性がひそんでいますし、人から「あいつは自分の自慢話ばかりして、どうかしている」と失笑を買うおそれもあるからです。

周囲から変に浮かずに溶け込んでいくためには、自分をひけらかさない謙虚な態度が欠かせません。ですから私たちの日常会話では、人間関係を円滑にするために「卑下」や「お世辞」といった話術が多用されます。しかし研究会ではそういったものを一切抜きにしました。そのかわりに、自分の長所を自ら発表して人から何度も受け入れられたり、ほかの人の長所をしっかり受け止めることを真剣に実践したのです。

そこで、いくつか明らかになったことがありました。

たとえば「みんなが私の長所を受け入れてくれた！」と感じたときに、気持ちがとても高揚して、幸せな感情に浸（ひた）れることがわかりました。また、周囲を信頼する気持ちがグッと高まったり、「自分はみんなに支えてもらっているんだ。ありがたい」という感謝の気持ちが湧き上がったという人もいました。

この研究会では、自分のよさを受け入れることと、人のよさを受け入れることとがもたらす影響力の大きさを肌で実感できました。

ところで「私はダメな人間ですから……」「何をやっても失敗ばかりなんですよね」と、自分をおとしめる言葉が口癖になっている人がいます。そういう人は一見するとものすごくネガティヴなようですが、実は心底マイナス思考というわけではなく、逆に自分自身を過大評価しているのではと私はとらえています。

「もっとよくなりたい。完璧でありたい」という向上心が旺盛だから、勢い余って自分をいましめるのではないでしょうか。あるいは「自分は本当なら、もっとちゃんとできるはず」という期待が強すぎるから、現実や結果を受け入れられないのではないでしょうか。それで「自分はなんてダメなんだろう（本当はこんなものじゃないはずなのに）」と口に出してしまうのだろうと感じています。

本来、人間は誰しも自分のことが大切なのです。自分が大好きですし、かわいくてたまらないと思っているはずなのです。それは人間としてごく自然にあふれる感情です。自分が大好きだからこそ、もっとよく

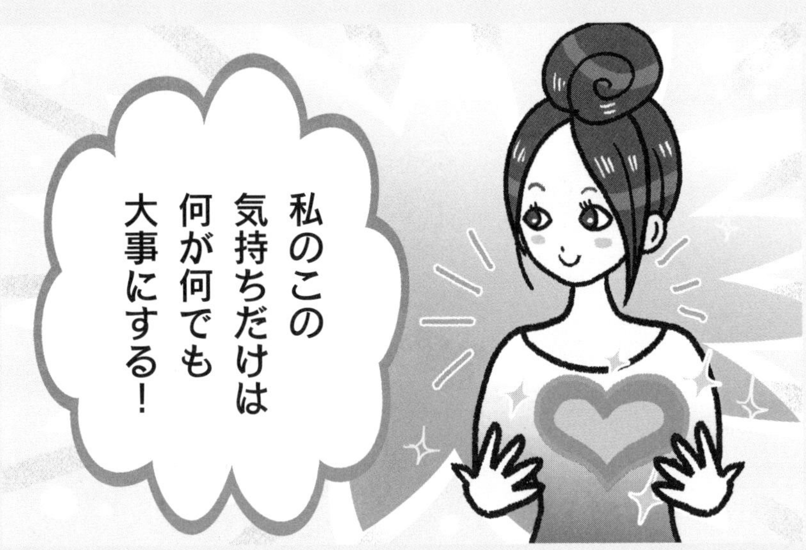

したい、もっとちゃんとできるはずだと思うのです。そんな思いもまた、人間のごく自然な欲求です。

私たちはそういった感情や欲求に、蓋（ふた）をしすぎている気がします。自分の素直な感情をもう少し自由にしてもよいのではないでしょうか。まずは、自分のよいところを受け入れるところから始めてみましょう。そして、誰かが自分の自慢話をしていたら、眉をひそめたり冷笑したりするのではなく、この人は自分の自然な感情を表現しているだけなんだな、と見方を変えてみましょう。「私は自分が好き」という思いを受け入れられれば、心のあり方はずいぶんおだやかになるはずです。

謙虚な心を保ちつつ、自分のことも人のことも大切にできると思います。

また、「私は自分が好き」という思いがもっと強くなれば、人間としてのたくましさが生き方に現れてくるでしょう。

人からどう思われてもかまわない、嫌われてもいいから、とにかく自分にとって大事なこの思いを表現したい、守り抜きたいという揺るぎない意志が育ってきます。

私たち人間は、心の底から自分をいとおしいと思えばこそ、自分の思いを価値あるものとして大切にできるのです。**価値あるものを守りたいから勇気が出せて、不屈の底力を発揮できる**のです。まわりとの衝突を恐れて自分の本心を抑えたり隠した

COLUMN

体を変えたければ、心を変えなさい
心を変えたければ、体を変えなさい
なるほどなぁ
若き日の水野青年

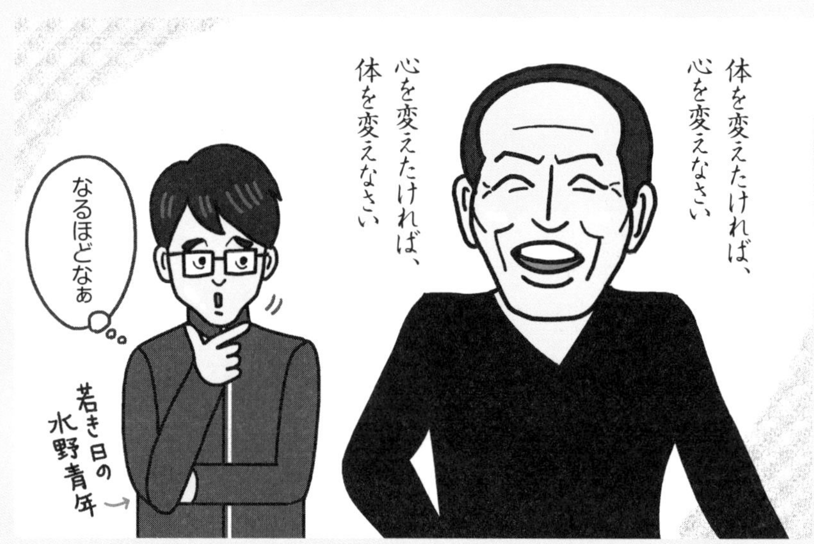

りしている人は、心底自分を好きといえる段階には至っていないのだと思います。

表面的な自己愛は、深い自己愛や自尊心とは、まったく性質が異なります。**深い自己愛や自尊心は、ありすぎて困るものでもなければ、恥ずべきものでもありません。**そもそも自己愛や自尊心がいびつだと、うまくいくものもいきにくくなります。大事な場面で「無理だ」「できない」と自分で自分にブレーキをかけてしまい、集中力や根気など大切な精神の力を、いたずらに消耗してしまうのはもったいないことです。

私たちは、本当の意味で自分を大切にできているでしょうか。「こんな自分じゃダメだ」「私はいつも失敗ばかり」と自分を責めてしまいそうになったら、それを自分の意志で止めてみてください。そして、自分にとって本当に大切なものは何なのか、問い直してみるとよいかもしれません。

あなたには価値があります。その価値を大切にしたり、高めたりすることで最も恩恵を受けられるのは、ほかの誰でもない、あなた自身なのです。

「コアヨガ」で原始的感覚を磨く

第3章

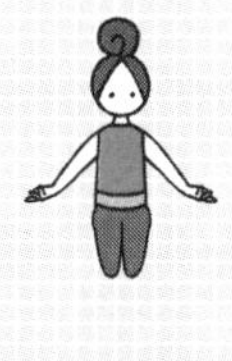
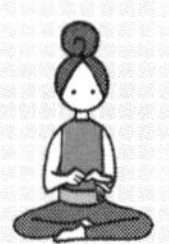
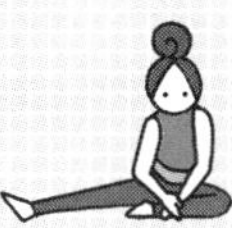
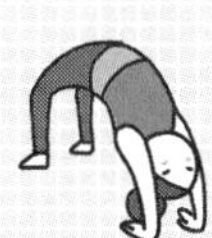
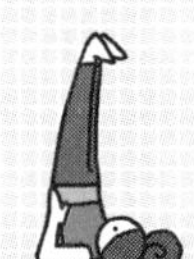
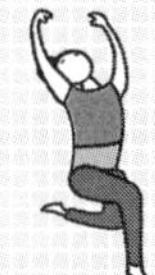
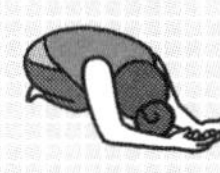
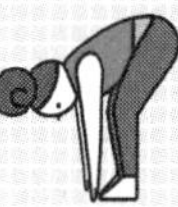
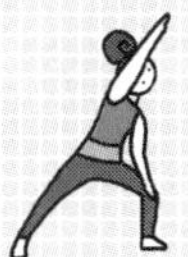
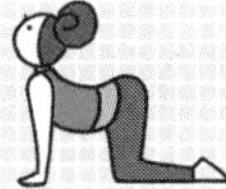
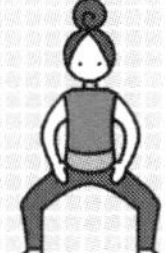
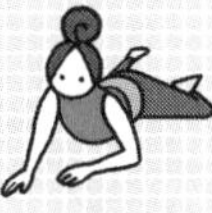

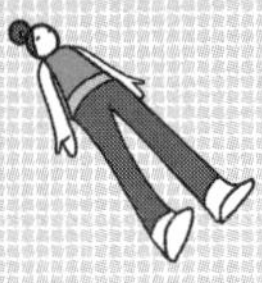

人間の「コア」って何？

「コアヨガ」で心身のパワーをしっかり引き出す

英単語の「core」には「芯」や「中心」といった意味があります。これからご紹介するコアヨガでは、体のコア（＝体幹）と心のコア（＝丹田（たんでん））の両方に働きかける動きを行います。それによって心身のバランスを整え、生きる力を発揮しやすい状態を目指します。

コアヨガの具体的なメリットとしては、以下の３点が挙げられます。

❶体の中から元気を引き出し、パワフルな状態に整える。
❷体幹を強くしなやかにする。ヨガポーズなどの動作がやりやすくなる。
❸丹田が強化され、精神的に強く前向きになる。

なぜこのようなメリットが生まれるのか、これから詳しくお話しします。

本能を刺激する動きが、心身を元気にする

現代人の生活スタイルを「体の動き」という観点からみると、動きが質・量ともに乏（とぼ）しく、パターンも決まりきっていると言えそうです。

たとえば、学校にいる間や仕事中は、座りっぱなしや立ちっぱなしなど、一定の姿勢をキープしている人が多いことでしょう。また家に帰れば、自分の時間はテレビやスマートフォンなどを見ながら横になって過ごすことが多いでしょうし、休日に人と会うときも、座っておしゃべりをしてばかりという人がほとんどではないでしょうか。

趣味でスポーツやダンス、レジャーでも行わない限り、全身をまんべんなく動かす機会は、ほぼ皆無と思われます。

現代人の体が運動不足で硬くなったり、あるいは偏（かたよ）った体の使い方が災いして膝（ひざ）や腰が痛むという現象は、残念ながら当然の結果と言える

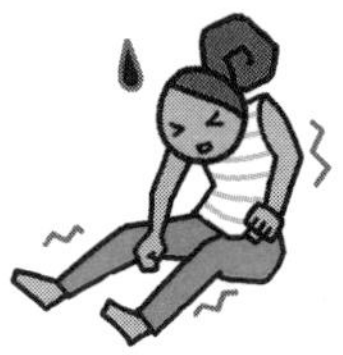

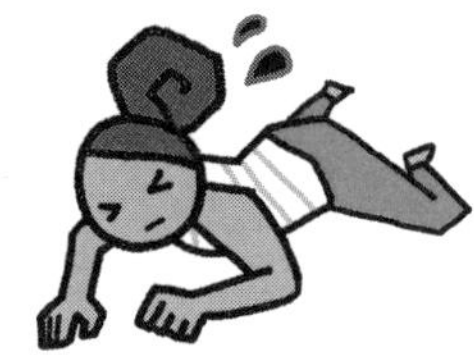

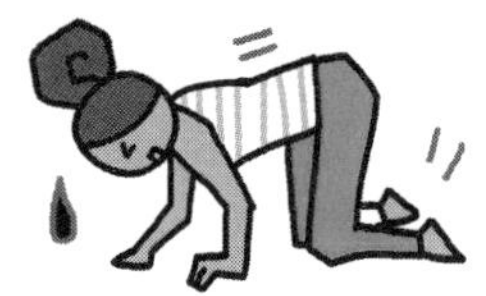

でしょう。

また、現代日本の生活環境を見渡すと、安全かつ便利な設備が広範囲にわたって整っています。

安全な環境のもとでは、腰や膝を柔軟に使って注意深く歩く必要がありません。逆に言えば、どれだけ無神経にドタバタ歩いたとしても、それが原因でケガをすることはほとんどありません。そして便利な環境では、生活に必要な用事は最小限の動作で済んでしまいます。

快適さや便利さは、文明のすばらしい恩恵ですが、一方では身体の動きをどんどん乏しくさせています。動物的本能から見れば「飼い殺し」とも呼べる状況かもしれません。

ただし、そうはいっても、安全で便利な生活を謳歌(おうか)できるようになったのは、ここ百年ぐらいのことです。それ以前の日本人、つまり私たちのご先祖様はというと、厳しい環境の中で、朝から晩まで働きづめの生活でした。

生きて食べていくために、危険で不便な環境を走り回り、子どもをたくさん生んで立派に育て上げてきたのです。そんなパワフルなご先祖様のおかげで今の私たちがいて、安心で便利な環境を謳歌できているのです。

私たちの中には、ご先祖様から受け継いだ、強烈な「生きる力」が備わっているわけですが、現代ではその力を発揮したり磨く機会がなかなかありません。そのため本来たっぷりと持っている「生きる力」は行き場を失っています。そしてよどんで溜まったエネルギーが負担に変わり、心身を壊す引き金にすらなっているのです。

そこで、私が皆様にぜひ取り入れていただきたいのがコアヨガです。バラエティに富んだ全身運動を自宅で手軽にできるのが、コアヨガのよい点です。コアヨガさえやっていれば万全、というわけにはいきませんが（人間の体は本能的に、さまざまなレベルの動きを必要としているので）、コアヨガなら小さなエネルギーやスペースで、かなりの範囲をカバーできると思います。

コアヨガには、動物や赤ちゃんの動きをヒントに生まれたものが多く含まれています。

ちなみにこの本では、チーターや赤ちゃんの動きをヒントにしたものも紹介しています。

チーターは、四肢と胴体をみごとに連携させながら優雅に歩きます。

人間の赤ちゃんは、全身の筋力を利用しながらとても楽しそうに体を動かします。

上で挙げたような動きは原始的で、大の大人が真似すればこっけいに見えるものばかりです。そもそも生活に必要な動きとはかけ離れているため、日常生活で実践している人もほとんどいないと思われます。

しかしこれらは、私たち生物が進化や成長を遂げる過程で確実に経験してきたはずの動きです。ですから実際に行うことで、私たちの本能にダイナミックに働きかけてきます。全身の骨や筋肉、神経だけでなく、脳幹や間脳といった脳の原始的な分野にも刺激が行き渡るため、もやもやしていた頭がすっきり冴(さ)えたり、目に力が戻ってきたり、呼吸が深く大きくなる効果が望めます。また、体の奥底から湧き出ている「生きる力」の勢いを感じやすくなると思います。

さらに、全身をまんべんなく使った動きが全体のバランスを整えます。腰や膝などの過剰に緊張している部位が緩(ゆる)み、喉(のど)や腹や肛門などの締(し)まるべき部位が締まってきます。手足や首・肩に入った無駄な力も抜けやすくなり、上虚下実（上半身の力みが抜け、下半身に力が充実している状態）に近づいてきます。

健康な体が本来いつでも感じられるはずの「楽で軽やかで気持ちいい」感覚を味わいやすくなるのです。

体幹が強く しなやかになり 楽しく動ける

一流のスポーツ選手やダンサー、トップモデルなど、すぐれた体の動きをする人たちは、一般の人に比べて体幹への意識が高いものです。それは、インタビュー記事などからもわかることですが、単純に立ち居振る舞いを見ただけでも「ああ、なるほど」とわかるくらい、体幹への意識が感じられるものです。

すぐれた動きや魅力的な動きができる人には、体の中心からピカピカ輝いているかのような、目覚ましい印象があります。体幹の独特の輝きとはつまり、その人が体幹へどれだけしっかり意識を向けているかの現われだと私は考えています。

頭や腕や脚がどんなに激しく動いても、その激しさに翻弄(ほんろう)されず確実な軸として機能する体幹は本当に美しいものです。また、強い重力に屈することなくスッと伸びた体幹、自由に優雅にしなる体幹も、見ていて飽きることがありません。

コアヨガは、そんな大切な部分である体幹をフル活用できるように作っています。体幹を積極的に動かすと、背骨周辺に集中している重要な神経群が活性化します。全身の神経の流れがスムーズになり、頭でイメージした動きを体で表現しやすくなります。ぎこちなかった動きが強く美しく、しなやかなものに変化するでしょう。いつもは苦手なヨガポーズも、きれいに気持ちよく作れるのではと思います。

かくいう私も、ヨガポーズを作る際にはコアヨガの恩恵にあずかっています。

たとえばお尻歩きを20回程度行った後は、いつもは少ししんどいスキのポーズやコブラのポーズが軽々と作れます。また、特にシルバー世代の人なら、足のさばきが見違えるほど軽くなるので転びにくくなり、階段の上り下りもしやすくなるでしょう。

体幹を意識的に鍛えていけば、ヨガポーズのみならず「体を動かす」行為そのものがより面白く、楽しくなることは間違いありません。

丹田の力が高まり、精神的に強く前向きになる

コアヨガの３つ目のメリットは、丹田の強化です。この効果は私が最も強調したいものです。

日本の文化は、昔から「肚（はら）（＝丹田）」を重視してきました。武道、茶道・華道や舞踊のいずれにおいても、自分の中心として意識するのは丹田です。膝を曲げ腰を入れて、腹を締めた状態を基本姿勢としながら、動きの質や精神性を高めていくのが日本の身体文化です。

私たちの民族衣装である着物も、丹田を意識しやすいつくりになっています。紐（ひも）や帯で下腹部を締めることで肚が据わりやすくなり、丹田への意識が高まります。

丹田は仏教などの修行でも重要視されてきました。座禅を組み意識をしずめて「肚を練る（＝丹田の意識を高める）」ことが、精神を鍛える修行として何百年もの間行われてきたのです。

武道や和の芸事、座禅の経験がない人でも、日本人なら誰もが潜在的に丹田の重要性を認識していることでしょう。日本人と丹田は、切っても切れない関係にあるのです。

私のヨガの師・沖正弘先生も、丹田を非常に重視されていました。沖先生のヨガ指導の根底にはいつも「心身一如（＝心と体は切り離せない一つのもの）」という信念がありました。ですから、精神的な悩みを相談しに来た人に対しては、いつもこんなアドバイスをなさっていたものです。「心を強くしたいなら、体を鍛えなさい。姿勢や丹田を整えれば、おのずと心も変わるよ」。

その沖先生から教えを受けた私も、丹田の大切さを実感しています。内臓や筋肉などと違って、丹田は具体的に存在する部位ではありません。あくまで「下腹部のあたりに位置し、人間の心身のあり方を支えているおおもとの部分」という、イメージとして存在する部位です。

しかし、単なるイメージだから大事なものではないとは、私の経験上、とても言いきれないのです。「丹田の強さは、生きる力の強さと結びついている」というのが、長年の経験と観察から得た実感です。

丹田は、私たち人間にとっていわばコア中のコア、基礎や土台ともいえる部分です。その部分がしっかりして強くなるということは、重心が定まるということですから、体の感覚が安定して、呼吸も深くゆったりとしてきます。

精神的な落ち着きも生まれるので、余計な雑音に振り回されにくくなります。ものごとの変化をとらえる感性も鋭くなるでしょう。また、ここぞというときに直感を活用して、冷静な判断ができるようにもなります。いわば丹田は、肉体的なコアと精神的なコアの両方に深くかかわる部位なのです。

ちなみにコアヨガの動きは、丹田の意識が弱い人はなかなか上手に行えません。逆に言えば、丹田の意識がしっかりしてくれば、コアヨガの動きがどんどん洗練されていきます。気の弱い人や自分に自信がない人は、コアヨガを練習してみてください。心身の強さを少しずつでも確実に養い、やがて自分自身の持ち前のパワーを発揮できるようになってもらえればと思います。

もって生まれた「生きる力」を発揮できるようになる

毎日のちょっとした積み重ねが、未来の大きな力につながっています。そのことを、長年のヨガ指導を通して強く実感しています。

東日本大震災を機に、人間として

の生きる力の強さや、適切な判断力が問い直される時代に入ってきました。日々さまざまな情報が飛び交う中で、正確な情報や必要な情報をキャッチすることや、理想の未来を明確に思い描くこと、理想を実現するためのアイデアを出してベストな行動を起こすこと、まわりの仲間と助け合ってものごとを組み立てること、一度始めたことをあきらめずにやり抜くこと……それらすべては、その人の「生きる力」から発せられて継続するものです。

「生きる力」を活かすためにも、私たちはこれから心身の状態を適切に整えて、いつでもどのようにでも対応できるよう備えておく必要があります。コアヨガが、今とこれからを生きる人たちの一つの助けになれば幸いです。

第3章のプログラムの内容一覧

タイトル	内　容	時　間	難易度
3-1 お尻歩き	●お尻を大きく動かし前進	2分	★
3-2 合(がっ)せき前進	●背中のS字カーブを使って前進	2分	★
3-3 仰向き肩歩き	●首や肩を柔らかく使って前進	2分	★★
3-4 エビ前進	●背中と腰を使って移動	3分	★★★
3-5 赤ちゃん前進	●肘と膝の力を利用して前進 ●脳に刺激を送り、全身のバランスを整える	3分	★★
3-6 チーター歩き	●チーターのイメージで前進 ●体幹を使ってなめらかに動く	4分	★★★

★………特に練習しなくても簡単にできる
★★……落ち着いて行えばできる
★★★…少し練習すればできる

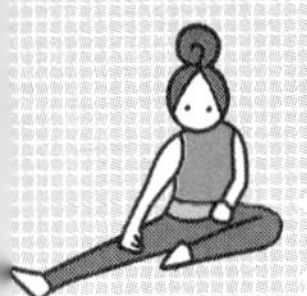

3-1 お尻歩き

0 解説：動きの意味と効果

お尻歩きは、体を左右半分ずつ使って前進する動きです（うしろに歩いても良い）。お尻をしっかり動かしますので、腰の硬さがほぐれて楽になります。また、丹田（たんでん）から上半身をしっかり伸ばして、足腰を活用する動きですので、丹田を使うコツがつかめるでしょう。

1 よい動き

❶

❶肩甲骨（けんこうこつ）と腰を大きく使って、
左脚と左肩を前に出す

❷

❷肩甲骨と腰を大きく使って、
右脚と右肩を前に出す

動きのポイント

□背すじが丸まっていませんか？　あごが前に突き出ていませんか？
□お腹の筋肉は締（し）まっていますか？　胸は開いていますか？
□背中と胸を柔らかく動かしながら、前進していますか？
□前へ進むお尻歩きに慣れてきたら、後ろや左右に進むお尻歩きにチャレンジしましょう。腰の筋肉を上手に使って進めるでしょうか？

② よくない動き

❶

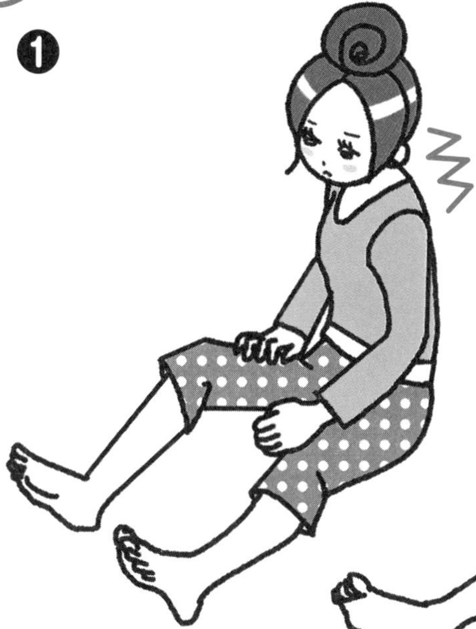

❷

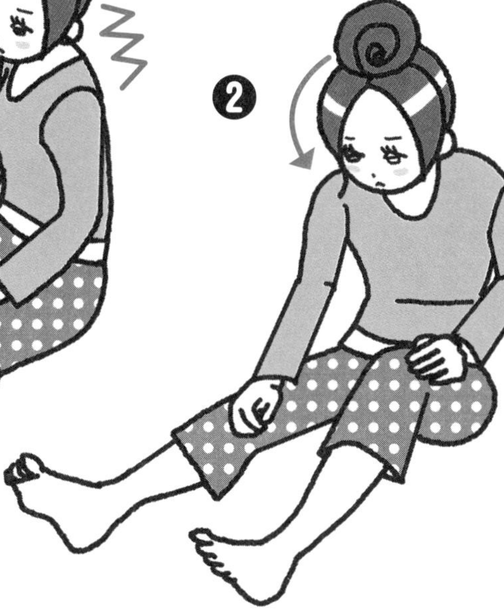

❶肩がすくんで、首が短くなっている

❷上半身が前に倒れて、肩が丸まっている

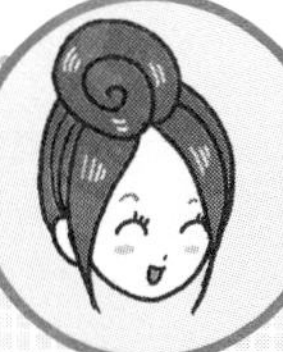

教えて！ 先生！ Question

「肩がすくんだり、上半身が前に倒れているとどうしてダメなのでしょうか？」

Answer

肩がすくむと首が緊張します。すると、脳と首から下との連携が悪くなって、**脳でイメージした動きを体で表現しにくくなるのです。**
また、背中が丸まったり前傾しているときは、全身の筋肉がこわばるので、やはり動きの質が落ちてしまいます。
姿勢をきれいに整えることは、見た目に美しいだけでなく、気持ちよく動ける状態を作り出す効果もあるのです。

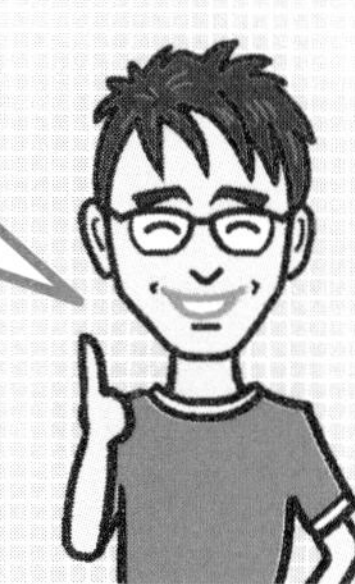

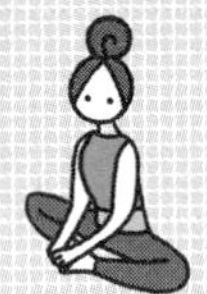

動画で確認

3-2 合(がっ)せき前進

0 解説：動きの意味と効果

合せき前進では、背中のＳ字カーブを前後に大きくしならせながら進みます（後進しても良い）。背骨を意識して、できるだけしなやかに動かしてみましょう。この動きによって、背中を柔らかくする効果が期待できます。また、丹田に重心を置いて動きますので、肩の力が抜けてきて、お腹がしっかり締(し)まります。

1 よい動き

❶

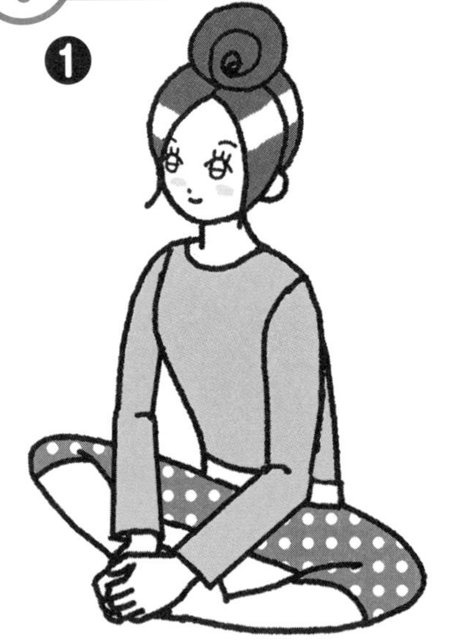

❶手で足先を持って、脚を前に出す。背中が丸くなりやすいので注意する。

❷

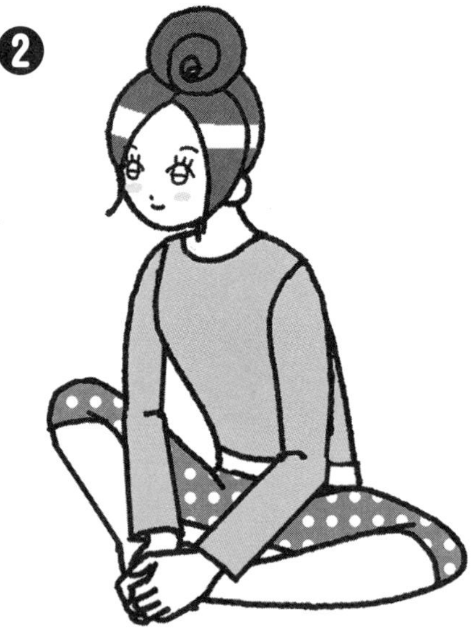

❷脚の力を利用して、お尻を前にずらす。骨盤の回転（角度の変化）も意識する。

動きのポイント

□最初の姿勢を確認しましょう。背すじは伸びていますか？　お腹に力が入っていますか？（最初の姿勢が悪いと、後に続く動きも質が落ちてしまいます）

□目線は下に落ちていませんか？（頭を高く引き上げて正面を見ます）

②よくない動き

❶

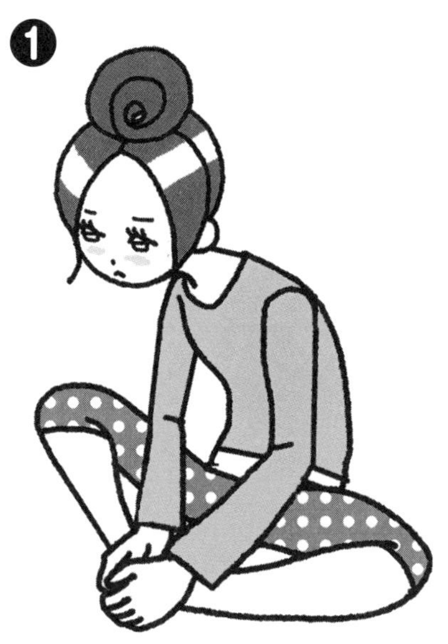

❷

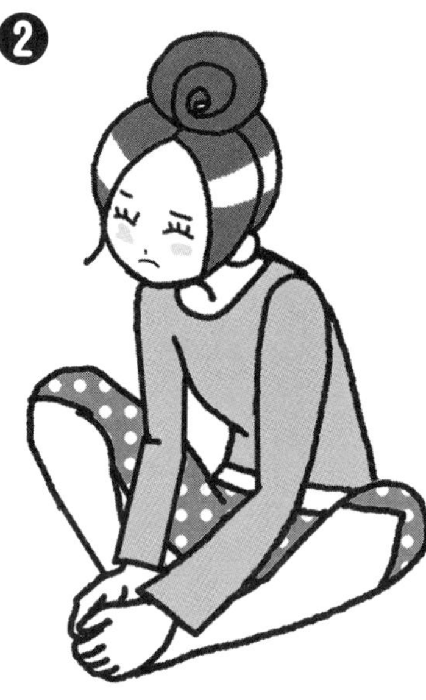

❶お腹の力が抜けて、背すじが丸まっている。
頭が下に落ちている。

❷体を引き寄せる脚の力が弱い。

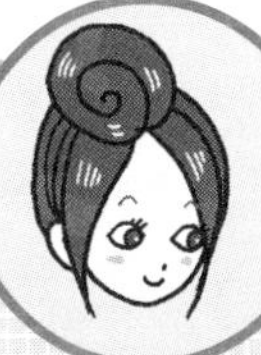

教えて！ 先生！ Question

「一生懸命やっているのですが、なかなか前に進みません。うまくいかない原因は何でしょうか？」

Answer

そけい部をしっかり締めることが大切です。そけい部を意識的に締めることでお尻が浮いて、背骨がしなやかに動きます。逆にそけい部が緩(ゆる)んでいる場合は、ドスンドスンという硬い動きになります。また、背中のS字カーブを積極的に活用してください。あごを出したり引いたりすると、背骨の動きを感じやすくなります。「よい動き」で紹介した❶の動きのときに出して、❷のときに引きます。動きの変化を観察して感覚を味わえば、徐々にS字カーブを活用できるようになり、背中が柔らかくなります。

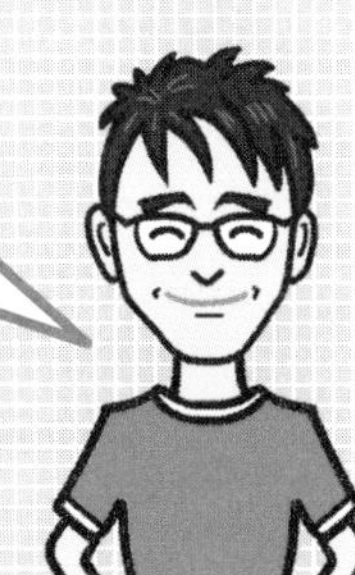

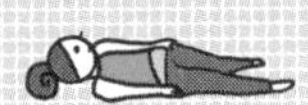

動画で確認

3-3 仰向き肩歩き

0 解説：動きの意味と効果

仰向き肩歩きも、お尻歩きと同じく体を左右半分ずつ使って進みます。
首や肩の筋肉をまんべんなく使いますので、ふだん使う機会がなくて固まっている首・肩の筋肉がほぐれて楽になるでしょう。また、肩の動きがよくなることで、お腹にしっかり力が入るようになります。

1 よい動き

❶

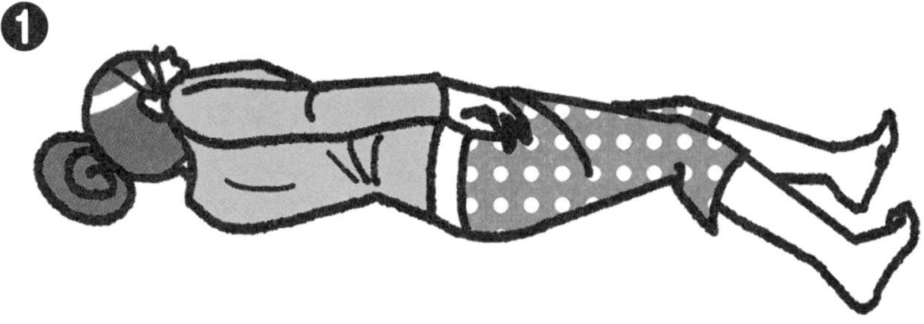

❶左肩を床に押し付ける。右肩を上げると、右腰が右側へスライドして、床につく。
※両手を丹田(たんでん)のあたりに当てて、丹田を意識しながら行ってもよい。

❷

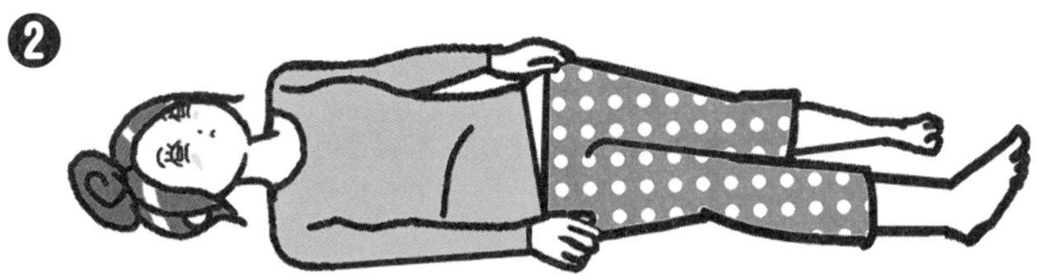

❷右肩を床に押し付ける。左肩を上げると、左腰が左側へスライドして、床につく。

動きのポイント

□仰向けになった時点で、首や肩がすくんでいませんか？
（首が緊張している場合は、頭を軽く左右に揺(ゆ)らして緩(ゆる)めましょう）
□肩先だけを使って進もうとしていませんか？
（腕の付け根や、肩甲骨全体の筋肉を使おうと意識しましょう）
□下半身に余分な力が入っていませんか？
（下半身に力が入っていると、上半身を効率よく使えずに早く疲れてしまいます）

② よくない動き

❶

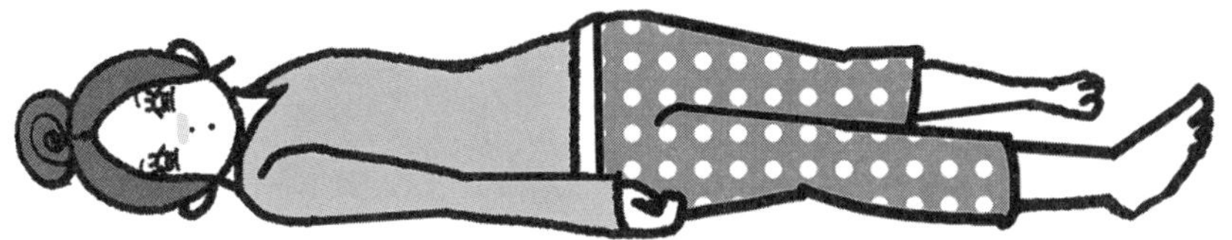

❶下側の肩で、しっかり床を押せていない。

❷

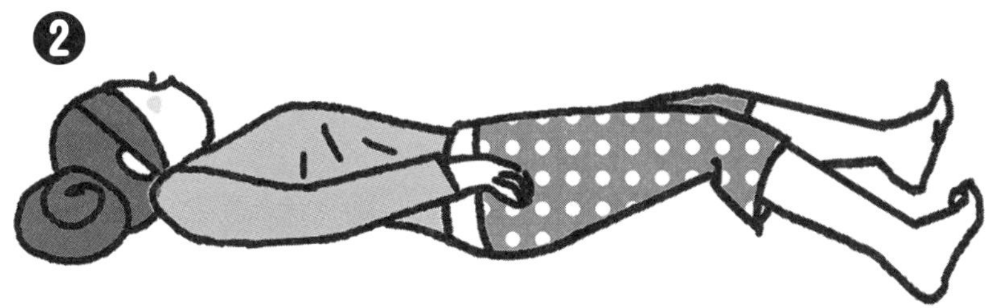

❷体の上半分がほとんど動いていない（＝肩を活用できていない）。

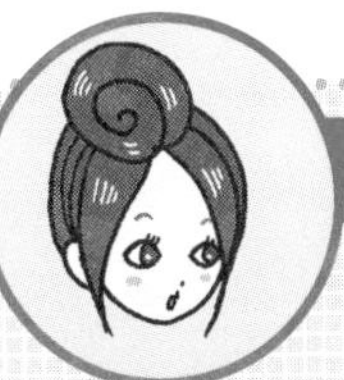

教えて！ 先生！ Question

「動画のように大きく前進できないのですが、なぜでしょうか。どこを直したらよいでしょうか？」

Answer

大きく動かす上側の肩だけを意識しているのが、原因かもしれません。仰向き前進では、下側になる肩を固定することが大切です。下側の肩と床の接点が不安定だと、上側の肩を大きく動かすのは難しいのです。下側の肩を床にしっかり押し付けて、動きの支点を作ってください。
それからこの動きでは、下半身が力んでしまう人が多いようですが、脚の力は完全に抜きましょう。体を、上半分と下半分とで使い分けるイメージです。脚や腰は使いません。

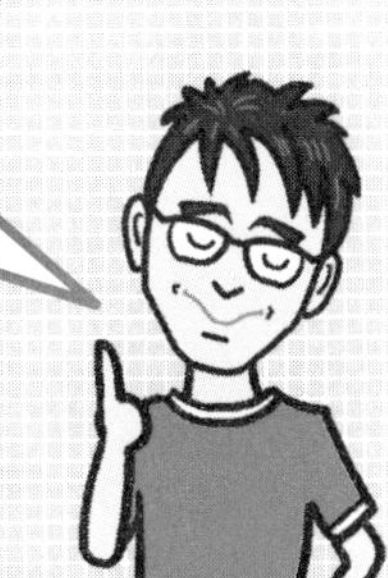

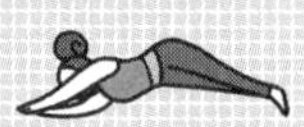

3-4 エビ前進

0 解説：動きの意味と効果

エビ前進は、仰向き肩歩きの応用編ともいえる動きです。
動画でご紹介したこの動きが、日常的な動きとかけ離れているのでビックリされるかもしれませんが、日常的にやらない動きを行うからこそよいのです。使っていなかった筋肉や神経が活性化すると、全身がスッキリする、動きが軽くなるなど、さまざまな効果が期待できます。

1 よい動き

❶

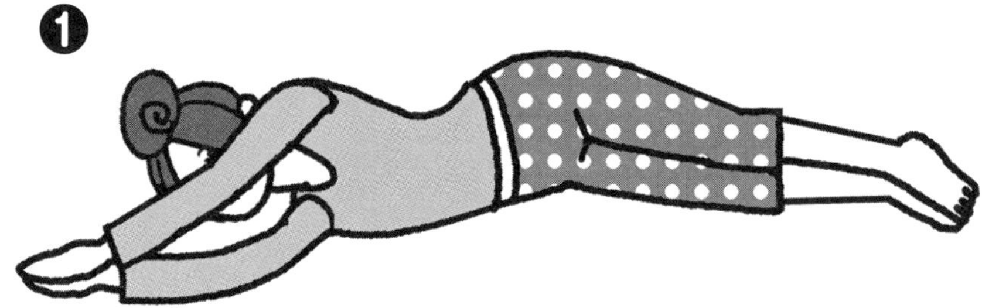

❶下側の肩で床をしっかり押す。全身をしなやかに伸ばす。

❷

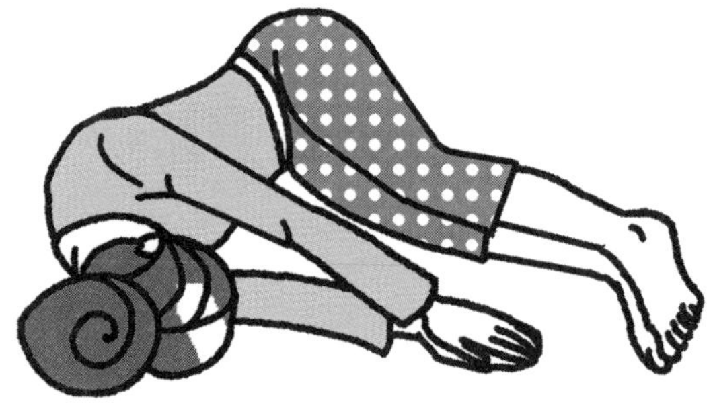

❷下側の肩を動きの支点として固定し、腰を進行方向へ引き上げる。

❸寝返りを打って、❶❷の反対側の動きを同じ要領で行う。

動きのポイント

□動画での実演のスピード感につられて、無理やり速く動こうとしていませんか？　この動きの成功の秘訣は、一つひとつのプロセスを正確に行うことです。最初はゆっくりでもかまいませんので、❶❷の手順を丁寧に行って、そのときどきの状態を確認しましょう。

②よくない動き

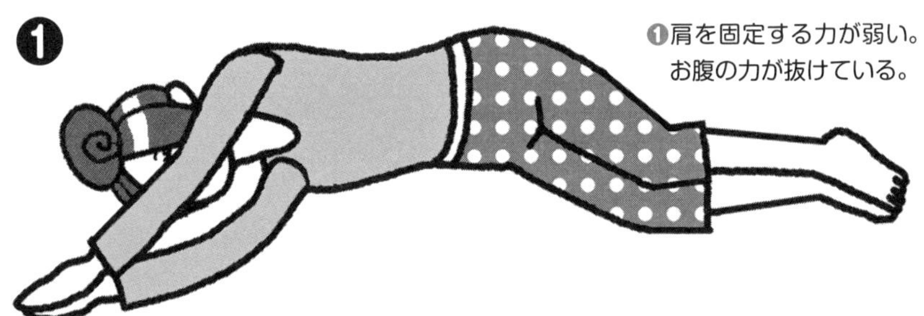

❶肩を固定する力が弱い。お腹の力が抜けている。

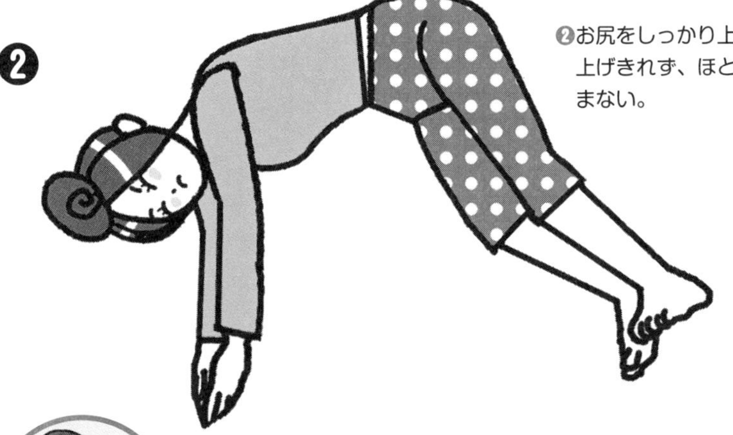

❷お尻をしっかり上に引き上げきれず、ほとんど進まない。

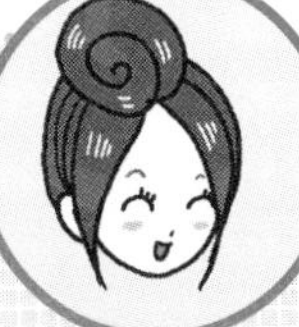

教えて！ 先生！

「下側の肩をしっかり固定したつもりでしたが、
腰が上に上がりません。
何がいけないのでしょうか？」

Answer

固定することは大切ですが、もしかしたら、意識しすぎてうなじが縮んでいるのかもしれません。首・肩が緩(ゆる)んでいればこそ、この動きはうまくいきます。硬くするべきなのは、床と接する肩の一部です。あごを引いて、うなじを長く伸ばし、上側の肩は柔らかく使いましょう。
本書では「体を部分的に使い分ける」ということを何度かご紹介してきましたが、ここでもそれを意識してみてください。

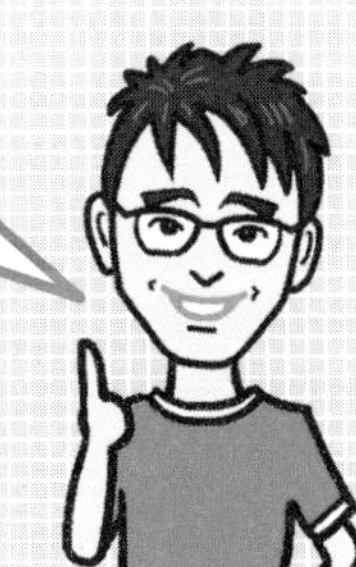

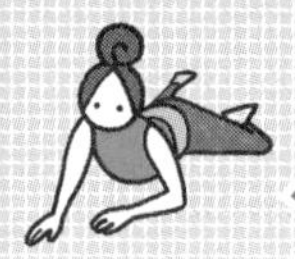

3-5 赤ちゃん前進

動画で確認

0 解説：動きの意味と効果

赤ちゃんの脳は、四つんばいやハイハイをすることで大きく発達します。これらの動きは、脳科学やスポーツのトレーニング、病院のリハビリでも注目されていて、優れた効果を上げています。脳によい刺激を与えて四肢をしっかり使いますので、大人にもおすすめしたい動きです。

1 よい動き

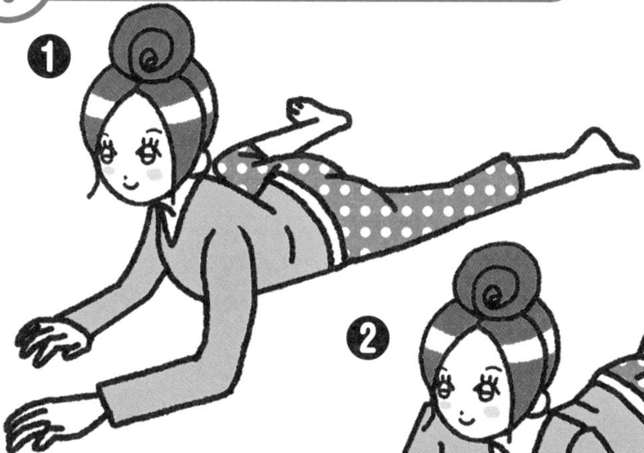

❶左肘(ひじ)を前に出して、右膝(ひざ)の内側を床につける。左肘と右膝の力で胴体を前に押し出す。

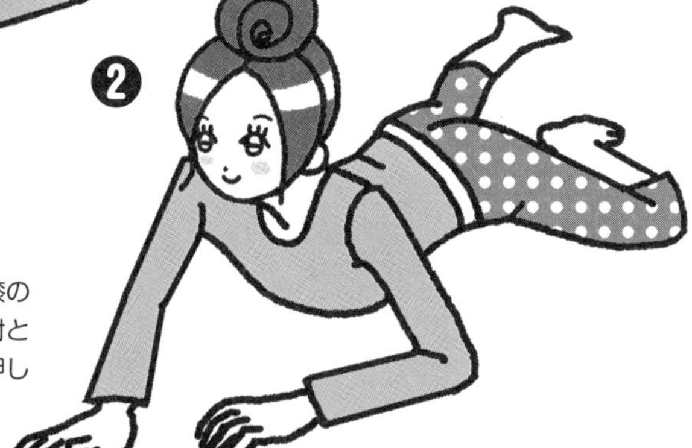

❷右肘を前に出して、左膝の内側を床につける。右肘と左膝の力で胴体を前に押し出す。

動きのポイント

□腕の力だけで前に進もうとしていませんか？
（この動きでは、お腹や膝の力がポイントになります）

□目線が下に落ちていませんか？
（ハイハイをする赤ちゃんのイメージで、進行方向や目標物をしっかり見ることが大切です）

□無表情で行っていませんか？
（ハイハイをする赤ちゃんは、楽しそうでイキイキしています。豊かな表情で行うと動きの効果も倍増します）

②よくない動き

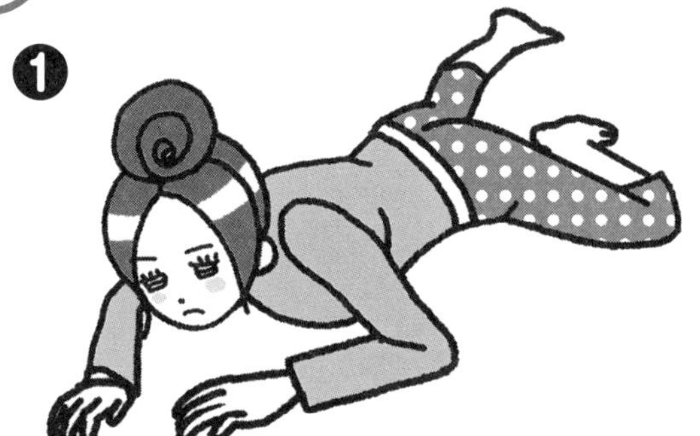

❶首・肩が萎縮（いしゅく）していて、全身ののびやかな動きを妨（さまた）げている。

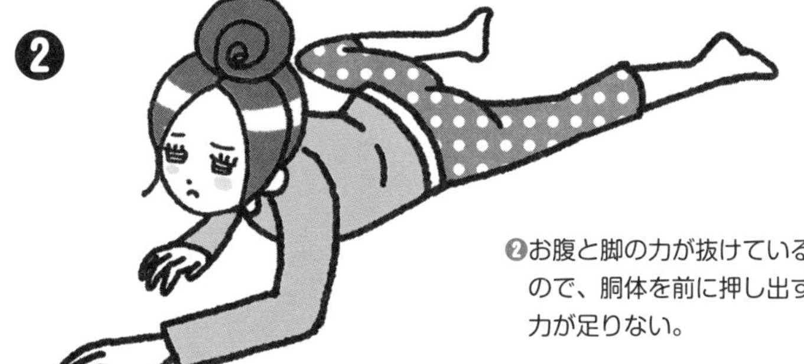

❷お腹と脚の力が抜けているので、胴体を前に押し出す力が足りない。

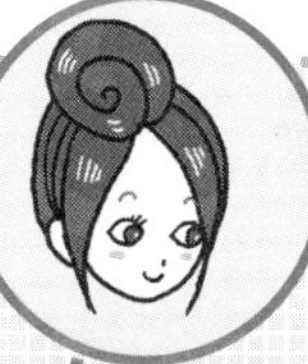

教えて！ 先生！ Question

「簡単にできそう！とチャレンジしましたが、実際にやってみると難しいです。なぜでしょうか？」

Answer

映像で見ると、腕の大きな動きが目立ちますから、腕だけを動かそうとする人も多いでしょう。けれど腕を大きく動かすためには、上半身を支える腹の力や、胴体を押し出す膝の力が重要です。

①と②のイラストを見比べていただければわかりますが、**首や肩がすくんでいたり、腹や脚の力が抜けていると、うまくいきません。**

丹田（たんでん）からしっかり背すじを伸ばして、膝の内側で床をとらえて押すと、動きの質が上がります。

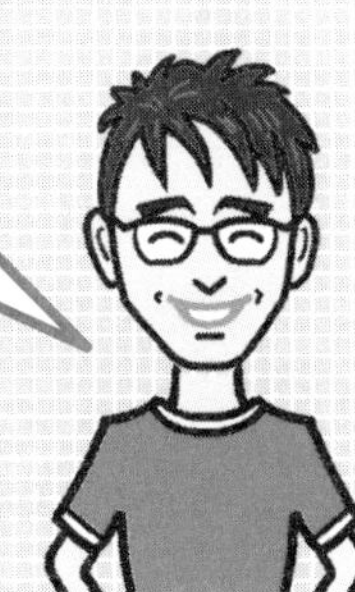

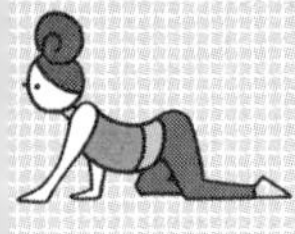

3-6 チーター歩き

0 解説：動きの意味と効果

動物園やテレビで見たチーターの動きを思い出してみてください。胴体と四肢をなめらかに連携させて、なんとも優美に歩いています。
私たちも、チーターのしなやかな歩き方をイメージして動いてみましょう。全身の神経のつながりがとてもよくなります。

1 よい動き

❶背骨は膝(ひざ)の重さに引っ張られて、脱力している。
背骨の脱力感をすみずみまで味わってから、動き始める。

❷ⓐ右膝で床を押す。ⓑ背骨が力強く持ち上がってⓒ自然と右手が出る。ⓓ続けて左膝が出る。

※反対側も同じ要領で動く。

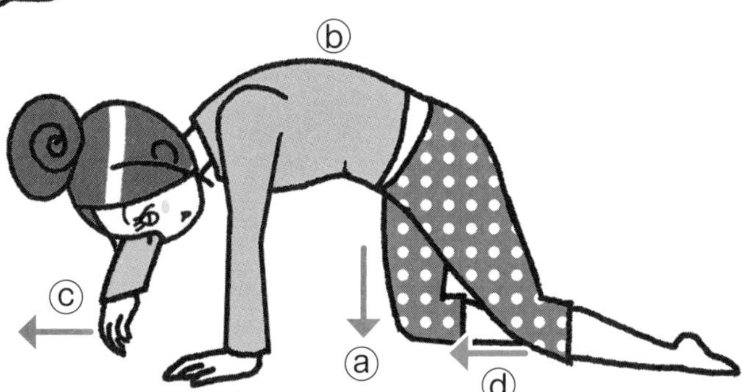

動きのポイント

□❶のプロセスをしっかり踏まえて動き始めましたか？
(静と動のメリハリが肝心です。メリハリが足りないと、チーターらしい動きになりません)
□手と膝をドスドスと床に置いていませんか？
(❷の最初の膝の動きが、次の動きを自然に導きます。自然な動きは、なめらかで静かです)

② よくない動き

❶

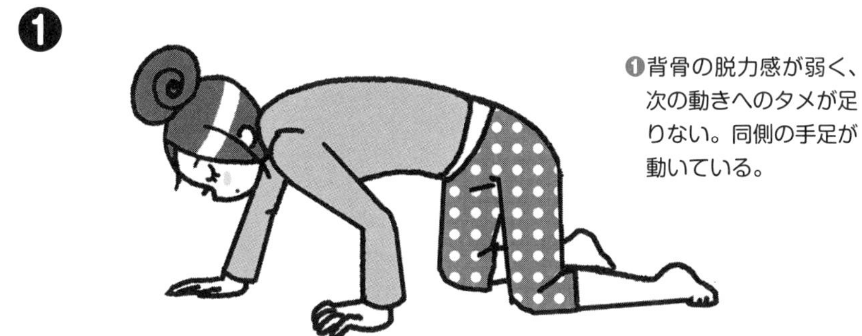

❶背骨の脱力感が弱く、次の動きへのタメが足りない。同側の手足が動いている。

❷

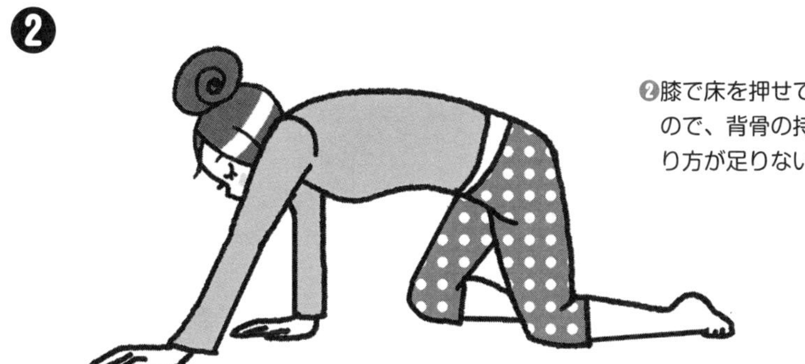

❷膝で床を押せていないので、背骨の持ち上がり方が足りない。

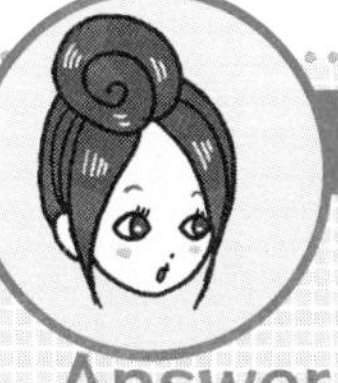

教えて！ 先生！ Question

「①のやり方や動画を参考にしていますが、全然チーターらしくなりません。もう少しヒントをください」

Answer

チーターらしく進むためには、肘（ひじ）をまっすぐに伸ばすとよいでしょう。背骨が持ち上がっては垂れる、という“動きのメリハリ”も大切です。
ちなみに、背骨が垂れ下がって脱力しているときは、そけい部が締（し）まっています。そして、そけい部を伸ばしたときは、背中が丸くなります。手足で床をしっかり押しながら背骨を上げ下げすると、コツがつかめるかもしれません。

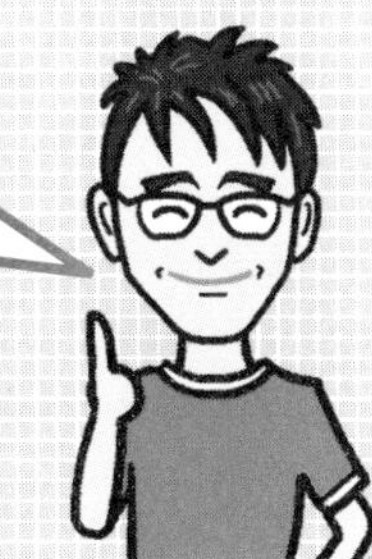

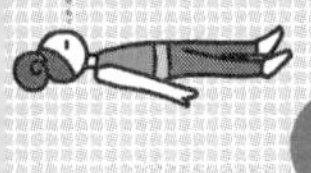

全ポーズ共通
くつろぎのポーズ

0 解説：動きの意味と効果

第１～３章のプログラムやポーズをひと通り行った後は、必ず最後にくつろぎのポーズを行って終わるようにしてください。

深い呼吸を意識して、筋肉を意識的に休めることで、ヨガの効果がさらに高まります。心身の状態も整います（詳しい手順は、P.118 を参照）。

1 ポーズの作り方

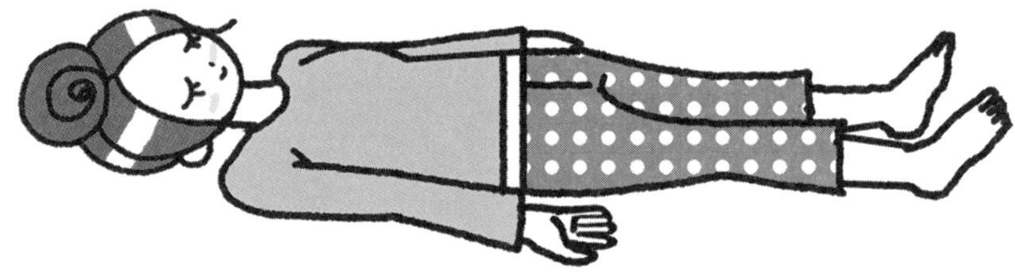

❶仰向けになり、目を閉じる。脚を腰幅に開く。脇をにぎりこぶし１個分程度空けて、手のひらを上に向ける。
❷深い呼吸をする。お腹の膨（ふく）らみとしぼみを感じる。
❸手の重さを感じる。左右の手の力が抜けているのを感じる。
❹脚の重さを感じる。左右の脚の力が抜けているのを感じる。
❺背中の重さを感じる。全身の力が抜けているのを感じる。
❻顔をリラックスさせる。おだやかに微笑む。目と奥歯の力を抜く。
❼ゆったりした呼吸を続ける。
❽体を目覚めさせる。肘（ひじ）を曲げ伸ばしする（２回程度）。
❾腕を頭上に伸ばす。大きく伸びをして、脱力する（２回程度）。
❿手を下ろして、手足をぶらぶらさせる。
⓫目を開ける。体の右側を下にして起きる。

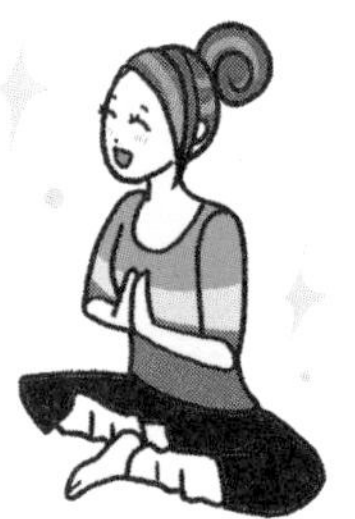

動きのポイント

途中で寝てしまわないように、意識を保ちましょう。寝ないで行えば、意識が覚醒した状態を保ちながら、体が深くリラックスします。ここで寝てしまうと、リラックスのレベルが下がってしまうので、おすすめできません。

瞑想も
やってみよう

第4章

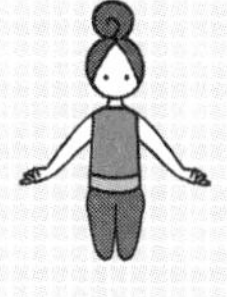
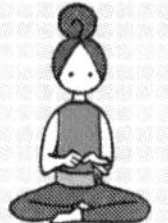
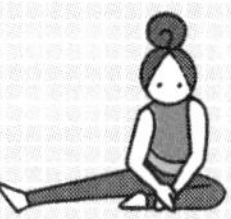
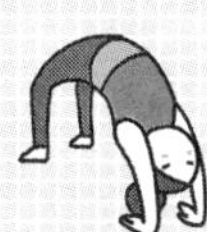
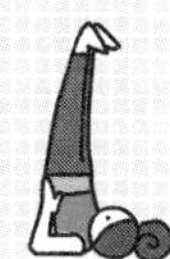
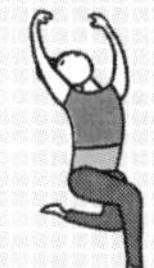
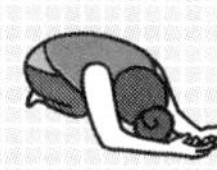
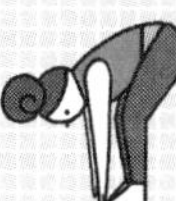
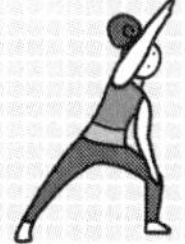
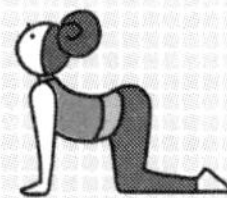
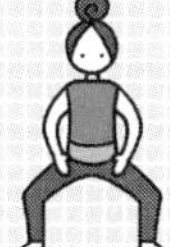
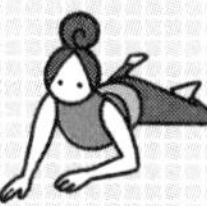

第1節

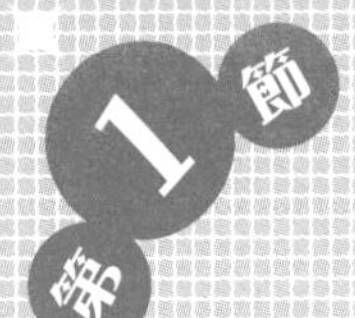

自分を好きですか

潜在意識から自分を変える

水野ヨガ学院の入会申込書には「なぜヨガを始めようと思ったのですか」という質問項目を設(もう)けています。以前は「運動不足だから」という回答がほとんどでしたが、最近では「ヨガを学びたいから」と書く人も増えてきました。

ただ、「体をよくしたい」と書く人はたくさんいるのですが「心をよくしたい」と書く人は不思議と皆無(かいむ)です。心と体はお互いにバランスをとって働くものなので、心のあり方をよくすることで体のあり方もあわせて改善されます。そして心を整えるためには、瞑想(めいそう)はすばらしい訓練法です。

ですから本書でも、体やポーズの話だけでなく、心や瞑想についてぜひお話ししたいのですが、瞑想の実践法を解説する前に、まずは「心」のしくみについて少し触れておきたいと思います。

私たちが一般に「心」と呼んでいるものは、「(顕在(けんざい))意識」と「潜在意識」という二つの部分からできていますが、その成り立ちは、海に浮かぶ氷山(ひょうざん)に似ています（**図 4-1**）。

私たちは生まれた瞬間から死ぬ瞬間まで、目や耳や鼻、舌、肌からさまざまな情報をキャッチし続けますが、それらはもれなく潜在意識の中に蓄積されていきます。その一部がたまたま今、意識として表に出ているのです。私たちは、意識こそが自分の言葉や行動を作り出しているように思いますが、そのおおもとにあって意識を作り出しているのは潜在意識なのです。

極論すれば、私たちが四六時中(しろくじちゅう)マイナスの情報をインプットしていれば、私たちの意識はどんどん暗くなります。逆に、いつもプラスの情報をインプットしていれば、私たちの意識は影響を受けて明るくなるのです。

そんな、思いのほか大き

図4-1　顕在意識と潜在意識の成り立ち

顕在意識
■注がれた愛情 ■叱られた記憶
■家族や友だちと過ごした思い出
■悲しい別れ ■自慢できる成功体験
■退屈 ■うしろめたいできごと
etc…
潜在意識

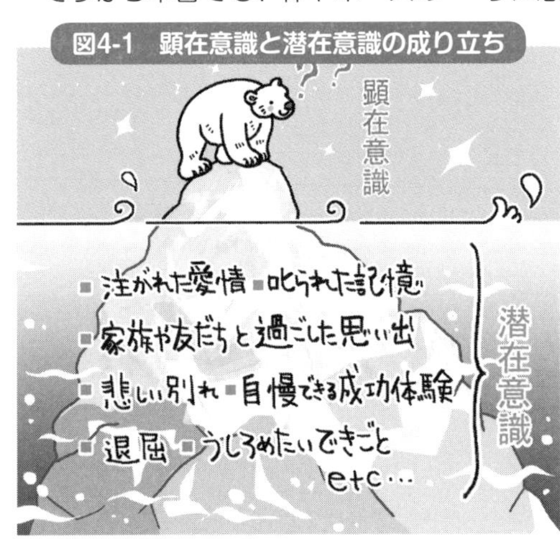

な潜在意識の力を利用した訓練法として、イメージ・トレーニングがあります。これは、理想のイメージをくり返し思い描いて実現しやすくする練習法です（P.26）。

このように見てきますと、ある情報を確実に潜在意識に根付かせるポイントは「くり返し」であることがわかります。自己暗示の法則を発見して広めたエミール・クーエも、そのコツは「くり返すこと、簡単であること、がんばらず淡々と行うこと」と説いています。

図4-2　潜在意識から自分を好きになる

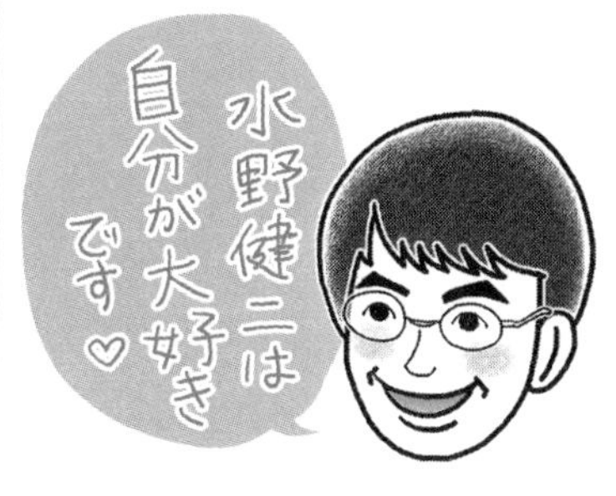

誰が誰を好きなのかを明確にするために、自分の名前を入れて「大好きだ」「大切だ」と宣言します。そして、熱心にではなく淡々とくり返すのが決め手です。

ところで、世の中には「自分のことが嫌い」という人が意外と多くいるようです。目立つことはしたくないし、話しかけられるのも苦手、写真に撮られるのも嫌だという人がいます。しかし、この「嫌」というイメージをくり返し感じたり口にしていると、潜在意識は「嫌」な状況を招く言動を選ぶようになります。

私たちの意識には理性が働いているので、善悪の判断に基づいて言動を選びます。しかし潜在意識はコントロールがきかないので、ときとして言動が妙な方向に暴走するおそれがあります。ですから、いつも心穏やかによい気持ちで生きていきたいのであれば、潜在意識の中にあるマイナスのイメージをできるだけ少なくしていくことが大切です。

そのための第一歩として、私は「自分を大好きになること」を提案したいのです（**図 4-2**）。自分が自分を大好きであれば、潜在意識は自分を傷つけたり、損をさせるような言動を選ばないからです。

もう一つ大切なことは、「自分が大好き」というメッセージに対する潜在意識からの返事を、期待せずに待つことです。

そもそも瞑想は、目的や利益を願わず無心で行うものとされてきました。過剰な期待をせず、「自分が好き」とくり返し心に描き、答えを淡々と待つ――まずはこんな練習から始めてみるとよいかもしれません。

目的意識を捨てる

「あるがまま」って何だろう?

あるとき学院に、男尊女卑的な感情の強い男性がレッスンを受けに来たことがありました。そして「オレは男だ、女には負けられない」と言いながら、強引に前屈のポーズを作ろうとしました。

その人は汗だくになり、足腰が痛いと悲鳴を上げたりしてしばらく大騒ぎしていましたが、結局ギブアップしました。それきりその人は学院に姿を見せていません。

ヨガはスポーツではありませんし、また他人と競うためにやるものでもありません。ヨガの時間は老若男女すべての人にとって、自分の心と体が静かにお話をするための時間なのです。

つまり、体の力を抜いて気持ちよさを味わったり、ポーズを作るプロセスに集中して、自分自身と向き合うのです。心と体が対話しながらポーズを作ることで、ふだんはチグハグになりがちな心と体が協力し始め、調和して、穏やかで集中したリラクセーションを味わうのです。そして、ふだん自分をがんじがらめにしている義務感や欲望をどんどん、どんどん小さくしていって、その中で「あるがまま」の状態を一瞬でも感じられれば最高だと思います。

ところで「あるがまま」とは、どのような状態を指す言葉でしょうか。みなさんは「あるがまま」という言葉から、何をイメージするでしょうか。

私は「あるがまま」という言葉を聞くと、義務感や欲望でがんじがらめになった「意識」がフッと消えて、大きな力やすばらしい可能性を持った「潜在意識」がスッと現れたところを連想します。

私たちが暮らす社会では、「目的意識を明確にして、その目的に向かってひたすら努力すること」がよしとされています。水野ヨガ学院にも、「どうしてもやせたい」などの明確な目的を持った人が張り切って入会してきます。

「何が何でも目的を達成する」という強い信念を持つことは、すばらしいことですが、その一方で私は「目的意識があれば何でもできる」とは考えていないのです。とりあえずヨガをするときは、強い信念はいったん脇に置いて、目の前のポーズを全身全霊で楽しんでほしいのです。そもそも目的を達成するためには、目の前のことを楽しむ姿勢が一番大切

図4-3　水野ヨガ学院のレッスン風景

？
？
今日は三角のポーズをするはず…？
なんで座ったポーズばっかり？

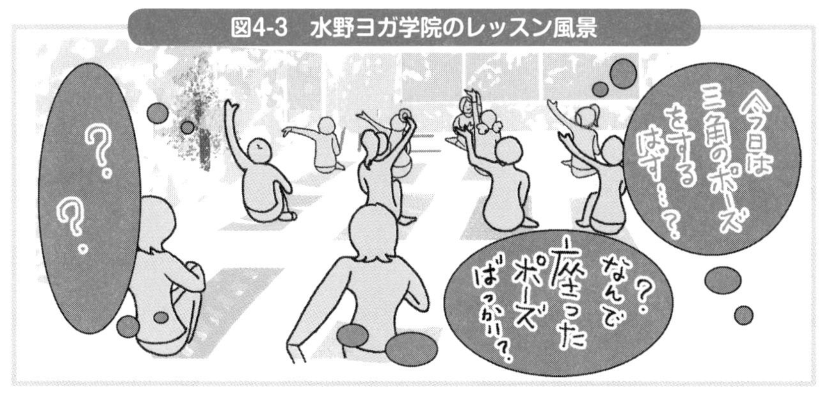

だと思っています。

目的意識が強すぎると自意識過剰になって、心身が緊張します。緊張した状態では実力を発揮しにくくなりますし、ものごとを達成できる可能性や成長ののびしろも小さくなってしまうのです。

ですから、たとえばヨガでやせることだけにこだわるのではなく、精神的な部分も含めて調子を整えることもヨガの目的の一つとして取り組んでみてはどうでしょうか。そうすれば、たとえ短期間で期待通りやせなかったとしても、ヨガのすばらしい効用である気持ちよさや疲労解消を実感しやすくなります。また、ヨガそのものを楽しむ余裕も出てくるでしょう。

そのうちにヨガがどんどん面白くなってきて、レッスンで習ったポーズを家で復習したり、生活の中で呼吸法を活用するかもしれません。そういうイキイキとした流れの中にいると、「やせる」という当初の目的はいつの間にか達成されているものです。

ところで、私がヨガ指導をするときは、いきなり目標のポーズを作るということはほとんどしません。そのかわりに、目標のポーズとは何の関係もないような準備運動的な動きを、時間をかけていくつも行います（**図4-3**）。なぜならポーズを気持ちよく作るためには、頭のてっぺんから足の先まで、全身がなめらかにつながっていることが大切であり、そのためには全身を日ごろの緊張から解放して、気持ちよくほぐしておくプロセスがどうしても必要だからです。

学院の受講生がよく「レッスンで先生と一緒にやったときはポーズができたけど、家で復習したらできな

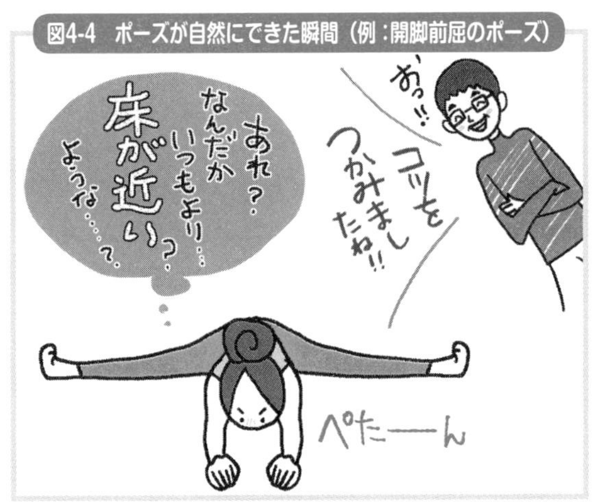

図4-4　ポーズが自然にできた瞬間（例：開脚前屈のポーズ）

かった」と報告してきますが、そういう人はおそらく、家では一気に目標のポーズを作ろうとしたのでしょう。しかし、プロセスを無視しては気持ちよいポーズはなかなか作れないものです。

たとえば開脚前屈のポーズを作るときに「脚が開かない」「上体が前に倒れない」「腿の裏側が痛い」「背中が張る」など、自分の体の硬さに驚いてパニックになることがあります。そんなときは、「上体を前に倒して、床につける」という目標をいったん脇に置いて、動くことそのものを楽しんでみませんか。

そうこうしていると、あるとき目の前にフッと床が迫ってくることがあります。それは客観的に見れば、上体が自然に床へ下りていったということなのですが、本人としては「体を床にくっつけた」という能動的な感じではなく、「床が自分に向かってせりあがってきた」ような不思議な感じがするのです（**図4-4**）。

当然ながら、１回のレッスンや短期間の練習ではそこまでの感動は得られません。また、力まかせの強引なプロセスからは、身も心も深い快感を得ることはできません。本当に気持ちのよいポーズとは、強引に作るものではなく、気がついたらフッと生まれていたような感じでできるものです。

そんな感覚を味わったとき、私たちは、体を使う上でとても大切なエッセンスに触れたような、なんともいえない満たされた気持ちになります。

私たちはふだんの生活の中で、さまざまな義務感や欲求に駆り立てられています。そして、目的を達成できなければ「自分の努力が足りなかった」とか「環境が悪かったのだ」と言い訳を探して、あきらめようとします。

しかしそんなときこそ、思い切っ

て目的意識を脇に置いてみたらどうでしょうか。ヨガのポーズでは、力を抜くことで筋肉が柔らかくなり、その気持ちよさを楽しんでいるうちにフッとポーズを作れることがありますが、そのような感覚を、日常生活のさまざまな場面に応用してみるのです。

目的意識という束縛（そくばく）から心を自由にして解放感を味わうと、緊張していた筋肉が徐々に緩（ゆる）んできます。すると、それまでは気に留めることもなかった「自分の体の重さ」を感じる余裕が出てきます。余裕が出てくると筋肉はさらにほぐれ、血管は太くなり、自分の体のぬくもりが感じられてきます。そして呼吸は深く穏（おだ）やかになります（**図 4-5**）。

これらの現象は「あるがまま」を味わっているときに得られる典型的な感覚ですが、同時にリラクセーションが目指す理想の状態でもあります。「あるがまま」を味わっていると体も心もリラックスして、自分が潜在的に持っているすばらしい力やアイデアが表に出やすくなるのです。

きっとそんなとき、私たちはまさに、生きる上でとても大切なエッセンスに触れているのです。

図4-5 「あるがまま」の状態と「心がとらわれた」状態

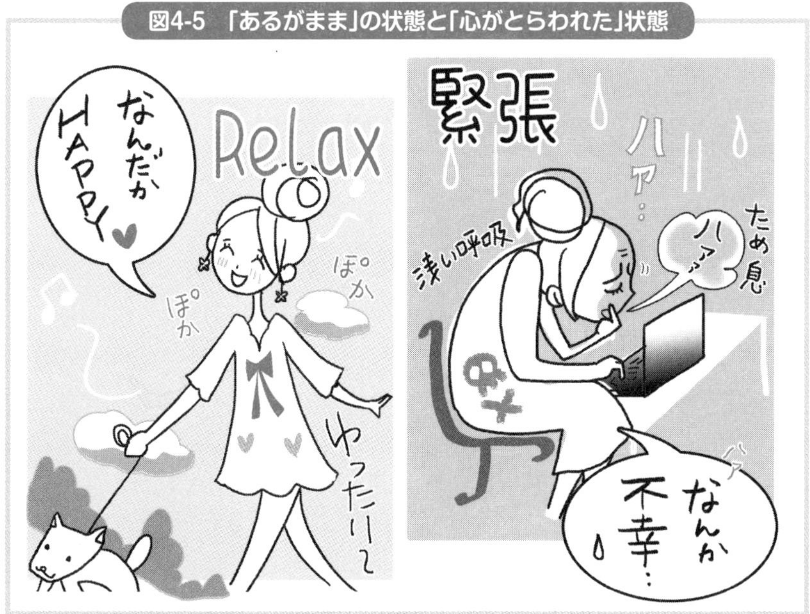

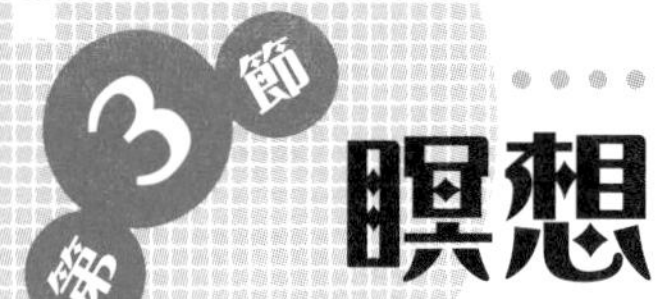

第3節 瞑想をする

「今」と「ここ」をしっかり感じる

体の改善を目指す人には、体とあわせて心の状態を整えていくことをおすすめします。

心の状態を整えるということは、心を静かにして体に入っている余分な力を抜き、意図的に穏やかな快感(=リラックス状態)を作り出すということです。心身が緊張した状態では、快／不快を感じ取るどころか、全身が不快だらけで感覚が鈍っているので、何からどう改善すればよいのか、見当すらつきません。

リラックスした状態になるとストレスが軽減し、体の不調も改善されます。また感じる力がしっかり働くので、姿勢や動きの正しさを的確に判断できるようになります。

深呼吸は、心を手っ取り早く整えるための方法ですが、心を根本的に改善したいときは瞑想が最適です。もともとヨガのポーズというものは、長時間座った状態で瞑想が行えるように、心身を鍛えて整える手段として開発されたものでした。つまりヨガの歴史的には、最初に瞑想ありきだったのです。

現代のヨガはポーズがメインになっていますが、私はその中にもっと瞑想を積極的に取り入れたいと考えています。たとえば1日5分でも瞑想の時間を取ったり、ヨガのポーズでも瞑想をしながら行うことがより望ましいと思っています。ポーズ中に瞑想の基本（意識をしずめる、欲を小さくする、ありのままの自分を見つめる）を取り入れると、よりスムーズにリラックスできます。

瞑想をひと言で説明するならば「ものごとにとらわれやすい意識を小さくしていく訓練」であり、具体的には「自由に動くことや、考えごとをするのをやめる時間」です。

私たちの意識は基本的に「慣れ」という名の束縛を好んでいて、何かものごとを考えるときも似たような視点や、慣れ親しんだ思考パターンで考えようとします。

いろいろな見方や考え方があるということは、誰でもわかってはいるのですが、今までのやり方を変えるのが面倒くさかったり勇気がなかったりするので、結局は同じところにはまって落ち着こうとするのです。

そこを打破するのが瞑想です。瞑想してリラックス状態に入ると、ふだんよりも心が自由になりますが、それは、体が束縛から解放されれば自由に動けるようになるのと同じことなのです。いろいろなとらわれから解放されれば、私たちはたくさんの気づきや発見を得ることができます。

瞑想では、自分の意識を雑念（過去の後悔や未来の不安など）から切り離して、「今」という時間、「ここ」という場所に集中しますが、実際にやってみると、口で言うほど簡単に集中することはできないものです。雑念を何度も何度も振り払ったり、考えごとにどっぷり浸って喜怒哀楽しているうちに時間が来て、「今の時間は果たして瞑想と言えるものだったのか」と、釈然としないまま終わるかもしれません。また、期待していたほど面白いものでもないかもしれません。

ただ一つだけ確実に言えることがあります。それは、雑念ばかりであっても、瞑想後は瞑想前に比べて気分がスッキリするということです。

図4-6　瞑想の仕方

①坐骨の下に高めの座布団を敷いて、あぐらをかき、背すじを伸ばします。舌の先を前歯の裏側にくっつけて、顔（特に目）は力を抜いて優しくします。
② 5 分間を目標として①の姿勢をキープし、できるだけ穏やかに深く呼吸します。その間は何も考えず、「今」という時間、「ここ」という場所を意識します。

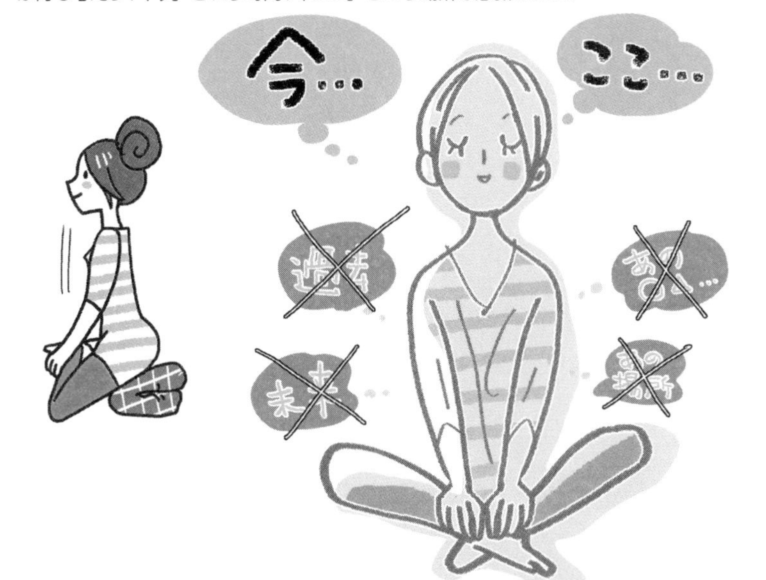

全身の筋肉がリラックスして集中しやすくなるように、首と背すじを伸ばしましょう。高めの座布団を敷いて座ると背すじが楽に伸ばせるので、初心者には特におすすめです。

瞑想で気持ちがさわやかになって、少し心が広くなった感じもする——最初の効用としてはそれで十分だと思うのですが、いかがでしょうか。

また、瞑想はヨガのポーズと同じように、１日５分でよいので毎日続ければ、リラックスできる力が確実に高まっていきます。リラックス状態から、さまざまなすばらしい可能性が生まれることは、これまで何度もお話ししてきました。ヨガのポーズとともに瞑想も、リラックス能力を高めるクリエイティヴな日課として、生活に取り入れてみましょう。そしてヨガや瞑想を続けていくうちに、とらわれた意識が引っ込んで潜在意識がひょっこりと顔を出し、「あるがまま」の状態を一瞬でも体感できれば、すばらしい経験になるでしょう。

それでは瞑想の仕方を解説します(**図 4-6**)。瞑想では「今、ここ」に集中します。今日のできごとや昨日会って話した人の顔、明日の予定などがどんどん頭に浮かんでも、それらのイメージに引っ張られたり、そこから考えごとを発展させたくなる欲求を自分の意志で消していきます。その際、自分の呼吸を数えてみるのもよいでしょう。ゆっくりと10まで数えたらまた１に戻ります。あるいは、「足が床についている……手が足に触れている……背中が……」と、自分の五感に意識を向けてみるのもおすすめです。

瞑想を終えるときは、体を左右に揺らして少しずつ目覚めていきましょう。瞑想中はいつもと違う感覚の中にいるので、急に目を開けて動くと気分が悪くなる場合があるので穏(おだ)やかに終了します。

実際に瞑想をしてみると、動かないことや考えないことは想像以上に大変であることがわかります。いっそ気の向くままに動き回ったり、あれこれ好き勝手なことを考えている方がよほど楽だと身にしみて実感できます。それでも、あえてそれらをやめることで、心の中に静けさや強さが養われるのです。

心の静けさは、ものごとを先入観なくありのままに見て受け入れる人間性の大きさや、豊かさにつながっています。

私は、瞑想は特別なテクニックを必要としないし、寺院や畳(たたみ)の上で座って行うだけが瞑想ではないと考えています。どこででもやろうと思えばできますし、どんな人にも生活習慣として取り入れてほしいと思います。

参考文献

- ティモシー・ガルウェイ著、後藤新弥訳・構成『新インナーゲーム』（日刊スポーツ出版社）
- 貝塚茂樹他編『角川漢和中辞典』（角川書店）
- Wynn Kapit, Lawrence M.Elson 著、嶋井和世監訳『カラースケッチ解剖学』〈第３版〉（廣川書店）
- 沖正弘著『ヨガの喜び』（光文社）
- 野口三千三著『原初生命体としての人間』（岩波書店）
- M.フェルデンクライス著、安井武訳『フェルデンクライス身体訓練法』（大和書房）
- 野口三千三著『野口体操 おもさに貞(き)く』（春秋社）
- 沖正弘著『生命力強化法』（日貿出版社）
- 橋本敬三著『万病を治せる妙療法―操体法』（農山漁村文化協会）
- B.K.S.アイアンガー著、沖正弘監訳『ハタヨガの真髄』（白揚社）
- ドナ・ファーリ著、佐藤素子訳『自分の息をつかまえる』（河出書房新社）
- THE SIVANANDA YOGA CENTRE 著『The New Book of YOGA』（EBURY PRESS）
- T.Alan Twietmeyer, Thomas McCracken 著、天野修、千田隆夫、鳥橋茂子監訳、天野修他訳『人体解剖カラーリングブック』（丸善）

ポーズ・プログラム一覧

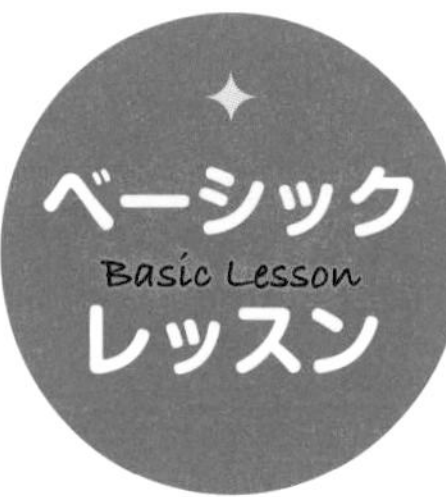

前屈のポーズ
（パスチモッターナ アサナ）
★　5分
➡ P.56

コブラのポーズ
（ブジャンガ アサナ）
★　6分
➡ P.62

イヌのポーズ
（アドー ムカ シュワーナ アサナ）
★★　5分
➡ P.68

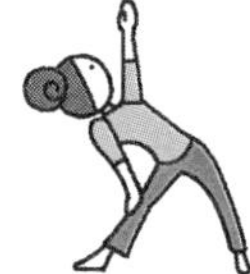

三角のポーズ
（ウッティタ トゥリコーナ アサナ）
★　6分
➡ P.74

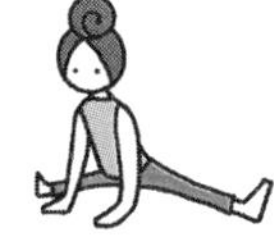

開脚前屈のポーズ
（ウパビシュタ コーナ アサナ）
★★　8分
➡ P.80

魚のポーズ
（マツヤ アサナ）
★★★　7分
➡ P.86

橋のポーズ
（セーツ バンダ サルワンガ アサナ）
★★★　8分
➡ P.92

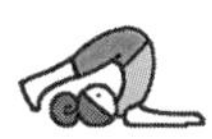

鋤のポーズ
（ハラ アサナ）
★★　8分
➡ P.98

肩立ちのポーズ
（サーランバ サルワンガ アサナ）
★★★　8分
➡ P.98

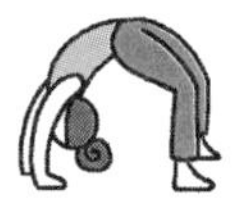

アーチのポーズ
（ウールドゥワ ダヌラ アサナ）
★★★　7分
➡ P.106

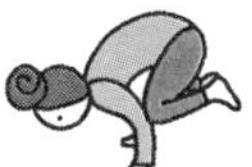

ツルのポーズ
（バカー アサナ）
★★★　6分
➡ P.112

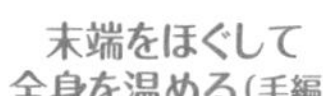

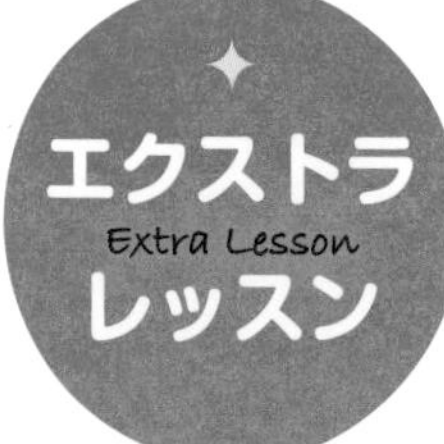

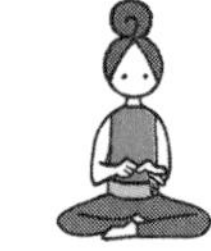

末端をほぐして
全身を温める（手編）
★　6分
➡ P.136

末端をほぐして
全身を温める（足編）
★　10分
➡ P.138

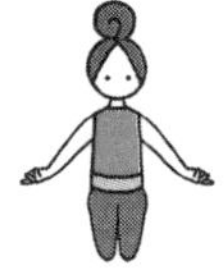

大きく深く
呼吸できる体を作る
★　9分
➡ P.140

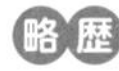

著者・水野健二

Kenji Mizuno

水野ヨガ学院代表。NPO法人沖ヨガ協会前副理事長。現在は協会講師。1977年より求道ヨガ（通称：沖ヨガ）の世界的権威・沖正弘師に師事。87年、札幌にて（有）水野ヨガ学院を設立し独自のヨガ・メソッドを築き上げた。インストラクター養成コースで400名以上に指導。修了生の多くは、独立してスタジオ開設やフィットネスクラブなどのヨガインストラクターとして活躍している。

- イラスト：桂 早眞花
- 協力：水野ヨガ学院
- 企画・編集・執筆協力：高橋知子
- ブックデザイン：本澤博子
- DVD制作：有限会社えび探
- DVD制作協力：株式会社のびジャパン・株式会社インテック
- モデル：平山美穂
- 衣裳協力：東京ヨガウェア 2.0
  (www.tokyo-yogawear.jp)

自宅でかんたん！
[決定版]体が硬い人のためのヨガ大全

2020年4月30日　第1版第1刷発行

著　　者　水野健二
発 行 者　清水卓智
発 行 所　株式会社ＰＨＰエディターズ・グループ
〒135-0061　東京都江東区豊洲5-6-52
☎03-6204-2931
http://www.peg.co.jp/
発 売 元　株式会社ＰＨＰ研究所
東京本部　〒135-8137　江東区豊洲 5-6-52
普及部　☎03-3520-9630
京都本部　〒601-8411　京都市南区西九条北ノ内町11
PHP INTERFACE　https://www.php.co.jp/
印 刷 所
製 本 所　凸版印刷株式会社

ISBN978-4-569-84692-7